Dortmunder Beiträge zur Sozialforschung

In Zeiten beschleunigter Veränderungsdynamiken in Gesellschaft, Wirtschaft und Kultur verschärfen sich gesellschaftliche Herausforderungen und etablierte Steuerungs- und Problemlösungsroutinen kommen an ihre Grenzen. Aktuelle Transformationsprozesse wie die Digitalisierung in der Arbeits- und Lebenswelt, der Wandel ungleicher Geschlechterverhältnisse und die vielschichtigen Dimensionen und Auswirkungen des demografischen Wandels erfordern differenzierte Analysen und Orientierungswissen für gesellschaftliche Akteure, das insbesondere die Sozialwissenschaften liefern können.

Die Dortmunder Beiträge zur Sozialforschung versammeln wissenschaftliche Publikationen aus den Bereichen der Arbeits- und Organisationsforschung, der Geschlechterforschung, der Forschung zum demografischen Wandel in alternden Gesellschaften und der Sozialen Innovationsforschung, die sich diesem Anspruch stellen.

Ursprünglich hervorgegangen aus der Kooperation zwischen der Sozialforschungsstelle Dortmund und der Dortmunder sozialen Gerontologie repräsentieren die Herausgebenden heute Themen der 2020 gegründeten Fakultät Sozialwissenschaften der TU Dortmund.

Claudius Garten

Subjektives Wohlbefinden, soziale Ungleichheit und Alterssicherung im europäischen Vergleich

Springer VS

Claudius Garten
Technische Universität Dortmund
Dortmund, Deutschland

Dissertationsschrift an der Fakultät Sozialwissenschaften, Technische Universität Dortmund, 2025

ISSN 2626-0344 ISSN 2626-0360 (electronic)
Dortmunder Beiträge zur Sozialforschung
ISBN 978-3-658-50354-3 ISBN 978-3-658-50355-0 (eBook)
https://doi.org/10.1007/978-3-658-50355-0

Die Deutsche Nationalbibliothek verzeichnet diese Publikation in der Deutschen Nationalbibliografie; detaillierte bibliografische Daten sind im Internet über https://portal.dnb.de abrufbar.

Planung/Lektorat: Carina Reibold
Springer VS ist ein Imprint der eingetragenen Gesellschaft Springer Fachmedien Wiesbaden GmbH und ist ein Teil von Springer Nature.
Die Anschrift der Gesellschaft ist: Abraham-Lincoln-Str. 46, 65189 Wiesbaden, Germany

Danksagung Zunächst möchte ich mich bei Martina Brandt für die Betreuung meines Promotionsprojekts bedanken. Ihre Unterstützung, ihre Ratschläge und ihr inhaltliches Feedback waren für diese Dissertation von erheblichem Wert. Sie ermöglichte mir außerdem während meiner Promotion die Mitarbeit im Projekt „AGE-WELL: Material conditions and later life wellbeing in Germany and Poland", das durch die Förderinitiative „DFG-NCN Beethoven Classic 3 Programme" der Deutschen Forschungsgemeinschaft (DFG, Projekt: BR 38.6816-1) gemeinsam mit dem Narodowe Centrum Nauki (NCN, Projekt: 2018/31/G/HS4/01511) gefördert wurde. Darüber hinaus konnte ich durch sie während meiner Promotion im Projekt „SHARE-Cohesion" arbeiten, das von der Europäischen Kommission durch das Förderprogramm Horizon 2020 (Projekt: 870628) gefördert wurde. Mein Dank gilt außerdem Moritz Heß für die Erstellung des zweiten Gutachtens sowie für die hilfreichen Hinweise zu methodischen und inhaltlichen Fragen. Bei Dirk Hofäcker bedanke ich mich für den Beisitz in der Prüfungskommission.

Für die wunderbare Promotionszeit in Dortmund möchte ich mich bei allen (ehemaligen) Kolleginnen und Kollegen sowie wissenschaftlichen Hilfskräften des Lehrstuhls „Sozialstruktur und Soziologie alternder Gesellschaften" bedanken. Weiterer Dank gilt allen Teilnehmerinnen und Teilnehmern des Doktorandenkolloquiums am Lehrstuhl für den Austausch und die moralische Unterstützung. Darüber hinaus danke ich besonders Robert Heidemann, Carolin Kunz, Lennart Meine, Alina Schmitz, Fabian Voß, Birgit Zeyer-Gliozzo und Gillian Zimmermann für das gründliche Korrekturlesen und die hilfreichen Anmerkungen. Bedanken möchte ich mich außerdem bei Michał Myck und allen Mitarbeiterinnen und Mitarbeitern von CenEA in Szczecin sowie allen Teilnehmerinnen und Teilnehmern von Konferenzen und Workshops, von denen ich weitere wertvolle Hinweise erhielt.

Schließlich möchte ich mich bei meinen Freundinnen und Freunden, meinen Geschwistern Carola Föller, Johannes Garten und Samuel Garten sowie ihren Familien und meinen Eltern Maria Flemming-Garten und Wolfgang Garten für den Zuspruch, die offenen Ohren und die wichtige Ablenkung bedanken. Alina Windzio, Danke für Alles!

Interessenkonflikt Der/die Autor*in hat keine für den Inhalt dieses Manuskripts relevanten Interessenkonflikte.

Inhaltsverzeichnis

Abkürzungsverzeichnis

Abk.	Abkürzung
ADL	activities of daily living
AKE	Arbeitslosigkeit/Krankheit oder Erwerbsminderung
Armutsquoten-D	Armutsquotendifferenz
ATT	average treatment effect of the treated
BIP	Bruttoinlandsprodukt
bzw.	beziehungsweise
CAD	cumulative advantage/disadvantage
CAPI	computer-assisted personal interview
CEM	coarsened exact matching
cFE	country fixed effects
Diff.	Differenz
engl.	englisch
FCS	fully conditional specification
FE	fixed effects
FFAS	Familienfürsorger*in/anderer Status
Gini-D	Gini-Differenz
HH	Haushalt
IADL	instrumental activities of daily living
IDD	Income Distribution Database
ILO	International Labour Office
ind.	individuelles
ISCED	International Standard Classification of Education
ISCO	International Standard Classification of Occupations

KKP	Kaufkraftparitäten
ÖA	Öffentliche Altersvorsorge
OECD	Organisation for Economic Co-operation and Development
OLS	ordinary least squares
PMM	predictive mean matching
PRE	proportional reduction of error
Q1-Q4	1. bis 4. Quartil
RE	random effects
Ref.	Referenzkategorie
REWB	random effects „within-between"
s.	siehe
SES	socioeconomic status
SHARE	Survey of Health, Ageing and Retirement in Europe
SOC	selection, optimization, compensation
TSCS	time-series cross-sectional
u. a.	unter anderem
UDHR	Universal Declaration of Human Rights
UNESCO	United Nations Educational, Scientific and Cultural Organization
Verh./in Partn.	Verheiratet/in Partnerschaft
WSS	within sum of squares
z. B.	zum Beispiel

Abbildungsverzeichnis

Tabellenverzeichnis

1 Einleitung

In Artikel 25 der Allgemeinen Erklärung der Menschenrechte sind das Recht auf einen adäquaten Lebensstandard zur Erhaltung der Gesundheit und des Wohlbefindens sowie das Recht auf soziale Absicherung im Alter formuliert (Universal Declaration of Human Rights, 1948). Um diesem Anspruch gerecht zu werden, existieren in den europäischen Wohlfahrtsstaaten Alterssicherungssysteme, die sich auf öffentliche[1], betriebliche und private Altersvorsorge stützen. Die öffentliche Altersvorsorge beinhaltet verpflichtende, öffentlich geregelte Altersrenten, während betriebliche und private Altersvorsorge in den meisten Ländern freiwillig sind (OECD, 2023).

Vergleicht man jedoch die jeweilige nationalstaatliche Ausgestaltung, sind große Unterschiede in der Organisation der Alterssicherung zwischen den Ländern in Europa festzustellen. Trotzdem macht die öffentliche Altersvorsorge in allen europäischen Wohlfahrtsstaaten den größten Anteil der Alterssicherung aus. Die öffentliche Altersvorsorge ist in vielen Wohlfahrtsstaaten eine umlagefinanzierte Sozialversicherung. Diese wird in einigen Ländern um Leistungen der öffentlichen Altersvorsorge ergänzt, die an die Bedürftigkeit der Person gekoppelt sind (Hinrichs, 2018). Somit kann die öffentliche Altersvorsorge einerseits Einkommen im Alter umverteilen und andererseits vor Armut im Alter schützen (Barr & Diamond, 2006). Gleichzeitig kann eine umfassende öffentliche Altersvorsorge aber auch zu einer größeren Einkommensungleichheit beitragen, wenn die Höhe der Rentenansprüche stärker an die Erwerbstätigkeit geknüpft ist (Ebbinghaus & Neugschwender, 2011). Die Umverteilung von

[1] In Deutschland ist der Begriff „gesetzliche Altersvorsorge" gebräuchlich. Da hier auf mehrere europäische Länder Bezug genommen wird, wird der Begriff „öffentliche Altersvorsorge" als Übersetzung der Bezeichnung „public pension" verwendet.

C. Garten, *Subjektives Wohlbefinden, soziale Ungleichheit und Alterssicherung im europäischen Vergleich*, Dortmunder Beiträge zur Sozialforschung,
https://doi.org/10.1007/978-3-658-50355-0_1

Altersvorsorge ist aber nicht notwendigerweise ein geeignetes Instrument zur Armutslinderung (Kuitto et al., 2023). Zwischen den europäischen Wohlfahrtsstaaten bestehen große Unterschiede darin, inwiefern die Alterssicherung und insbesondere die öffentliche Altersvorsorge Einkommen umverteilen und Armut reduzieren. Obwohl Wohlfahrtsstaatsregime in Europa von zentraler Bedeutung für die Gestaltung von Sozialversicherungen und Sozialleistungen sind, zeigen sich auch große Unterschiede in der Alterssicherung zwischen Ländern innerhalb der Wohlfahrtsstaatregime (Ebbinghaus, 2021).

Die Alterssicherungssysteme in Europa stehen außerdem vor der Herausforderung der demografischen Alterung. Europa zählt zu den Weltregionen, in denen die Bevölkerung am schnellsten altert (United Nations, 2024): die ältere Bevölkerung ab 65 Jahren wächst sowohl absolut als auch relativ zu der Gesamtbevölkerung, während gleichzeitig die Zahl der Hochaltrigen ab 85 Jahren steigt (Eurostat, 2020). Das bedeutet für die Alterssicherungssysteme, dass immer weniger Beitragszahler*innen immer mehr Rentenbezieher*innen gegenüberstehen, die für immer längere Zeiträume Renten erhalten (Ebbinghaus, 2015b). Dadurch gerät die Finanzierung der Alterssicherungssysteme unter Druck. Um die finanzielle Belastung zu reduzieren, wurde seit den 1990er Jahren in vielen europäischen Wohlfahrtsstaaten versucht, betriebliche und private Altersvorsorge zu stärken, während die öffentliche Altersvorsorge zunehmend eingeschränkt und das gesetzliche Rentenalter angehoben wurde (Hinrichs, 2021).

Diese anhaltenden Reformen werden öffentlich kontrovers diskutiert hinsichtlich der Armutsrisiken insbesondere von Frauen, der Angemessenheit der Rentenzahlungen im Verhältnis zur Dauer und Belastung während der vorausgegangenen Erwerbstätigkeit sowie der Einkommensungleichheit, aber auch hinsichtlich der Gerechtigkeit zwischen Geburtskohorten (Ring et al., 2020). Neben der Bedeutung für die materielle Absicherung besitzt die Alterssicherung somit auch eine symbolische Bedeutung: sie wird verstanden als (fehlende) Anerkennung der „Lebensleistung" der Erwerbsarbeit sowie der Familiensorgearbeit und wird als gerecht oder ungerecht bewertet, je nachdem, ob sie einen als angemessen empfundenen Lebensstandard garantiert (Hayward et al., 1998; Hyde & Dixon, 2009).

Beide Aspekte der öffentlichen Altersvorsorge, sowohl die materielle Absicherung im Alter als auch die symbolische Bedeutung, sind relevant für das subjektive Wohlbefinden von Rentner*innen. Zunächst trägt die öffentliche Altersvorsorge als durchschnittlich größter Anteil am Einkommen im Rentenalter maßgeblich zur materiellen Absicherung bei, die mit dem subjektiven Wohlbefinden verbunden ist (Bender, 2012). Außerdem kann sie das subjektive

Wohlbefinden auch der Menschen erhöhen, die weniger stark von ihr abhängig sind, da sie einen Absicherungsmechanismus für alle darstellt (Sjöberg, 2010). Zusätzlich kann die öffentliche Altersvorsorge zum subjektiven Wohlbefinden beitragen, wenn sie zum Abbau der Einkommensungleichheit beiträgt, die sich insbesondere für benachteiligte Menschen negativ auf das subjektive Wohlbefinden auswirkt (Lous & Graafland, 2022). Durch den Abbau der Einkommensungleichheit verbessert sie die relative Position der Menschen, die stärker von öffentlicher Altersvorsorge abhängig sind. Darüber hinaus ist die öffentliche Altersvorsorge aber auch als Ausdruck gesellschaftlicher Anerkennung und in ihrer Bewertung als gerecht oder ungerecht symbolisch für das subjektive Wohlbefinden bedeutsam.

Der empirische Forschungsstand zeigt, dass im Rentenalter höhere Armutsrisiken für Personen mit diskontinuierlichen Erwerbsverläufen bestehen, was insbesondere auf Frauen (Madero-Cabib & Fasang, 2016; Möhring, 2018) und Menschen mit niedrigem sozioökonomischem Status (Flores et al., 2020) zutrifft. Unterbrechungen des Erwerbsverlaufs sind vor allem auf Arbeitslosigkeit, Erwerbsunfähigkeit aufgrund von Erkrankungen oder Übernahme von Familienfürsorge zurückzuführen (Bravo & Herce, 2022; Fasang et al., 2013). Zusammen mit hohen Arbeitsbelastungen stehen diese Faktoren auch im Zusammenhang mit einem unfreiwilligen verfrühten Renteneintritt, der mit Abschlägen der Rentenzahlungen einhergeht (De Breij et al., 2020; Heisig, 2016). Auch die Zusammensetzung der Alterssicherung unterscheidet sich entlang dieser sozialen Dimensionen. Menschen in kontinuierlichen Erwerbsverläufen und mit höherem Einkommen haben mehr Möglichkeiten, betrieblich und privat vorzusorgen, während diskontinuierliche Erwerbsverläufe und niedrige Einkommen weniger Möglichkeiten zur betrieblichen und privaten Altersvorsorge bieten, wenn betriebliche und private Altersvorsorge nicht aktiv gefördert werden oder verpflichtend sind (Marcinkiewicz, 2019; Möhring, 2015). Menschen mit diskontinuierlichen Erwerbsverläufen beziehen deshalb nicht nur geringere Renten, sondern sind auch stärker abhängig von der öffentlichen Altersvorsorge.

Obwohl häufig allgemeine Verläufe des subjektiven Wohlbefindens über den Lebenslauf beschrieben werden (Bartram, 2021; Bauer et al., 2017; Blanchflower & Oswald, 2008), zeigen sich unterschiedliche Verläufe des subjektiven Wohlbefindens im Alter (Galambos et al., 2020). Über den Lebenslauf nehmen auch die Unterschiede im subjektiven Wohlbefinden zwischen Menschen mit hohem und niedrigem sozioökonomischem Status (engl. *socioeconomic status*, Abk. SES) zu (Baetschmann, 2014; Patzina, 2022). Zum Renteneintritt steigt das subjektive Wohlbefinden der Menschen mit niedrigem SES, da der Renteneintritt mit dem Ende der Belastungen des Erwerbslebens und einem Statuswechsel verbunden ist (Hetschko et al., 2014). Darüber hinaus hängt das subjektive Wohlbefinden im höheren Alter mit der Morbidität zusammen und ist ein starker Prädiktor für die Mortalität (Gerstorf et al., 2010).

Die Theorie kumulativer Vor- und Nachteile (engl. *cumulative advantage/disadvantage*, Abk. CAD) kann zum Verständnis der Unterschiede im subjektiven Wohlbefinden im Alter und ihrem Zusammenhang mit den materiellen Bedingungen über den Lebenslauf hinweg beitragen (Dannefer, 2003). Demnach sind Vorteile und Nachteile hinsichtlich mehrerer Dimensionen wie beispielsweise Bildung, Erwerbschancen, sozialen Beziehungen oder Gesundheit ungleich zwischen Gruppen nach etwa Geschlecht oder sozioökonomischem Status verteilt und werden durch Rückkopplungsprozesse verstärkt (DiPrete & Eirich, 2006). Die Ungleichheiten in verschiedenen Dimensionen bedingen sich dabei gegenseitig, so dass beispielsweise gesundheitliche Benachteiligungen zu Nachteilen in den Erwerbschancen führen können und sich schlechtere Erwerbschancen nachteilig auf die Gesundheit auswirken (Ferraro & Shippee, 2009; Ross & Wu, 1996).

Die öffentliche Altersvorsorge kann diesen Ungleichheiten im subjektiven Wohlbefinden entgegenwirken, indem sie zur materiellen Absicherung vor Armut genutzt wird und Einkommen umverteilt. Bislang gibt es nur wenige Untersuchungen zum Zusammenhang der öffentlichen Altersvorsorge mit dem subjektiven Wohlbefinden im Alter in den europäischen Wohlfahrtsstaaten (Airio & Nurminen, 2016; Esser & Palme, 2010; Palomäki et al., 2023). Diese betrachten zwar sozioökonomische Unterschiede auf der individuellen Ebene, beziehen aber nicht die Einkommensungleichheit, Einkommensumverteilung oder Armutslinderung auf gesamtgesellschaftlicher Ebene ein. Insgesamt wurden Zusammenhänge von sozialpolitischen Kontexten mit subjektivem Wohlbefinden im Alter bislang weitaus seltener erforscht (Schmitz & Brandt, 2022).

Das Ziel der vorliegenden Dissertation ist es, diese Forschungslücke zu schließen. Gerade mit Blick auf die Diversität der Lebenssituation von Menschen im Alter können sozialpolitische Maßnahmen kumulative Ungleichheiten verringern. Die Alterssicherung ist in den europäischen Wohlfahrtsstaaten ein komplexes Zusammenspiel verschiedener Maßnahmen, die in Abhängigkeit der individuellen Lebenssituation sehr verschiedene Auswirkungen auf die Lebenssituation und damit das subjektive Wohlbefinden haben. Vor allem sozioökonomische Unterschiede bestimmen wie materielle Absicherung erlebt wird und welche Konsequenzen die materielle Absicherung für das subjektive Wohlbefinden hat. Gleichzeitig bieten die öffentliche Altersvorsorge und alle verpflichtenden Maßnahmen der Altersvorsorge einen großen sozialpolitischen Gestaltungsspielraum in der Alterssicherung. Im Zentrum steht daher die Frage, ob die öffentliche

Altersvorsorge positiv zum subjektiven Wohlbefinden im Ruhestand beitragen und Ungleichheiten des subjektiven Wohlbefindens im Alter verringern kann.

1. Dazu wird untersucht, welche Rolle die Einkommensungleichheit sowie die Umverteilung von Einkommen und die Absicherung vor Armut durch die öffentliche Altersvorsorge für das subjektive Wohlbefinden spielen.
2. Es wird auch der Frage nachgegangen, ob sich die öffentliche Altersvorsorge vor allem bei Rentner*innen mit niedrigem SES positiv auf das subjektive Wohlbefinden auswirkt.
3. Außerdem wird untersucht, wie sich der Zusammenhang von öffentlicher Altersvorsorge und subjektivem Wohlbefinden für Menschen mit hohem und niedrigem SES in verschiedenen Kontexten der Einkommensungleichheit sowie der Einkommensumverteilung und der Armutslinderung durch öffentliche Altersvorsorge unterscheidet.

Zur Untersuchung der Fragestellungen werden Daten des Survey of Health, Ageing and Retirement in Europe (SHARE) (Börsch-Supan et al., 2013) im Ländervergleich, im Längsschnitt und unter Einbeziehung retrospektiver Daten aus der Befragung SHARELIFE und von Makroindikatoren zur Einkommensverteilung und Altersvorsorge der Organisation for Economic Co-operation and Development (OECD, 2023, 2024) sowie von Eurostat (2024b, 2024c, 2024e) analysiert. In SHARE wird unter anderem die Lebenszufriedenheit als Indikator für das subjektive Wohlbefinden erhoben. Dieser Indikator ist geeignet, um Unterschiede zwischen Ländern und Individuen sowie intraindividuelle Veränderungen des subjektiven Wohlbefindens zu untersuchen (Lucas & Donnellan, 2007; Oishi et al., 1999). SHARE enthält außerdem detaillierte Angaben zum Renteneinkommen von Rentner*innen aus allen Regionen Europas. Die Länder der SHARE-Befragung zeichnen sich durch eine hohe Diversität in der Gestaltung der Alterssicherung aus, die auch Konsequenzen für die Einkommensungleichheit, Einkommensumverteilung und Armutslinderung durch die öffentliche Altersvorsorge hat. Da es sich bei SHARE um eine Panelbefragung handelt, lassen sich auch längsschnittliche Fragestellungen damit untersuchen. Die retrospektiven Angaben aus der Befragung SHARELIFE ermöglichen außerdem Untersuchungen, die den gesamten Lebenslauf mit der Lebenssituation im Alter in Beziehung setzen.

In einem ersten Analyseschritt wird der Zusammenhang zwischen öffentlicher Altersvorsorge und subjektivem Wohlbefinden in verschiedenen Länderkontexten der Einkommensungleichheit und der Einkommensumverteilung durch die öffentliche Altersvorsorge untersucht. Dazu werden Mehrebenenmodelle geschätzt, die zwischen Individual- und Ländereffekten differenzieren, so dass Zusammenhänge sowohl auf der Makro- als auch auf der Mikroebene untersucht werden können. In einem zweiten Schritt wird der Frage nachgegangen, wie der Anstieg des Anteils der öffentlichen Altersvorsorge am Einkommen zum Renteneintritt mit Veränderungen des subjektiven Wohlbefindens verbunden ist. Dazu werden Beobachtungen vor und nach Renteneintritt mit längsschnittlichen Analyseverfahren untersucht. Hierbei werden sowohl Länderunterschiede in der Einkommensumverteilung und Armutslinderung durch öffentliche Altersvorsorge als auch individuelle Unterschiede im Erwerbsstatus vor Renteneintritt betrachtet. Zuletzt wird der Blick in einer dritten Analyse auf die Unterschiede im subjektiven Wohlbefinden in Abhängigkeit des Erwerbsverlaufs gerichtet. Hierbei wird analysiert, inwiefern Ungleichheiten im subjektiven Wohlbefinden, die mit dem SES im Erwerbsverlauf zusammenhängen, durch höhere Nettoersatzquoten aller verpflichtenden Altersvorsorgemaßnahmen verringert werden können und welche Rolle die Einkommensungleichheit dafür spielt.

Die Dissertation gliedert sich wie folgt: Das nächste Kapitel führt die soziologischen, psychologischen und ökonomischen Konzeptionen des subjektiven Wohlbefindens zusammen und zeigt auf, wie das subjektive Wohlbefinden im Alter mit kumulativen Ungleichheiten über den Lebenslauf zusammenhängt (Kapitel 2). Ein Schwerpunkt liegt dabei auf der Betrachtung von Rentenübergängen. Kapitel 3 gibt einen Überblick über die Alterssicherung in den europäischen Wohlfahrtsstaaten; darüber, wie sie im Verhältnis zur Ungleichheit über den Lebenslauf hinweg steht, welche Implikationen das für die Einkommensungleichheit im Alter hat und wie sich der Forschungsstand zum Zusammenhang von subjektivem Wohlbefinden und Alterssicherung darstellt. Der Fokus ist in diesem Kapitel auf die öffentliche Altersvorsorge gerichtet. Anschließend werden die Forschungsfragen und Hypothesen formuliert (Kapitel 4). Die Datensätze, die Operationalisierung der Variablen und die Methoden der drei Analysen werden in Kapitel 5 beschrieben. In den drei darauffolgenden Kapiteln werden die Ergebnisse der Analysen des Zusammenhangs von öffentlicher Altersvorsorge mit dem subjektiven Wohlbefinden im Ländervergleich (Kapitel 6), zum Rentenübergang (Kapitel 7) und vor dem Hintergrund des Erwerbsverlaufs (Kapitel 8) beschrieben. Schließlich werden die Ergebnisse vor dem Hintergrund des empirischen Forschungsstands und der theoretischen Überlegungen vergleichend diskutiert und daraus Schlussfolgerungen für die Sozialpolitik gezogen. Die Arbeit endet mit einem Ausblick auf weitere Forschungsbedarfe (Kapitel 9).

2 Subjektives Wohlbefinden im Alter

Das subjektive Wohlbefinden ist eine zentrale Dimension der Untersuchung von Lebensbedingungen im Alter. In diesem Kapitel soll definiert werden, was unter subjektivem Wohlbefinden verstanden wird, wie es sich über den Lebenslauf entwickelt und wie Veränderungen über den Lebenslauf durch kumulative Vorteile und Nachteile zu einer zunehmend divergierenden Entwicklung des subjektiven Wohlbefindens führen. Subjektives Wohlbefinden beinhaltet sowohl affektive wie auch kognitive Komponenten, die durch verschiedene Faktoren bestimmt werden. Die Bewertung des subjektiven Wohlbefindens erfolgt in einem zeitlich und sozial definierten Referenzrahmen. Lebensereignisse, Entwicklungsprozesse und Lebensbedingungen können das subjektive Wohlbefinden über die Zeit verändern. Dieses Kapitel rekapituliert relevante Entwicklungen der Erforschung des subjektiven Wohlbefindens, bevor generelle Altersverläufe und die Auswirkungen von Lebensereignissen, Entwicklungsprozessen und Lebensbedingungen beschrieben werden. Schließlich werden die Auswirkungen sozialer Ungleichheit auf das subjektive Wohlbefinden entlang des Lebenslaufs dargestellt.

2.1 Interdisziplinäre Konzeptionen von subjektivem Wohlbefinden

In der sozialwissenschaftlichen Literatur finden sich eine Vielzahl von Begriffen, die das „gute Leben" oder Teilaspekte davon beschreiben, wie Wohlbefinden (engl. *well-being*), Glück (engl. *happiness*), Zufriedenheit (engl. *satisfaction*), mentale Gesundheit (engl. *mental health*) oder Lebensqualität (engl. *quality of life*). Die verwendeten Begriffe überschneiden sich teilweise inhaltlich, können aber auch unterschiedliche Bedeutungen haben. Meist wird Lebensqualität

C. Garten, *Subjektives Wohlbefinden, soziale Ungleichheit und Alterssicherung im europäischen Vergleich*, Dortmunder Beiträge zur Sozialforschung,
https://doi.org/10.1007/978-3-658-50355-0_2

als Oberbegriff verwendet, der die anderen Begriffe miteinschließt. Veenhoven (2000) schlägt zur Klärung der Begrifflichkeiten vor, danach zu unterteilen, ob eine Definition Lebenschancen oder Lebensumstände beschreibt und ob diese im Individuum oder außerhalb – als äußere Bedingungen – bestehen. In dieser Systematik sind innere Bewertungen der Lebensumstände vor allem die Konzepte, die mit subjektivem Wohlbefinden, Glück oder Lebenszufriedenheit umschrieben werden. Entsprechend soll das *subjektive Wohlbefinden* in dieser Untersuchung als ein Überbegriff der inneren Bewertungen aller Lebensumstände verstanden werden. Innere Zustände wie das *psychologische Wohlbefinden* nach Ryff (1989) oder das *eudaimonische Wohlbefinden* (Waterman, 1993) und äußere Zustände wie *Verwirklichungschancen* (Sen, 1985) werden in die globale Bewertung des subjektiven Wohlbefindens einbezogen (Costanza et al., 2007), stellen aber grundsätzlich andere Konzeptionen von Wohlbefinden dar. Im Folgenden wird auf mehrere Definitionen Bezug genommen, die auf dieses Verständnis von subjektivem Wohlbefinden abzielen, auch wenn sie nicht unbedingt immer unter den Begriff des subjektiven Wohlbefindens gefasst werden. Dabei wird Bezug auf Ansätze der Soziologie, der Psychologie, der Ökonomie sowie der Philosophie genommen.

Die Ursprünge der sozialwissenschaftlichen Untersuchung des subjektiven Wohlbefindens gehen auf die aristotelische Philosophie (Aristoteles, 1974) und auf Benthams utilitaristische Philosophie (Bentham, 1789/1996) zurück (Vittersø, 2013). Vor allem seit der zweiten Hälfte des 20. Jahrhundert wurden theoretische Konzeptionen maßgeblich vorangetrieben (Diener et al., 1999). Häufig sind diese theoretischen Konzeptionen auch direkt mit der Frage verbunden, wie subjektives Wohlbefinden mittels Selbsteinschätzungen in standardisierten Fragebögen gemessen werden kann (Cooke et al., 2016; Diener, 1994). Dazu wird unterschieden, ob kognitive oder affektive Aspekte erfragt werden. Kognitive Aspekte umfassen globale Zufriedenheitsmaße und die Zufriedenheit mit einzelnen Domänen des Erlebens, während affektive Aspekte durch Abfrage von Stimmungen und Emotionen erfragt werden. Manche Messinstrumente verwenden dazu mehrere Frageitems, während andere auf einem einzelnen Item beruhen, wobei die Messungen mit mehreren Items eine höhere Stabilität über die Zeit aufweisen (Diener et al., 2013).

Ein frühes Beispiel der empirischen soziologischen Untersuchung des subjektiven Wohlbefindens sind die Beschreibungen der Haltungen von Arbeitslosen anhand ihrer Stimmung und ihres subjektiven Wohlbefindens in der einflussreichen Studie „Die Arbeitslosen von Marienthal“ (Jahoda et al., 1933/2014). Auch später befasste sich Marie Jahoda (1958) mit mentaler Gesundheit, die sie von Wohlbefinden und Glück dadurch abgrenzte, dass letztere nicht nur die innere Verfasstheit abbilden, sondern auch von der Passung zwischen subjektiven Bedürfnissen und der eigenen Lebenssituation – also äußeren bzw. objektiven Bedingungen – abhängig sind. Bradburn (1969) definierte das subjektive Wohlbefinden als die Bilanz von positiven und negativen Affekten, die von äußeren Bedingungen beeinflusst werden. Neben affektiven Aspekten wurden auch kognitive Aspekte der Wahrnehmung und Bewertung wie etwa die Zufriedenheit untersucht. Nach Cantril (1954) ist es eine grundlegende Eigenschaft menschlichen Daseins, nach mehr Zufriedenheit zu streben. Dadurch setzen vergangene Erfahrungen und zukünftige Erwartungen einen Referenzrahmen für die eigene Zufriedenheit (Kilpatrick & Cantril, 1960).

Die Idee eines subjektiven Referenzrahmens konkretisieren Campbell, Converse und Rodgers (1976), indem sie folgende Vergleichsdimensionen differenzieren: Aspirationen, Erwartungen, Gerechtigkeitsvorstellungen, Referenzgruppen, persönliche Bedürfnisse und Werte. Aspirationen beziehen sich auf selbst gesteckte Ziele, während Erwartungen äußere Bedingungen beinhalten. Referenzgruppen sind die Menschen, deren Lebenssituation mit der eigenen verglichen wird, während Gerechtigkeitsvorstellungen die Frage behandeln, inwieweit die eigene Situation im Vergleich zu anderen als verdient empfunden wird. Persönliche Bedürfnisse beziehen sich auf die Quantität und Qualität von materiellen und immateriellen Ressourcen wie Einkommen, Wohnen und Schutz vor Gewalt, während mit persönlichen Werten die Erreichung ideeller Werte wie etwa ein freies und selbstbestimmtes Leben gemeint sind.

Domänen des subjektiven Wohlbefindens

Verschiedene Domänen des Erlebens können im subjektiven Wohlbefinden untersucht werden. Da grundsätzlich jeder Teilaspekt des Lebens für das subjektive Wohlbefinden relevant sein kann, müssen möglichst umfassende, voneinander abgrenzbare Domänen ausgewählt werden. Cummins et al. (1994) fanden anhand einer Literaturanalyse sieben Domänen, die zur umfassenden Erforschung von subjektivem Wohlbefinden geeignet sind: materielles Wohlbefinden, Gesundheit, Produktivität, Intimität, Sicherheit, ein Platz in der Gesellschaft und emotionales Wohlbefinden. Diese Domänen können erweitert, umstrukturiert und ausdifferenziert werden (Cummins, 1996), z. B. können auch rechtliche Bedingungen und Selbstbestimmung (Schalock et al., 2005) oder Wohnen und Umwelt (van Praag et al., 2003) dazu zählen. Die Domänen können auch nach ihrer Relevanz für das subjektive Wohlbefinden angeordnet werden. Einen Ausgangspunkt dafür bildet Maslows (1954) Hierarchie menschlicher Bedürfnisse, nach der materielle Bedingungen grundlegend für das subjektive Wohlbefinden sind und immaterielle, äußere wie innere Bedingungen zu den höheren Zielen für subjektives Wohlbefinden zählen (Costanza et al., 2007). Es zeigt sich, dass Zufriedenheit mit materiellen Bedingungen in ärmeren Ländern relevanter für das globale subjektive Wohlbefinden ist, während in wohlhabenderen Ländern, immaterielle Bedingungen bedeutsamer für das globale subjektive Wohlbefinden sind (Oishi et al., 1999). Daraus folgt, dass die Relevanz von Domänen nicht nur von individuellen Bedingungen abhängig ist, sondern auch von gesellschaftlichen Bedingungen. Ferner bestehen auch innerhalb von Ländern strukturelle Unterschiede in der Relevanz von Domänen für das globale subjektive Wohlbefinden (Hsieh, 2016), was auch erklären kann, warum Unterschiede im subjektiven Wohlbefinden geringer sind, als es aufgrund der objektiven Bedingungen erwartbar wäre (Heidemeier & Göritz, 2013). Die einzelnen Domänen an sich determinieren allerdings nicht vollständig die globale Bewertung des subjektiven Wohlbefindens. Demnach erhalten Menschen mit einer Disposition zu allgemein hohem subjektiven Wohlbefinden dieses aufrecht, auch wenn sie unzufrieden mit einzelnen Domänen sind (Diener et al., 1999; Heller et al., 2004).

Intersubjektiv verschiedene Referenzrahmen, Vergleichseffekte und Domänengewichtungen schränken die Vergleichbarkeit der Messungen des subjektiven Wohlbefindens ein. Dennoch wurde bereits eine Vielzahl von Zusammenhängen zwischen subjektivem Wohlbefinden und individuellen sowie gesellschaftlichen Faktoren beschrieben. Dazu zählen Alter, Geschlecht, ethnische Zugehörigkeit und Minderheitenstatus, Gesundheit, Bildung, Erwerbstätigkeit, materielle Absicherung durch Einkommen und Vermögen, Familie und soziale Beziehungen, Freizeit, Persönlichkeit sowie Religiosität. Auf gesellschaftlicher Ebene zählen dazu Wohlstand, Rechtssicherheit, Freiheitsrechte, Sicherheit vor Verbrechen und Konflikten, soziale Absicherung und eine saubere natürliche Umwelt für das subjektive Wohlbefinden (Clark et al., 2019; Di Tella et al., 2003; Diener et al., 2018; Diener et al., 1999; Dolan et al., 2008; Eger & Maridal, 2015; Helliwell et al., 2015; Veenhoven, 1984).

Adaption und Veränderung des subjektiven Wohlbefindens

Brickman und Campbell (1971) gehen davon aus, dass Veränderungen äußerer Bedingungen nur kurzfristig starke Verbesserungen oder Verschlechterungen des subjektiven Wohlbefindens verursachen. Dass die Unterschiede im subjektiven Wohlbefinden zwischen Gruppen und zu unterschiedlichen Zeitpunkten im Leben geringer sein können, als sich zunächst aufgrund der unterschiedlichen äußeren Bedingungen vermuten ließe, ist demnach vor allem dadurch zu erklären, dass Menschen ihre Aspirationen und Erwartungen an vergangene Erfahrungen und über die Vergleiche mit relevanten Anderen anpassen (Michalos, 1980, 1985).

Dabei ist es für die Beurteilung des subjektiven Wohlbefindens entscheidend, wie die Verteilung von positiven und negativen Ereignissen wahrgenommen wird: Eine Häufung negativer Ereignisse führt dazu, dass ein kontrastierendes positives Ereignis sich positiver auf das Wohlbefinden auswirken kann, als wenn zuvor gehäuft positive Ereignisse eingetreten sind (Parducci, 1968; Wedell & Parducci, 1988). Dieser Befund gilt nicht nur für die Wahrnehmung positiver wie negativer Ereignisse in der Vergangenheit, sondern auch für den Vergleich mit anderen. Wenn die Gruppe der Bessergestellten größer bzw. präsenter ist, bewertet eine Person ihr subjektives Wohlbefinden niedriger, als wenn sie auch schlechter gestellte Personen für den Vergleich heranziehen kann (Wills, 1981). Allerdings können Vergleiche mit besser gestellten Personen auch Hoffnung vermitteln, dass die eigene Situation sich verbessern kann (Taylor & Lobel, 1989). Unabhängig von den Lebensbedingungen berichten Menschen generell ein hohes subjektives Wohlbefinden. Das kann darauf zurückzuführen sein, dass ein gewisses Maß an subjektivem Wohlbefinden notwendig ist, um Verhalten zu motivieren, dass grundlegende Bedürfnisse erfüllen soll oder auch um ein positives Bild der eigenen Lebenssituation gegenüber sich selbst und anderen aufrecht zu erhalten (Diener & Diener, 1996; Lyubomirsky, 2001).

Aufgrund der theoretisch formulierten und empirisch beobachteten Adaption des subjektiven Wohlbefindens wurde vermutet, dass das subjektive Wohlbefinden genetisch oder durch Persönlichkeitseigenschaften bedingt ist (Costa & McCrae, 1980; Lykken & Tellegen, 1996). Demnach sollte subjektives Wohlbefinden im Erwachsenenalter langfristig stabil sein und einem eindeutigen Wert zugeordnet sein, zu dem Personen selbst nach extremen Veränderungen äußerer Bedingungen nach kurzer Zeit wieder zurückkehren (Headey & Wearing, 1989). Diese theoretischen Ansätze werden unter dem Begriff Set-Point-Theorie zusammengefasst (Cummins, 2016; McGue et al., 1993). Durch die zunehmend größere Verfügbarkeit von Längsschnittdaten und die Einführung neuer Analysemethoden konnten allerdings anhaltende Veränderungen im subjektiven Wohlbefinden in Verbindung mit Veränderungen der äußeren Bedingungen wie beispielsweise Arbeitslosigkeit, Scheidung oder Verwitwung gemessen werden (Diener et al., 2006; Lucas, 2007; Lucas & Donnellan, 2007; Yap et al., 2014). In der Folge revidierten Vertreter der Set-Point-Theorie diese (Headey, 2010), oder integrierten die neuen Befunde in ihre theoretischen Überlegungen (Cummins, 2005, 2014).

Definition des subjektiven Wohlbefindens

In einer Synthese verschiedener theoretischer Ansätze und empirischer Befunde definiert Diener (1984, 1994) subjektives Wohlbefinden als die globale Beurteilung aller subjektiv relevanten Lebensbereiche auf Basis der eigenen Erfahrungen.

Dies beinhaltet eine affektive wie kognitive Komponente und kann sowohl einen veränderbaren Zustand (engl. *state*) als auch ein vergleichsweise stabiles Persönlichkeitsmerkmal (engl. *trait*) beschreiben, insofern eine Neigung dazu bestehen kann, Erlebtes eher als positiv aufzufassen. Dementsprechend kann subjektives Wohlbefinden als Akkumulation positiver Erlebnisse (engl. *bottom-up*) oder als Prädisposition des positiven Erlebens (engl. *top-down*) verstanden werden. Positive Erlebnisse sind die Erfüllung von Bedürfnissen, weshalb es negative Erlebnisse in Form (vorübergehend) unerfüllter Bedürfnisse als kontrastierende Elemente braucht, um den positiven Aspekt wahrnehmbar zu machen. Mit Verweis auf Csikszentmihalyis (1975) Konzeption von „Flow" postuliert Diener, dass wiederholtes positives Erleben nicht zwangsläufig zur Gewöhnung führen muss, sondern gleichermaßen positive Assoziationen von Erinnerung und eigenem Erleben verstärken kann, so dass Menschen mit häufigem positiven Erleben eher auch eine positive Grundhaltung gegenüber neuen Erlebnissen einnehmen. In diesem Sinne ist auch eine Prädisposition des positiven Erlebens ein Ergebnis kumulativer Prozesse. Adaptionsprozesse können nach positiven und negativen Lebensereignissen eintreten, müssen aber nicht dazu führen, dass das subjektive Wohlbefinden auf den Wert vor dem Eintritt des Lebensereignisses zurückkehrt (Diener, 2012).

Das subjektive Wohlbefinden gibt Auskunft darüber, inwiefern individuelle Bedürfnisse erfüllt werden und wie sich dies in einer positiven Bewertung auf der affektuellen und kognitiven Ebene niederschlägt. Die beschriebenen Unterschiede und Veränderungen des subjektiven Wohlbefindens im Zusammenhang mit Lebenssituationen bzw. -ereignissen geben Hinweise darauf, dass objektive Bedingungen Auswirkungen auf das subjektive Wohlbefinden haben. Anders als bei der Festlegung objektiver Kriterien für die Lebensqualität oder das psychologische Wohlbefinden wird mit dem subjektiven Wohlbefinden in der hier vorgestellten Konzeption gemessen, wie Menschen ihr Leben beurteilen in Abhängigkeit von dem, was sie selbst als relevant erachten. Die Evaluation derselben objektiven Bedingungen kann zwar zwischen Menschen verschieden sein. Doch gerade die soziale Strukturierung von Referenzrahmen, sozialem Vergleich und Domänengewichtung kann Aufschluss darüber geben, wie gesamtgesellschaftliche Bedingungen die Bewertung objektiver Bedingungen beeinflussen. Im Zentrum dieser Untersuchung steht die Alterssicherung vor dem Hintergrund sozialer Ungleichheit. Die Alterssicherung ermöglicht die Erfüllung materieller Bedürfnisse und hat gleichzeitig einen großen Einfluss auf die Verteilung materieller Ressourcen im Alter. Somit ist das subjektive Wohlbefinden als Indikator geeignet, zu überprüfen, inwieweit die Bedingungen der Alterssicherung auf individueller und gesamtgesellschaftlicher Ebene zur Erfüllung von Bedürfnissen beitragen können. Sowohl Alterssicherung als auch subjektives Wohlbefinden im Alter sind eng mit dem Lebenslauf verbunden. Daher wird im folgenden Kapitel das subjektive Wohlbefinden über den Lebenslauf betrachtet.

2.2 Subjektives Wohlbefinden über den Lebenslauf

Aus soziologischer Perspektive kann der Lebenslauf als ein Entwicklungsprozess kontinuierlicher Sozialisation und Anpassung verstanden werden, der in unterschiedliche Lebensphasen unterteilt werden kann, die jeweils mit eigenen sozialen Rollen, Normen und Institutionen verbunden sind (Elder, 1975). Das Erwerbssystem moderner Gesellschaften teilt den Lebenslauf in die drei Phasen Bildung, Erwerbstätigkeit und Rentenalter, die den Familienzyklus überlagern (Kohli, 1978, 1997). Durch die Überlagerungen von Familienzyklus und strukturiertem Lebenslauf ergeben sich geschlechtsspezifische Lebensläufe (Elder, 1977; Moen, 2016). Außerdem ist der Lebenslauf historisch eingebettet, so dass sich zeitliche Determinierung und Bedeutung von Lebensphasen zwischen verschiedenen Geburtskohorten unterscheiden (Neugarten, 1976). An diesen Unterschieden lässt sich gut die soziale Strukturierung des Lebenslaufs beschreiben. Dementsprechend müssen Beschreibungen von Alterungsprozessen nach relevanten sozialen Merkmalen differenziert werden (Dannefer, 1984). Das hat zur Folge, dass generelle Aussagen zum Lebenslauf und subjektiven Wohlbefinden schwierig festzustellen sind. Gleichzeitig legt die Institutionalisierung des Lebenslaufs nahe, dass zumindest einige Gemeinsamkeiten hinsichtlich des Lebenslaufs zwischen Menschen bestehen. An dieser Stelle soll deshalb kurz auf die Untersuchungen allgemeiner Alterungsprozesse eingegangen werden, die theoretische Überlegungen zur Entwicklung des subjektiven Wohlbefindens über den Lebenslauf und im Alter beeinflussen.

Subjektives Wohlbefinden über den Lebenslauf

Bereits früh zeigten Untersuchungen widersprüchliche Befunde zum Zusammenhang zwischen Alter und subjektivem Wohlbefinden, so dass das subjektive Wohlbefinden entweder bei Jüngeren (Wilson, 1967) oder bei Älteren (Campbell et al., 1976) höher war und im mittleren Alter am niedrigsten, wobei die Zusammenhänge insgesamt eher schwach waren (Veenhoven, 1984). Ebenso fanden Diener et al. (1997) zwar einen leichten Anstieg der Lebenszufriedenheit ab etwa 60 Jahren, zeigten aber auch, dass dieser nicht in allen Ländern zu finden war. Schließlich stellten Blanchflower und Oswald (2008) einen U-förmigen Zusammenhang zwischen Alter und verschiedenen Indikatoren des subjektiven

Wohlbefindens fest, der durch weitere Studien gestützt wurde (Blanchflower, 2020, 2021; Dolan et al., 2017; Huppert et al., 2009; Lachman et al., 2015; Stone et al., 2010). Diese Ergebnisse widersprechen den Erwartungen, dass sich im Alter negative Lebensereignisse und Belastungen wie eine geringere Gesundheit, Mobilität und Autonomie sowie der Verlust von Angehörigen negativ auf das subjektive Wohlbefinden auswirken. Die Aufrechterhaltung des subjektiven Wohlbefindens im Alter wird daher auch „old age well-being paradox" genannt (Kunzmann et al., 2000).

Die in Abschnitt 2.1 beschriebenen Adaptionseffekte können als Erklärung für das Paradox angeführt werden. Negative Lebensereignisse werden im Alter antizipiert und daher von Älteren eher akzeptiert, was vor allem die kognitive Komponente des subjektiven Wohlbefindens positiv beeinflusst (Veenhoven, 1984). Diese adaptiven Prozesse im Alter können durch Selektion, Optimierung und Kompensation (engl. *selection, optimization, compensation,* Abk. SOC) konkretisiert werden (Freund & Baltes, 1998). Das SOC-Modell ist eine Weiterentwicklung der Theorie der sozioemotionalen Selektivität, nach welcher ältere Menschen sich ihrer Möglichkeiten im Rahmen der ihnen verbleibenden Zeit bewusst sind und sich für die Aktivitäten entscheiden, die ihnen ein höheres subjektives Wohlbefinden versprechen (Carstensen, 1995; Carstensen et al., 1999). Bei Eintritt negativer Lebensereignisse und Belastungen, konzentrieren sich Betroffene auf die Lebensbereiche, in denen ihnen Anpassungen ihrer Bedürfnisse möglich sind und versuchen ihre Bedürfnisse in diesen Bereichen zu erfüllen (Baltes & Baltes, 1990; Freund & Baltes, 1998). Das funktioniert jedoch nur solange, bis die altersbedingten Belastungen zu stark werden (Charles & Carstensen, 2010). Vor allem die Zufriedenheit mit sozialen Beziehungen und der Freizeit scheint im Alter anzusteigen, während die Zufriedenheit mit der Gesundheit sinkt (Adams et al., 2011; McAdams et al., 2012). Gleichzeitig sinkt die Relevanz von Gesundheit, finanzieller Situation, Arbeit und Freizeit für das subjektive Wohlbefinden (Hsieh, 2005). Dabei ist zu beachten, dass manche Menschen sich besser anpassen können, während dies für andere nicht möglich ist (Gerstorf & Ram, 2015).

Der U-förmige Zusammenhang zwischen Alter und subjektivem Wohlbefinden und die damit verbundenen Erklärungen wurden aber auch durch einige empirische Studien infrage gestellt. Entweder zeigte sich kein Zusammenhang (Kunzmann et al., 2000; Schilling, 2006) oder es fanden sich negative Zusammenhänge insbesondere im höheren Alter (Baird et al., 2010; Huppert et al., 2009; Jebb et al., 2020; López Ulloa et al., 2013). Hier konnte auch gezeigt werden, dass kognitive Aspekte des subjektiven Wohlbefindens im höheren Alter ein vergleichsweise starker Prädiktor für Mortalität im höheren Alter ist (Gerstorf et al.,

2010; Gerstorf et al., 2008). In Anlehnung an andere beobachtbare Prozesse zum Lebensende wie dem Rückgang der kognitiven Funktion und Vitalität, wird dieser Prozess ebenso als „terminal decline“ beschrieben (Gerstorf et al., 2008).

Die widersprüchlichen Ergebnisse für Entwicklungen des subjektiven Wohlbefindens haben eine Diskussion über methodische Aspekte der Untersuchungen hervorgebracht (Bartram, 2022; Blanchflower, 2021; Blanchflower et al., 2023; Blanchflower & Oswald, 2008, 2009; Galambos et al., 2020, 2021; Glenn, 2009; Hellevik, 2017). Zu den Kritikpunkten zählen Selektionseffekte, Overcontrol-Bias, die Interpretation von Alterstrends als Entwicklungen, fehlende Untersuchungen mit Längsschnittstudien sowie fehlerhafte Modellierung des Altersverlaufs (Bartram, 2021; Frijters & Beatton, 2012; Kratz & Brüderl, 2021; Li, 2016; Ranjbar & Sperlich, 2020). Unter Berücksichtigung dieser Aspekte zeigt sich für Alterungsprozesse eher ein S- oder wellenförmiger Verlauf: das subjektive Wohlbefinden sinkt ab dem jungen Erwachsenenalter über das mittlere Alter hinweg, steigt dann im frühen Alter kurzfristig an, bevor es im höheren Alter erneut sinkt (Bauer et al., 2017; Biermann et al., 2022; Bücker et al., 2023; Frijters & Beatton, 2012; Glenn, 2009; Gwozdz & Sousa-Poza, 2010; Kratz & Brüderl, 2021; Wooden & Li, 2016; Wunder et al., 2013).

Es finden sich allerdings individuell unterschiedliche Altersverläufe des subjektiven Wohlbefindens, die in Zusammenhang mit Lebensereignissen und Entwicklungsprozessen stehen (Burns et al., 2015; Galambos et al., 2020). Außerdem zeigt sich, dass für Menschen mit niedrigem sozioökonomischen Status (engl. *socioeconomic status*, Abk. SES) ein Rückgang des subjektiven Wohlbefindens im Alter wahrscheinlicher ist, während bei hohem SES ein Anstieg des subjektiven Wohlbefindens im Alter mit einem nur geringen Rückgang zum Lebensende wahrscheinlicher ist, sodass insbesondere im Alter eine zunehmende Divergenz im subjektiven Wohlbefinden zwischen diesen Gruppen zu finden ist (Baetschmann, 2014; Kratz et al., 2018; Kratz & Patzina, 2020; Patzina, 2022).

Lebensereignisse

Veränderungen des subjektiven Wohlbefindens über den Lebenslauf stehen vor allem in Verbindung zu Lebensereignissen. Zu den am häufigsten untersuchten Lebensereignissen zählen Heirat, Scheidung, Geburt eines (ersten) Kindes, Arbeitslosigkeit, (Wieder-)Einstieg in Arbeit, Renteneintritt oder Verwitwung, aber auch plötzliche gesundheitliche Veränderungen durch Unfälle oder Krankheiten (Luhmann et al., 2012; Luhmann, Krasko & Terwiel, 2021). Im Folgenden soll der Fokus auf Erwerbstätigkeit und Ruhestand liegen. Ohne Berücksichtigung von Antizipationseffekten vor Eintritt eines Ereignisses zeigten sich kurzzeitig positive Anstiege u. a. für die Wiedereinstellung nach Arbeitslosigkeit und den

Renteneintritt, während der Verlust des Arbeitsplatzes mit stärker und länger anhaltenden negativen Veränderungen des subjektiven Wohlbefindens verbunden war. In einer weiteren Metaanalyse fanden Bühler et al. (2023) positive Effekte auf das subjektive Wohlbefinden u. a. für den Abschluss der Ausbildung und Berufseinstieg. Arbeitslosigkeit und Renteneintritt führten zu keinen signifikanten Unterschieden im Vergleich zum früheren subjektiven Wohlbefinden. Genauere Betrachtungen von Lebensereignissen in großen Längsschnittbefragungen zeigen Antizipations- und Adaptionseffekte für diese Lebensereignisse, wobei vor allem der Verlust des Arbeitsplatzes langanhaltende negative Auswirkungen hat (Anusic et al., 2014; Clark, Diener et al., 2008; Lucas, 2007).

Jedoch bestehen Unterschiede zwischen Menschen in den Verläufen des subjektiven Wohlbefindens vor und nach Lebensereignissen (Etilé et al., 2021; Hahn et al., 2015; Lucas et al., 2003; van Scheppingen & Leopold, 2020). Gerade bei negativen Lebensereignissen wie Arbeitslosigkeit gibt es eine relevante Anzahl von Menschen, die durch die Lebensereignisse in ihrem subjektiven Wohlbefinden nachhaltig beeinträchtigt werden (Infurna & Luthar, 2016). Hinzu kommt, dass manche Lebensereignisse eine gewisse Ambivalenz in sich tragen. So muss etwa der Wiedereinstieg in die Erwerbstätigkeit nach Arbeitslosigkeit nicht mit einem Anstieg an subjektivem Wohlbefinden verbunden sein, wenn die Jobqualität der neuen Tätigkeit deutlich schlechter ist als die der letzten Tätigkeit vor der Arbeitslosigkeit (Grün et al., 2010). Lebensereignisse wirken sich besonders dann negativ auf das subjektive Wohlbefinden aus, wenn sie in der Wahrnehmung der Betroffenen den sozialen Status bedrohen oder sich der Kontrolle der Betroffenen entziehen (Haehner et al., 2023). Umgekehrt sind die Auswirkungen negativer Lebensereignisse für Menschen mit hoher Kontrollüberzeugung geringer (Etilé et al., 2021; Windle & Woods, 2004).

Werden Lebensereignisse mehrfach erlebt, kann das den Referenzrahmen in zwei Richtungen verändern. Menschen mit mehreren Episoden von Arbeitslosigkeit erleben bei erneuter Arbeitslosigkeit einen stärkeren Rückgang im subjektiven Wohlbefinden (Booker & Sacker, 2012; Luhmann & Eid, 2009). Die negativen Auswirkungen wiederholter Arbeitslosigkeit sind auch in späteren Lebensphasen messbar (Eberl et al., 2023; Mousteri et al., 2018). Diese Befunde zeigen, dass es neben Adaptionseffekten auch zur Sensibilisierung für Lebensereignisse kommen kann (Luhmann & Eid, 2009). Darüber hinaus können auch einzelne Lebensereignisse langanhaltende Auswirkungen haben (Grover & Helliwell, 2019; Hank & Wagner, 2013). Eine mögliche Erklärung für diese langanhaltenden Auswirkungen ist, dass der Eintritt eines Lebensereignisses auch andere Lebensereignisse und Lebenssituationen wahrscheinlicher macht, die das subjektive Wohlbefinden ebenfalls in dieselbe Richtung beeinflussen (Kettlewell et al., 2020; Krämer et al., 2024).

Umgekehrt kann jedoch auch das Ausbleiben von Lebensereignissen zu Veränderungen des subjektiven Wohlbefindens führen. Lebensphasen sind immer auch mit bestimmten Normen und sozialen Rollen verbunden, an die der Eintritt von Lebensereignissen geknüpft ist (Wanka, 2020). Dementsprechend setzen sich Menschen Ziele, die sie in bestimmten Lebensphasen erreichen möchten, oder formulieren Erwartungen, wie ihr Leben in der Zukunft aussehen soll (Heckhausen et al., 2010; Luhmann, Bücker et al., 2021). Treten die damit verbundenen Lebensereignisse dann nicht ein, indem z. B. kein stabiler Eintritt in die Erwerbsphase erfolgt oder kein direkter Übergang aus der Erwerbstätigkeit in den Ruhestand stattfindet, kann dies aufgrund der (verinnerlichten) Normen negative Auswirkungen auf das subjektive Wohlbefinden haben (Bücker et al., 2023), sofern die Lebensziele und Erwartungen nicht angepasst werden (Heckhausen et al., 2010).

Entwicklungsprozesse

Manche Veränderungen im Lebenslauf sind allerdings nicht an konkreten Ereignissen festzumachen, sondern beziehen sich auf längere Zeiträume. Dazu zählen beispielsweise Bildung, berufliche Karrieren, die Übernahme von Erziehungsarbeit und die damit verbundene Position als Elternteil, Alltagserleben und Zeitnutzung, Reifungsprozesse der Persönlichkeit sowie Krankheitsverläufe chronischer Krankheiten. Erfolgreiche Bildungsverläufe und berufliche Entwicklungen etwa sind mit einem höheren subjektiven Wohlbefinden verbunden (Bücker et al., 2018; Erdogan et al., 2012). Generell können positive Alltagsaktivitäten zudem das subjektive Wohlbefinden aufrechterhalten oder steigern (Lyubomirsky & Layous, 2013). Persönliches Wachstum und Reife, die in Verbindung zu Lebensereignissen stehen, können ebenfalls eine positive Entwicklung des subjektiven Wohlbefindens begünstigen (Bauer & McAdams, 2010; Bauger et al., 2021). Ein zentraler negativer Entwicklungsprozess, der mit dem subjektiven Wohlbefinden in Verbindung gebracht wird, ist der Rückgang der Gesundheit (George, 2010), der besonders im Alter mit der Verschlechterung der eigenen Gesundheit und dem Rückgang sozialer Aktivitäten in Verbindung gebracht wird (Brandmaier et al., 2017).

2.3 Subjektives Wohlbefinden und kumulative Ungleichheit

Das subjektive Wohlbefinden im Alter ist nicht nur ein Ergebnis der aktuellen Lebenssituation, sondern auch vergangener Lebensereignisse und Entwicklungsprozesse. Diese setzen den Referenzrahmen für das subjektive Wohlbefinden basierend auf vergangenen Erfahrungen und bestimmen ebenfalls zukünftige Erwartungen. Hinzu kommt, dass Lebensläufe sozial strukturiert sind und somit den sozialen Vergleich bestimmen: Personen mit grundsätzlich verschiedenen Lebensverläufen werden sich wahrscheinlich weniger als relevante Vergleichspersonen definieren. Die Theorie kumulativer Vorteile und Nachteile (engl. *cumulative advantage/disadvantage*, Abk. CAD) hilft, zu verstehen, wie Ungleichheiten des subjektiven Wohlbefindens im Alter mit früheren Lebensereignissen und Entwicklungen in Verbindung stehen. Obwohl CAD allgemein zunehmende Ungleichheiten in allen Lebensbereichen beleuchtet, wird sie prominent zur Erklärung des Zusammenhangs von gesundheitlichen Ungleichheiten mit sozioökonomischen Aspekten verwendet (Ferraro & Shippee, 2009; Ross & Wu, 1996). In diesem Sinne orientiert sie sich an der Idee der sozioökonomischen Bedingungen als „fundamental cause" gesundheitlicher Ungleichheiten (Phelan et al., 2010).

CAD geht davon aus, dass sich Lebensläufe mit dem Alter ausdifferenzieren, was zu einer zunehmenden Ungleichheit in unterschiedlichen Lebensbereichen führt (Dannefer, 1987). Zentrale Untersuchungskategorie ist dabei der SES, welcher sich im Bildungsweg und der daraus resultierenden Segmentation in unterschiedliche Berufe und Karrierewege darstellt, die mit unterschiedlichen Chancen auf Einkommen verbunden sind (O'Rand, 1996). Allerdings sind auch weitere Ungleichheitsdimensionen wie Geschlecht, ethnische Zugehörigkeit oder intergenerationale soziale Reproduktion für CAD relevant (Dannefer, 2003).

Die kumulativen Vorteile und Nachteile können somit durch zwei Mechanismen entstehen: Einerseits basieren die divergierenden Entwicklungen auf zeitlich vorgeordneten oder zeitkonstanten Merkmalen und andererseits kann die Akkumulation von Ressourcen zu zusätzlichen Vorteilen führen (DiPrete & Eirich, 2006). Ferraro und Shippee (2009) fassen CAD unter fünf Axiomen zusammen, die zeigen, wie Lebenslauf und Ungleichheit miteinander verbunden sind: Erstens haben vorangegangene Lebensbedingungen und -ereignisse Auswirkungen auf spätere Ungleichheiten durch Lebensereignisse und Entwicklungsprozesse. Zweitens führen Nachteile zu erhöhten Risiken für weitere Benachteiligung, während Vorteile Gelegenheiten für weitere Bevorzugung über verschiedene Lebensbereiche hinweg darstellen. Beispielsweise führen gesundheitliche Einschränkungen zur Verringerung der Erwerbschancen und umgekehrt können bessere Erwerbschancen und damit verbundene materielle Absicherung besser vor gesundheitlichen Einschränkungen schützen. Drittens haben individuelle Fähigkeiten und Entscheidungen Auswirkungen auf die Akkumulation von Vorteilen und Nachteilen, wobei auch umgekehrt individuelle Potenziale von Prozessen der Akkumulation bestimmt sind. Viertens beeinflussen die Wahrnehmung und Bewertung des vergangenen Lebenslaufs im Vergleich zu relevanten Anderen den zukünftigen Verlauf. Fünftens können Unterschiede in der Lebenserwartung aufgrund kumulativer Vorteile und Nachteile dazu führen, dass Ungleichheiten im Alter in empirischen Untersuchungen möglicherweise unterschätzt werden, wenn Benachteiligte, die früher versterben, nicht mehr untersucht werden können. Ungleichheiten im Alter sind demnach ein Ergebnis vergangener Akkumulationsprozesse von Vorteilen und Nachteilen im Lebenslauf, welche Auswirkungen auf unterschiedliche Lebensbereiche wie etwa Gesundheit oder soziale Beziehungen haben (O'Rand, 1996).

Welche Auswirkungen haben kumulative Vorteile und Nachteile nun auf das subjektive Wohlbefinden im Alter? In Abschnitt 2.2 wurde gezeigt, dass Lebensereignisse meist kurzfristige, aber auch länger anhaltende Auswirkungen auf das subjektive Wohlbefinden haben. Darüber hinaus können Entwicklungsprozesse und anhaltende Lebenssituationen das subjektive Wohlbefinden nachhaltig verändern. Anhand der verschiedenen Phasen des Lebenslaufs soll gezeigt werden, wie kumulative Vorteile und Nachteile das subjektive Wohlbefinden im Alter beeinflussen. Die Darstellung beginnt mit der frühen Kindheit und Bildungsphase, worauf Familienzyklus und Erwerbsphase folgen. Die Effekte kumulativer Vorteile und Nachteile bei Rentenübergängen und im Ruhestand werden in Abschnitt 2.4 thematisiert.

Frühe Kindheit und Bildungsphase

Bereits vor der Geburt haben sozioökonomische Faktoren einen Einfluss auf die Lebenschancen für Kinder, die anhaltende Auswirkungen auf den gesamten Lebenslauf haben. Der SES der Eltern und das damit verbundenen Einschränkungen sowie das Gesundheitsverhalten können bereits lebenslange Auswirkungen auf die Gesundheit und kognitiven Fähigkeiten haben, die spätere Bildungs- und Erwerbschancen einschränken können (Bradley & Corwyn, 2002). Die Umstände im familiären und sozialen Umfeld in der frühen Kindheit bei niedrigem SES haben negative Auswirkungen auf die spätere physische und psychische Gesundheit sowie das subjektive Wohlbefinden (Huppert et al., 2009; Nurius et al., 2015; Wade et al., 2016), selbst wenn aktuelle Lebensbedingungen berücksichtigt werden (Arpino et al., 2018; Brandt et al., 2012; Deindl, 2013; Kendig et al., 2016). Sie sind so weitreichend, dass sie auch zu einer geringeren Lebenserwartung für benachteiligte Kinder führen (Hayward & Gorman, 2004). Die

Benachteiligungen setzen sich in den Ausbildungsweg fort: Kinder aus Familien mit niedrigem SES gehen eher an Schulen mit schlechter Ausstattung, nehmen seltener am Unterricht teil, erhalten weniger Unterstützung durch Eltern und erreichen auch seltener gute schulische Leistungen (Raudenbush & Eschmann, 2015; Sirin, 2005; Zanga & Gioannis, 2023). Diese Erfahrungen wirken sich ebenfalls negativ auf das subjektive Wohlbefinden aus (Suldo et al., 2006). Schulische Bildung ermöglicht außerdem den Zugang zu Informationen und Ressourcen, die gesundheitsförderndes Verhalten begünstigen (Adler & Newman, 2002). Mit schlechteren schulischen Leistungen verringern sich außerdem die Erwerbschancen, was ebenso langanhaltende negative Auswirkungen auf das subjektive Wohlbefinden hat (Pinquart & Sörensen, 2000).

Familienzyklus

Paare mit niedrigerem SES heiraten früher und seltener, bekommen früher Kinder und lassen sich häufiger scheiden (Karney, 2021). Scheidungen stellen ein zusätzliches Risiko für finanzielle Benachteiligungen insbesondere für Frauen dar (Brüggmann & Kreyenfeld, 2023). Eltern erleben vor allem dann Einbrüche im subjektiven Wohlbefinden nach der Geburt eines Kindes, wenn dies mit starken finanziellen Einschränkungen verbunden ist (Nelson et al., 2014; Pollmann-Schult, 2014). Generell übernehmen Frauen häufiger Kindererziehung und Pflege von Angehörigen, wodurch Nachteile in der Erwerbsbeteiligung und beruflichen Entwicklung entstehen, die bei niedrigem SES noch einmal größer sind (Budig & Hodges, 2010). Das hat negative Konsequenzen für die finanzielle Absicherung von Frauen im Alter (Frericks et al., 2009; Möhring, 2018; Sefton et al., 2011). Allerdings zeigen sich Benachteiligungen in der Alterssicherung auch bei jenen Frauen, die einen typisch „männlichen“ Erwerbsverlauf haben, der nicht durch unbezahlte Pflegearbeit unterbrochen ist (Rowold et al., 2024). Finanzielle Belastungen können auch zu emotionalen Problemen in familiären Beziehungen führen, die das subjektive Wohlbefinden beeinträchtigen (Conger et al., 2010). Gerade im Alter können Einsamkeit und fehlende soziale Unterstützung das subjektive Wohlbefinden beeinträchtigen (Park et al., 2020). Es zeigt sich, dass Großeltern mit niedrigem sozioökonomischen Status eher schlechter mit den Belastungen durch die Großelternschaft zurechtkommen (Mahne & Huxhold, 2015).

Erwerbsphase

Kumulative Vorteile und Nachteile sind vor allem im Erwerbsverlauf erkennbar. Menschen mit einem niedrigeren Bildungsabschluss haben insgesamt schlechtere Erwerbschancen, die nicht nur zu einem geringeren Einkommen führen, sondern auch zu einem höheren Arbeitslosigkeitsrisiko (Brandt & Hank, 2014). Die Tätigkeiten, die Menschen mit einem niedrigeren Bildungsabschluss ausüben, sind häufiger mit größeren Belastungen für die Gesundheit verbunden (Marmot et al., 1997; Siegrist & Marmot, 2004). Eine niedrige Beschäftigungsqualität hat insbesondere für Beschäftigte mit niedrigem SES negative Auswirkungen für das arbeitsbezogene Wohlbefinden, während Beschäftigte mit höherem SES häufiger von einer guten Arbeitsqualität profitieren (Kim, 2023). Die negativen Auswirkungen auf die Gesundheit erhöhen wiederum das Risiko dafür, eingeschränkt oder vollständig arbeitsunfähig zu werden (García-Gómez et al., 2013). Aus mehr Arbeitsbelastungen, mehr erlebter (drohender) Arbeitslosigkeit und einer berufsbedingten niedrigeren Gesundheit folgen zudem negative Auswirkungen auf das subjektive Wohlbefinden im Alter (Ponomarenko, 2016; Wahrendorf, 2015). Andererseits konnten Brüderl et al. (2019) keine Hinweise für negative Auswirkungen von Arbeitslosigkeit auf das subjektive Wohlbefinden unter Berücksichtigung sozialer Herkunft finden. Es zeigt sich, dass diskontinuierliche Erwerbsverläufe mit niedrigeren Renten verbunden sind (Tophoven & Tisch, 2016).

Die Theorie kumulativer Vorteile und Nachteile (CAD) ist im Rahmen dieser Untersuchung des subjektiven Wohlbefindens im Rentenalter relevant, da sie aufzeigt, wie Ungleichheiten in den Möglichkeiten zur Altersvorsorge und im subjektiven Wohlbefinden über den Lebenslauf zunehmen. Dies konnte für die verschiedenen Lebensphasen vielfach gezeigt werden und muss bei der Analyse des Zusammenhangs von Alterssicherung und subjektivem Wohlbefinden berücksichtigt werden. Das Ausmaß kumulativer Vorteile und Nachteile unterscheidet sich jedoch zwischen historisch-gesellschaftlichen Kontexten und kann durch politische sowie rechtliche Rahmenbedingungen beeinflusst werden (Crystal, 2020). Im folgenden Kapitel werden die Bedeutung von Rentenübergang und Ruhestand für das subjektive Wohlbefinden im Alter thematisiert.

2.4 Subjektives Wohlbefinden während des Rentenübergangs und im Ruhestand

In dieser Dissertation wird der Zusammenhang von Alterssicherung und subjektivem Wohlbefinden untersucht. Deshalb wird hier auf die unterschiedlichen theoretischen Ansätze und empirischen Befunde zum subjektiven Wohlbefinden bei Rentenübergängen und im Ruhestand eingegangen. In früheren psychologischen und soziologischen Theorien wurden die mit dem Rentenübergang verbundenen Rollenwechsel (Riley, 1987), Kontinuitäten (Atchley, 1982) lebenslaufbedingte

Strukturen (Quick & Moen, 1998) oder ressourcenbedingten Veränderungen (Beehr, 1986) in den Vordergrund gestellt. Der Rentenübergang kann im Zusammenspiel dieser Aspekte als ressourcenbasierter dynamischer Anpassungsprozess verstanden werden (Wang et al., 2011). Menschen erleben den Rentenübergang mit Konsequenzen für das subjektive Wohlbefinden in Abhängigkeit der ihnen zur Verfügung stehenden Ressourcen auf verschiedene Art und Weise. Zu den Ressourcen zählen 1) physische und mentale Anforderungen an die Gesundheit, 2) motivationale Aspekte wie die Jobzufriedenheit, Bindung an den Arbeitsplatz und Aspirationen an den Ruhestand, 3) soziale und emotionale Ressourcen aus Beziehungen zu anderen und 4) finanzielle Ressourcen. Ein Großteil der finanziellen Ressourcen wird vor allem durch die zuvor erworbenen Rentenansprüche festgesetzt, während etwa Einkommen aus Erwerbstätigkeit im Ruhestand nur noch eine untergeordnete Rolle spielt.

Die folgenden Ausführungen beziehen sich auf das Lebenslaufmodell von Moen (1996), welches modifiziert in Abbildung 2.1 dargestellt ist. Das subjektive Wohlbefinden im Ruhestand hängt zunächst direkt mit der Erwerbsbiografie, also den vergangenen Phasen von Erwerbstätigkeit und Arbeitslosigkeit sowie den vergangenen Arbeitsbedingungen zusammen. Darüber hinaus beeinflusst der Erwerbsverlauf, wie das Leben im Ruhestand gestaltet wird, wie es wahrgenommen wird und wie sich die finanzielle Situation – vor allem das Renteneinkommen – im Alter darstellt. Das Ende von Belastungen des Erwerbslebens sowie Änderungen im sozialen Status vom Übergang aus der Arbeitslosigkeit in den Ruhestand begünstigen maßgeblich eine Zunahme des subjektiven Wohlbefindens zum Rentenübergang für Menschen mit niedrigem SES. Außerdem sind die Umstände von Freiwilligkeit und Zeitpunkt des Rentenübergangs entscheidend. Auch familiäre Umstände oder anhaltende gesundheitliche Einschränkungen auf individueller Ebene sind für die Lebenssituation im Ruhestand bedeutsam. Erwerbsverläufe, Rentenübergänge und individuelle familiäre und gesundheitliche Umstände bedingen sich dabei gegenseitig. Die beschriebenen Zusammenhänge sind außerdem in einen historisch-gesellschaftlichen Kontext eingebettet, so dass Arbeitsmarktlage und wirtschaftliche Entwicklung, aber auch die rentenbezogene Gesetzgebung und Sozialpolitik eine Rolle für das subjektive Wohlbefinden im Ruhestand spielen.

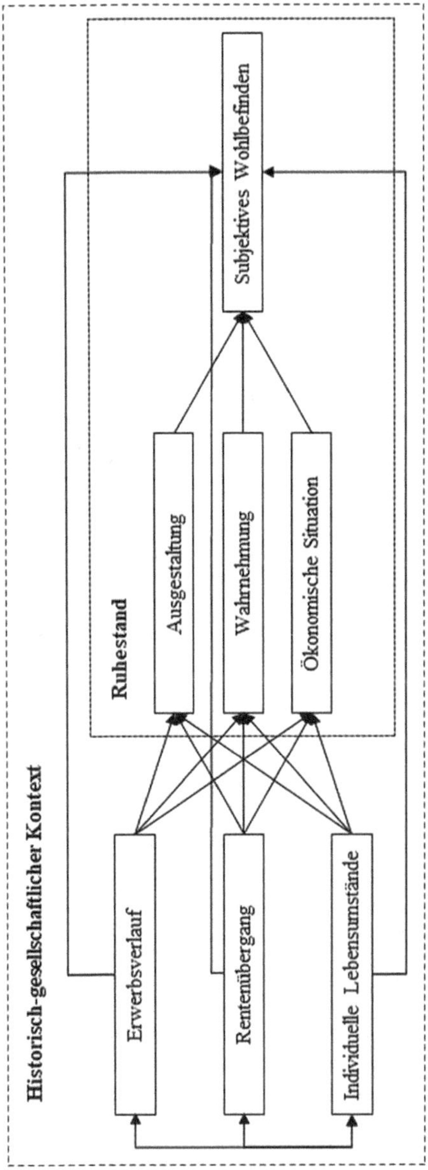

Abbildung 2.1 Lebenslaufmodell des subjektiven Wohlbefindens im Ruhestand
Anmerkung: In Anlehnung an Moen (1996)

Ergebnisse einer Überblicksarbeit von Henning et al. (2016) zeigen, dass sich vor allem Kontinuitäten und leichte positive Veränderungen des subjektiven Wohlbefindens im Rentenübergang finden, wobei andererseits in größeren Untersuchungen Subgruppen mit unterschiedlichen Verläufen des subjektiven Wohlbefindens identifiziert werden konnten, die hier unter Ergänzung der Studienlage dargestellt werden. Unter Berücksichtigung der Selektion von Menschen mit höherem subjektiven Wohlbefinden in das Rentenalter zeigen sich stärkere positive Veränderungen zum Rentenübergang (Horner, 2014). Positive Aspekte des Ruhestands sind mehr Zeitautonomie und weniger gesundheitliche Belastung (Köller, 2006). Dementsprechend können gemeinsame positive Entwicklungen von Gesundheit und subjektivem Wohlbefinden während des Rentenübergangs beobachtet werden (Gorry et al., 2018). Vor allem im Fall unfreiwilliger Rentenübergänge zeigen sich aber langanhaltende negative Auswirkungen auf das subjektive Wohlbefinden (Bender, 2012; Bonsang & Klein, 2012; Hershey & Henkens, 2014; Radó & Boissonneault, 2020). Gründe für unfreiwillige Rentenübergänge sind vor allem gesundheitliche Einschränkungen und Arbeitslosigkeit (Stiemke & Hess, 2022). Flexible Rentenübergänge können diese negativen Auswirkungen abdämpfen, wobei die Weiterbeschäftigung nach Renteneintritt aufgrund finanzieller Notwendigkeit mit einem Rückgang des subjektiven Wohlbefindens verbunden ist (Dingemans & Henkens, 2014). Bei einer geringeren Bindung an den letzten Arbeitsplatz und höheren beruflichen Belastungen finden sich positive Veränderungen zum Rentenübergang (Eibich, 2015; Henning et al., 2019; Siegrist et al., 2007). Erfolgt der Rentenübergang aus der Arbeitslosigkeit, ist üblicherweise ein Anstieg des subjektiven Wohlbefindens im Rentenübergang erkennbar, wobei Unterschiede zu vormals Beschäftigten allerdings bestehen bleiben und das subjektive Wohlbefinden für die vormals Arbeitslosen langfristig wieder sinkt (Hetschko et al., 2014; Ponomarenko et al., 2019; Schmälzle et al., 2019; Wetzel et al., 2016). Auch das Gefühl sozialer Exklusion nimmt unter den vormals Erwerbstätigen im Rentenübergang zu, während vormals Nichterwerbstätige einen Rückgang sozialer Exklusion erleben (Wetzel & Mahne, 2016). Diese Befunde werden gestützt von Untersuchungen, die das gesamte Erwerbsleben berücksichtigen (Falkingham et al., 2020; Ponomarenko, 2016; Wahrendorf, 2015). Auch die Rentenübergänge unterscheiden sich zwischen unterschiedlichen Erwerbsverläufen, so dass das subjektive Wohlbefinden von Frauen mit stärker diskontinuierlichen Lebensläufen zum Renteneintritt eher steigt, während es für Frauen in Vollzeiterwerbstätigkeit oder mit vergleichsweise stabilen Beschäftigungsmustern eher unverändert bleibt (Tambellini, 2023). Hinsichtlich der Geschlechterunterschiede im Ruhestand zeigt sich, dass Männer ein höheres subjektives Wohlbefinden haben als Frauen, was in Teilen auch mit der besseren finanziellen Lage der Männer zusammenhängt (Calasanti et al., 2021). Daran zeigt sich, dass das Ende der Belastungen durch Erwerbstätigkeit keinen generellen positiven Effekt auf das subjektive Wohlbefinden hat, sondern dass stattdessen das Ende einer von Erwerbslosigkeit geprägten Erwerbsphase – wenn auch nur kurzfristig – positiv zum subjektiven Wohlbefinden im Rentenalter beiträgt. Menschen, deren finanzielle Situation sich im Rentenübergang stärker verschlechtert, sind dabei eher von negativen Auswirkungen betroffen (Carr et al., 2020). Dagegen zeigt sich, dass eine gute physische Gesundheit, finanzielle Absicherung und soziale Unterstützung eine positive Entwicklung des subjektiven Wohlbefindens im Alter begünstigen (Hansson et al., 2018).

Die gesundheitlichen und beruflichen Vorteile und Nachteile während der Erwerbsphase führen auch zu Ungleichheiten im Zeitpunkt des Rentenübergangs. Menschen mit niedrigem SES, die aufgrund ihres Lebenslaufs gesundheitlich stärker belastet sind und tendenziell eine größere Unzufriedenheit mit ihrer Arbeit haben oder die zum Ende der Erwerbsphase arbeitslos werden, haben eine höhere Wahrscheinlichkeit, vor dem Erreichen des gesetzlichen Rentenalters in Ruhestand zu gehen (Heisig & Radl, 2017). Dagegen arbeiten Menschen mit höherem SES häufiger auch nach dem gesetzlichen Rentenalter, was einen zusätzlichen finanziellen Vorteil darstellt, während Menschen mit niedrigem SES nur dann eher nach dem gesetzlichen Rentenalter arbeiten, wenn ihre finanzielle Lage dies erfordert (Hofäcker & Naumann, 2015; Micheel et al., 2012; Turek & Henkens, 2023). Menschen mit höherem SES arbeiten häufiger auch nach dem Eintritt in den Ruhestand, um mit Menschen am (ehemaligen) Arbeitsplatz in Kontakt zu treten und um einer Tätigkeit nachzugehen, die ihnen Freude bereitet (Hess et al., 2021). Dadurch profitieren sie im Rentenalter weiterhin von den Vorteilen für das subjektive Wohlbefinden, die sie bereits während der Erwerbsphase erfahren haben.

Im Rentenalter zeigt sich, wie Vorteile und Nachteile über den Lebenslauf kumulieren und zu verstärkten Ungleichheiten in der Gesundheit, in materiellen Bedingungen und sozialer Eingebundenheit führen (Crystal et al., 2017; DiMaggio & Garip, 2012; Kahn & Pearlin, 2006; Willson et al., 2007). Das hat auch Konsequenzen für das subjektive Wohlbefinden im Alter (Wahrendorf & Blane, 2015). Kumulative Vorteile führen nicht nur dazu, dass gesundheitliche Verschlechterungen aufgrund von Alterungsprozessen später einsetzen. Vielmehr führen sie zusätzlich dazu, dass diesen mit finanziellen Ressourcen und sozialer Unterstützung besser begegnet werden kann, was in der Folge wiederum das subjektive Wohlbefinden fördert (Raab et al., 2018).

2.5 Zusammenfassung

Das subjektive Wohlbefinden ist eine individuelle Bewertung der aktuellen Lebenssituation, die sowohl affektive als auch kognitive Elemente enthält. Es handelt sich dabei um ein latentes Konstrukt, das vor allem durch fragebogengestützte Verfahren gemessen wird. Dabei findet eine Evaluation statt, inwiefern persönliche Bedürfnisse erfüllt sind. Von Relevanz sind sowohl Grundbedürfnisse, um ein gewisses Niveau an subjektivem Wohlbefinden zu erreichen, als auch relative Vergleiche innerhalb eines individuellen Referenzrahmens. Der Referenzrahmen berücksichtigt vergangene Erfahrungen, zukünftige Erwartungen und Hoffnungen, persönliche Bedürfnisse sowie den Vergleich mit relevanten Anderen. Der Referenzrahmen kann eine Erklärung dafür bieten, warum die Unterschiede zwischen Menschen im subjektiven Wohlbefinden niedriger ausfallen, als es aufgrund der objektiven Lebensbedingungen zu erwarten wäre.

Das subjektive Wohlbefinden verändert sich über den Lebenslauf. Generelle Verläufe zeigen, dass es ab dem jungen Erwachsenenalter abnimmt, im jungen Alter wieder vorübergehend ansteigt und zum Lebensende hin wieder sinkt. Die unterschiedlichen Lebensphasen und die damit verbundenen Lebensereignisse und Entwicklungen können diesen generellen Trend erklären. So können gerade Belastungen durch Erwerbsarbeit und Familiengründung für den Rückgang im subjektiven Wohlbefinden verantwortlich sein, während sich der Anstieg im subjektiven Wohlbefinden im frühen Alter mit dem Ende dieser Belastungen erklären lässt, wenn Kinder zunehmend selbständiger werden, berufliche Erwartungen abnehmen und mit dem Rentenübergang die Belastungen durch Erwerbsarbeit wegfallen. Gleichzeitig werden im Alter neue Belastungen wahrscheinlicher wie der Rückgang insbesondere der körperlichen Gesundheit und der sozialen Interaktionen, aber auch etwa die Übernahme informeller Pflege für Angehörige oder der Verlust von Angehörigen und Freund*innen (Brandt et al., 2022). Zwar können Menschen diese negativen Auswirkungen für das subjektive Wohlbefinden abdämpfen, wenn sie sich positiven sozialen Beziehungen und Aktivitäten zuwenden. Allerdings existieren abweichend vom generellen Trend eine Vielzahl an unterschiedlichen Verläufen des subjektiven Wohlbefindens. Zunehmend divergierende Entwicklungen des subjektiven Wohlbefindens werden insbesondere im Alter deutlich. Ein Erklärungsansatz sind kumulative Ungleichheiten von Vorteilen und Nachteilen über den Lebenslauf. Demnach erhöhen günstigere Lebensbedingungen die Chance auf weitere positive Lebensereignisse und Entwicklungsprozesse, während Benachteiligungen das Risiko für negative Lebensereignisse und Entwicklungsprozesse erhöhen. Zum Renteneintritt und im

Ruhestand zeigen sich dementsprechend unterschiedliche Entwicklungen des subjektiven Wohlbefindens in Abhängigkeit vom SES. Während ein niedriger SES mit einem Anstieg des subjektiven Wohlbefindens zum Renteneintritt verbunden ist, erreicht das subjektive Wohlbefinden trotzdem nicht das Niveau von Menschen mit höherem SES. Hinzu kommt, dass sich das subjektive Wohlbefinden im Alter bei Menschen mit niedrigem SES früher und stärker zum Lebensende hin verschlechtert als bei Menschen mit höherem SES. Über den individuellen SES hinaus hat außerdem der gesellschaftliche Kontext Einfluss auf das subjektive Wohlbefinden im Alter, da durch ihn der Referenzrahmen für die Bewertung der eigenen Lebenssituation maßgeblich beeinflusst wird. Bei der Untersuchung materieller Bedingungen des subjektiven Wohlbefindens im Alter müssen also auch mögliche Unterschiede in den Altersverläufen berücksichtigt werden, die sowohl zwischen Individuen als auch zwischen Gesellschaften verschiedener materieller Bedingungen bestehen.

3 Subjektives Wohlbefinden und Alterssicherung in den europäischen Wohlfahrtsstaaten

Die wohlfahrtsstaatliche Grundidee ist es, vor Armut abzusichern und Verwirklichungschancen sowie Wohlbefinden zu erhöhen, indem Grenzen der Funktionsfähigkeit von Märkten und die daraus resultierende Ungleichheit adressiert werden (Greve, 2008). Den Wohlfahrtsstaat definiert Briggs (1961) als einen Staat, der Marktprozesse steuert, mit gezielten Maßnahmen gegen Lebensrisiken absichert und allen Bürger*innen den gleichen Zugang zu sozialen Dienstleistungen gewährleistet, um die Existenzsicherung zu garantieren. Seine Wurzeln hat der Wohlfahrtsstaat in den modernen europäischen Staaten im 19. Jahrhundert, die in Folge der Industrialisierung und im Zusammenhang mit neuen bürgerlichen Rechten die soziale Absicherung zunehmend als staatliche Aufgabe auffassten (Kuhnle & Sander, 2022). Trotz des wachsenden Wohlstands breiterer Bevölkerungsschichten, nahm auch die Zahl armer Menschen und (unter diesen) auch die Zahl Älterer zu (Thane, 2009). Zeitgenössisch wurde dieses Phänomen auch „soziale Frage" genannt (Tönnies, 1926/1989).

Heute sind Sozialversicherungen ein integraler Bestandteil von Wohlfahrtsstaaten. Neben der Absicherung gegenüber Krankheit und Arbeitslosigkeit, der Unterstützung von Familien sowie der Organisation von Bildung und Wohnen zählt auch die Absicherung im Alter zu den wohlfahrtsstaatlichen Aufgaben (Barr, 1993). Aufgrund der unterschiedlichen sozialen, wirtschaftlichen, politischen und institutionellen Begebenheiten der europäischen Länder entwickelten sich verschiedene wohlfahrtsstaatliche Ansätze der Alterssicherung. (Esping-Andersen, 1990; Pierson, 1993). Die demografische Alterung fordert die Wohlfahrtsstaaten in Europa heraus, eine nachhaltige Finanzierung der materiellen Absicherung im Alter sicherzustellen (Vos, 2009). Sowohl die absolute als auch die relative Anzahl älterer Menschen steigt, während gleichzeitig die Zahl der Hochaltrigen steigt, was auch als „dreifaches Altern" bezeichnet wird (Tews, 1993). Somit

C. Garten, *Subjektives Wohlbefinden, soziale Ungleichheit und Alterssicherung im europäischen Vergleich*, Dortmunder Beiträge zur Sozialforschung,
https://doi.org/10.1007/978-3-658-50355-0_3

steigt einerseits die Zahl der Menschen im Ruhestand, die für einen längeren Zeitraum Renten beziehen. Andererseits stehen dieser Gruppe eine sinkende Zahl an Erwerbstätigen gegenüber, die über ihre Beitragszahlungen die öffentliche Altersvorsorge finanzieren.

Welchen Weg die europäischen Wohlfahrtsstaaten zur Bewältigung der Herausforderungen einschlagen, ist abhängig von der bisherigen Gestaltung der Alterssicherung (Aysan & Beaujot, 2009). Das hat Konsequenzen für den Umgang mit ökonomischer Ungleichheit im Alter. Alterssicherungssysteme können diese Ungleichheiten im Alter fortsetzen, verringern oder vergrößern. Das Einkommen im Rentenalter setzt sich aus öffentlicher, betrieblicher und privater Altersvorsorge sowie weiterem Einkommen aus Erwerbsarbeit, Sozialleistungen oder Erträgen aus Kapital- und Sachvermögen zusammen. Im Mittel macht das Einkommen aus öffentlicher Altersvorsorge den größten Einkommensanteil in den europäischen Wohlfahrtsstaaten aus (Ebbinghaus, 2015b). Seine Höhe wird durch gesetzliche Regelungen bestimmt und stellt somit eine wichtige Stellschraube der Sozialpolitik dar, um die Einkommensverteilung im Alter zu regulieren. Die öffentliche Altersvorsorge ist eine wohlfahrtsstaatliche Maßnahme, die Menschen im Ruhestand unmittelbar betrifft. Wohlfahrtsstaaten bestehen jedoch aus einem Zusammenspiel verschiedener Maßnahmen, die sich gegenseitig bedingen, so dass es schwierig ist, den Zusammenhang einzelner Maßnahmen mit dem subjektiven Wohlbefinden zu untersuchen (Greve, 2023).

In diesem Kapitel wird das Verhältnis von Alterssicherungssystemen zu kumulativer Ungleichheit und subjektivem Wohlbefinden dargestellt. Da in die Analyse nur europäische Länder einbezogen werden (s. Kapitel 5), liegt der Fokus entsprechend auf den europäischen Wohlfahrtsstaaten. Dafür werden zunächst wichtige Unterscheidungsmerkmale der Alterssicherungssysteme definiert und Taxonomien zur Unterscheidung vorgestellt. Anschließend wird gezeigt, wie sich kumulative Ungleichheiten über den Lebenslauf auf die Einkommensverteilung im Alter auswirken und welche Konsequenzen verschiedene Alterssicherungssysteme auf die Umverteilung von Einkommen haben. Abschließend wird ein Überblick über den aktuellen Forschungsstand zum Verhältnis von Einkommen im Alter und subjektivem Wohlbefinden gegeben. Im Fokus steht die Bedeutung der öffentlichen Altersvorsorge in den unterschiedlichen Alterssicherungssystemen und im Kontext der Einkommensungleichheit.

3.1 Alterssicherung als wohlfahrtsstaatliche Aufgabe

Mit der Organisation der Alterssicherung verfolgen Wohlfahrtsstaaten allgemein vier Ziele (Barr & Diamond, 2006): Erstens stabilisiert die Altersvorsorge das Einkommen über den Lebenslauf, so dass auch nach der Erwerbsphase ein Einkommen bezogen werden kann, indem während der Erwerbsphase zugunsten der Altersvorsorge auf Einkommen verzichtet wird. Zweitens sichert sie gegen ökonomische Risiken im Verlauf des Alters ab. Damit ist zum einen die Verschlechterung der eigenen Gesundheit oder der Gesundheit von Familienangehörigen gemeint, und zum anderen die Unkenntnis der eigenen Lebensdauer, die es erschwert, im Alter ausschließlich von angespartem Vermögen zu leben. Drittens sichert die Altersvorsorge gegen Armut im Alter ab, wenn dadurch Menschen ein Einkommen erhalten, für das sie andernfalls nicht sorgen könnten. Viertens kann sie Einkommen zwischen Rentenempfänger*innen umverteilen.

Entwicklung der Altersvorsorge in Europa
Vor dem Aufkommen der Wohlfahrtsstaaten waren vor allem Familie, Kirche und lokale Gemeinschaften für die soziale Absicherung in Europa zuständig (Kuhlmann, 2018). Es existierten zwar teilweise schon Rentenversicherungen für Beschäftigte in großen privaten Unternehmen oder für Staatsbedienstete. Jedoch war der Zugang zu diesen noch stärker eingeschränkt als bei den späteren staatlichen Rentenversicherungen (Sass, 2009). Somit zielten die frühen Alterssicherungssysteme darauf ab, dass Menschen eigenverantwortlich für das Alter vorsorgen, was jedoch insbesondere für Erwerbstätige mit niedrigen Löhnen kaum möglich war (Thane, 2009).

Seit Ende des 19. Jahrhunderts wurden mit der Krankenversicherung, der Unfallversicherung und der Rentenversicherung (inklusive Hinterbliebenenrente) mehrere Sozialversicherungen eingeführt, die Erwerbstätige und ihre Angehörigen gegenüber verschiedenen Lebensrisiken absichern sollten (Kuhnle & Sander, 2022). Die Anfänge der Sozialversicherungen waren rudimentär und verhältnismäßig exklusiv, da sie überwiegend an eine Erwerbstätigkeit gekoppelt waren: Die erste umfassende Rentenversicherung, die 1889 in Deutschland vom damaligen Reichskanzler Otto von Bismarck eingeführt wurde, war über Lohnabgaben und staatliche Zuschüsse finanziert. Zugang hatten ausschließlich ehemals Erwerbstätige, die das 70. Lebensjahr erreicht hatten, und im Fall der Hinterbliebenenrente deren Familienangehörige (Arza & Johnson, 2009). Abgabenfinanzierte und an das Erwerbseinkommen gekoppelte Rentenversicherungen folgten in einigen anderen europäischen Ländern dem deutschen Versicherungsmodell, welches auch Bismarck-Modell genannt wird (Scheubel, 2013).

Nach dem Zweiten Weltkrieg wurden die europäischen Wohlfahrtsstaaten und damit die Alterssicherung weiter ausgebaut (Briggs 1961; Estes & Phillipson 2002). Neben dem größtenteils abgabefinanzierten Bismarck-Modell adaptierten einige europäische Länder das Beveridge-Modell. Dieses sieht eine Finanzierung sozialstaatlicher Leistungen inklusive beitragsunabhängiger Grundrenten durch Steuern für einen möglichst großen Personenkreis vor (Sigerist, 1943). Das Modell ist benannt nach dem britischen Ökonomen Sir William Beveridge, dem Verfasser des ebenfalls nach ihm benannten Berichts zur Untersuchung der sozialen Absicherung im Vereinigten Königreich (Beveridge, 1942). Während die ersten Nachkriegsjahre vor allem mit der Einführung neuer Sicherungsmechanismen verbunden waren, wurden diese ab den 1960er Jahren auf breitere Bevölkerungsschichten ausgeweitet und auch der Leistungsumfang nahm in dieser Zeit zu (Nullmeier & Kaufmann, 2021). Die Nachkriegszeit bedeutete in Europa eine wirtschaftliche Erholung, die mit demografischen Veränderungen einherging. Die Lebenserwartung stieg und mit ihr die Zahl der Menschen, die das Rentenalter erreichten (Wilensky, 1975). Nachdem die Fertilität zunächst gestiegen war, nahm sie zwischen den 1960er und 1970er in vielen Ländern Europas ab und blieb auf einem niedrigen Niveau (Frejka & Sobotka, 2008).

Nach dem sogenannten „Golden Age" des Wohlfahrtsstaats kam es mit den wirtschaftlichen Krisen der 1970er Jahre zu einem Rückbau sozialstaatlicher Leistungen in vielen europäischen Wohlfahrtsstaaten, auf die eine stärkere Marktorientierung wohlfahrtsstaatlicher Politik folgte (Pierson, 1996). Hinzu kam der Wandel in den 1990er Jahren in den früheren sozialistischen Staaten in Ost- und Südosteuropa, in denen zuvor vollständig staatlich organisierte Alterssicherung für eine marktwirtschaftliche Organisation geöffnet wurde (Holzmann & Hinz, 2005).

Während die demografische Alterung in Europa voranschritt, begünstigten die rentenpolitischen Maßnahmen zunehmend frühere Renteneintritte, was zu weiteren Finanzierungsschwierigkeiten der Alterssicherung führte (Ebbinghaus, 2015a). Seit den 1960er Jahren nahm die Zahl der Renteneintritte vor dem gesetzlichen Rentenalter zu (Boeri et al., 2001). Durch verfrühte Renteneintritte sinkt die Höhe der gesamten Beiträge über den Erwerbsverlauf, während die Zeit im Ruhestand verlängert wird und somit auch mehr Rentenzahlungen fällig werden. Die Alterung der Gesellschaft wird nach den Prognosen bis 2050 noch weiter zunehmen (Eurostat, 2020). Um die nachhaltige Finanzierung der Altersvorsorge zu garantieren, wird durch sozialpolitische Maßnahmen versucht, den Trend zum verfrühten Renteneintritt umzukehren und das gesetzliche Rentenalter anzuheben, um dadurch die Finanzierung der Altersvorsorge zu sichern (Ebbinghaus & Hofäcker, 2013; Naumann & Hess, 2021). Gleichzeitig wird die betriebliche und private Altersvorsorge aus sozialpolitischer Perspektive immer relevanter, da angenommen wird, dass sie im Verbund mit öffentlicher Altersvorsorge eine Entlastung für die öffentliche Finanzierung darstellt (Hinrichs & Lynch, 2021).

Gestaltung der Altersvorsorge
Heute sind öffentliche, betriebliche und private Altersvorsorge integraler Bestandteil der Wohlfahrtsstaaten in Europa. Folgende Kriterien werden häufig zur Unterscheidung von Alterssicherungssystemen herangezogen (Holzmann & Hinz, 2005; OECD, 2023):

- Finanzierung
- Beitragspflicht
- Zugang zur Altersvorsorge
- Regelungen zur Bestimmung der Rentenhöhe
- Zusammenwirken öffentlicher, betrieblicher und privater Altersvorsorge

Rentenversicherungen können in umlagefinanzierte und kapitalgedeckte Versicherungen unterschieden werden. In umlagefinanzierten Rentenversicherungen finanzieren aktuelle Beitragszahler*innen die Renten der aktuell Anspruchsberechtigten und erwerben dadurch gleichzeitig ihre eigenen Ansprüche, die zukünftige Beitragszahler*innen finanzieren sollen. In kapitalgedeckten Rentenversicherungen werden die Renten dagegen aus den zuvor geleisteten Beiträgen und den Kapitalerträgen der am Kapitalmarkt investierten Beiträge finanziert (Barr & Diamond, 2006). Während die öffentliche Altersvorsorge in den meisten europäischen Ländern umlagefinanziert ist, sind betriebliche und private Altersvorsorge häufig kapitalgedeckt (Castellino et al., 2019). Zusätzlich können Rentenversicherungen staatlich gefördert oder bezuschusst werden. Manche Renten sind auch vollkommen steuerfinanziert. Obwohl vor allem die öffentliche Altersvorsorge staatlich bezuschusst wird, kann auch betriebliche und private Altersvorsorge durch Zuschüsse oder steuerliche Regelungen gefördert werden (Bonoli, 2003).

Meist ist die Zahlung von Beiträgen für die Altersvorsorge an das Erwerbseinkommen gekoppelt, auf dessen Grundlage Arbeitnehmer*innen und Arbeitgeber*innen Beiträge leisten. Im Fall der öffentlichen Altersvorsorge können außerdem oft familiäre Pflege- und Erziehungszeiten als Beiträge angerechnet werden oder im Fall der privaten Altersvorsorge Beiträge während Ausbildungszeiten oder in der Erwerbslosigkeit gezahlt werden (Schmähl, 2000). Für öffentliche Altersvorsorge besteht in der Regel eine Beitragspflicht mit wenigen Ausnahmen, während private Altersvorsorge durch freiwillige Beitragszahlungen finanziert wird (Whiteford & Whitehouse, 2006). Die betriebliche Altersvorsorge ist in den europäischen Ländern unterschiedlich geregelt: während sie in Ländern wie Österreich, Italien und Spanien vollständig freiwillig ist, ist sie in Ländern wie den Niederlanden oder Schweden weitgehend verpflichtend und in Deutschland dagegen vor allem für Beschäftigte im öffentlichen Dienst verpflichtend (Pavolini & Seeleib-Kaiser, 2018; Whiteside, 2006).

Im Zusammenhang mit der Beitragspflicht steht auch die Frage, wer in welchem Maß anspruchsberechtigt für eine Rente ist. Der Abdeckungsgrad einer Altersvorsorge bemisst den Anteil der Personen, die Rentenbezüge aus dieser Altersvorsorge erhalten, an der gesamten Bevölkerung im rentenfähigen Alter. Die Ersatzquote misst das Verhältnis der Rentenbezüge zum Erwerbseinkommen vor Renteneintritt (OECD, 2023).

In der Regel bestimmt zunächst eine Altersgrenze, ab wann Renten aus der Altersvorsorge bezogen werden können, wobei im Fall von Erwerbsminderungsrenten die Erwerbsfähigkeit als weiteres Kriterium herangezogen wird. Für öffentlich geregelte Altersvorsorge, die auch die betriebliche Altersvorsorge beinhalten kann, ist das Rentenalter gesetzlich geregelt, während vertragliche Regelungen darüber entscheiden, ab wann die private Altersvorsorge ausgezahlt werden kann. In vielen europäischen Ländern ist es außerdem möglich, ab einem gewissen Mindestalter verfrüht in den Ruhestand zu gehen und somit (mit Abschlägen) früher Renten zu beziehen (Boeri et al., 2001; Gruber & Wise, 1998). Hinzu kommt, dass zumeist eine Mindestdauer von Beitragszahlungen vorausgesetzt wird. Im Fall von Grundrenten oder bedarfsorientierten Renten aus der öffentlichen Altersvorsorge werden Renten gezahlt, auch wenn nicht genügend Beiträge geleistet wurden. Stattdessen sind oftmals der Wohnort, die Aufenthaltsdauer oder die Staatsbürgerschaft Kriterien für Grundrenten und die Einkommens- und Vermögensverhältnisse Kriterien für die bedarfsorientierten Renten (Palacios & Knox-Vydmanov, 2014). Der Rentenanspruch von Hinterbliebenen nach dem Tod eines Anspruchsberechtigten ist für die öffentliche Altersvorsorge gesetzlich geregelt. Für die private Altersvorsorge gelten vertragliche Vereinbarungen.

Die Höhe der Ansprüche ergibt sich aus den gesetzlichen oder vertraglichen Regelungen, die bestimmen, wie geleistete Beiträge in spätere Ansprüche umgewandelt werden. Dafür können alle geleisteten Beiträge (engl. *defined contribution*) in Betracht gezogen werden oder alternativ die Dauer der Beitragsleistungen, die Wachstumsrate für die geleisteten Beiträge sowie die Einkommenshöhe vor Renteneintritt (engl. *defined benefit*). Statt der geleisteten Beiträge werden für die öffentliche Altersvorsorge in manchen Ländern auch Punkte nach Einkommenshöhe zugeschrieben, die dann die Rentenhöhe definieren. Auch die Höhe des Einkommens der letzten Erwerbstätigkeit vor Renteneintritt oder für einen anderen Zeitraum kann als Referenz zur Bemessung der Rentenansprüche verwendet werden. Die öffentliche Altersvorsorge sieht in einigen Ländern auch eine

Mindestrente vor, selbst wenn die geleisteten Beiträge eine niedrigere Rente ergeben. In den meisten europäischen Ländern sind die Einkommen, die für die Bemessung der Renten aus der öffentlichen Altersvorsorge herangezogen werden, durch einen Maximalbetrag gedeckelt (OECD, 2023).

Das Zusammenspiel von öffentlicher, betrieblicher und privater Altersvorsorge wird maßgeblich vom Abdeckungsgrad und der Ersatzquote der öffentlichen Altersvorsorge bestimmt. Sind Abdeckungsgrad oder Ersatzquote der öffentlichen Altersvorsorge niedrig, ist das ein Anreiz für Versicherte, sich freiwillige betrieblich und privat abzusichern (Queisser et al., 2007). Dies ist vor allem in Alterssicherungssystemen der Fall, die sich am Beveridge-Modell orientieren, während freiwillige betriebliche und private Altersvorsorge in Alterssicherungssystemen des Bismarck-Modells eine geringere Bedeutung gegenüber der einkommensabhängigen, öffentlichen Altersvorsorge einnehmen (Pavolini & Seeleib-Kaiser, 2018).

Die Taxonomie der Organisation for Economic Co-operation and Development (OECD, 2023) unterteilt die Formen der Altersvorsorge auf Basis von Beitragsabhängigkeit, Freiwilligkeit der Beitragszahlungen und Abdeckungsgrad in drei Ebenen (engl. *tiers*). Die erste Ebene fasst alle öffentlichen Maßnahmen zusammen, die eine grundlegende soziale Sicherung im Alter darstellen. Dazu zählen beitragsunabhängige Grundrenten, bedarfsorientierte Renten und beitragsabhängige Mindestrenten. In der zweiten Ebene befindet sich die einkommensabhängige Altersvorsorge mit gesetzlich geregelter Beitragspflicht. Diese beinhaltet sowohl öffentliche als auch betriebliche oder private Altersvorsorge. Die dritte Ebene besteht aus freiwilligen, privaten, einkommensbezogenen Rentenversicherungen, wozu auch eine betriebliche Altersvorsorge zählen kann. Nach dieser Unterteilung nimmt die öffentliche Altersvorsorge eine Stellung zwischen erster und zweiter Ebene ein, während betriebliche und private Altersvorsorge in der zweiten und dritten Ebene zu finden sind.

Eine weitere Ausdifferenzierung und umfassendere Darstellung nimmt die Taxonomie der Weltbank vor, die Alterssicherung in fünf Säulen (engl. *pillars*) unterteilt (Holzmann & Hinz, 2005). Sie definiert zunächst universelle und bedarfsorientierte öffentliche Altersvorsorge inklusive universeller Sozialleistungen als eigene Säule Null neben der beitragsabhängigen öffentlichen Altersvorsorge als erster Säule. Außerdem unterscheidet sie verpflichtende (zweite Säule) und freiwillige (dritte Säule) betriebliche und private Altersvorsorge. Zur vierten Säule zählen schließlich informelle Unterstützung, Gesundheitsleistungen, Finanz- und Sachvermögen. Abbildung 3.1 zeigt, wie öffentliche, betriebliche und private Altersvorsorge in Abhängigkeit der Gestaltung der Alterssicherung in beiden Taxonomien unterschiedlichen Ebenen beziehungsweise Säulen zugerechnet werden.

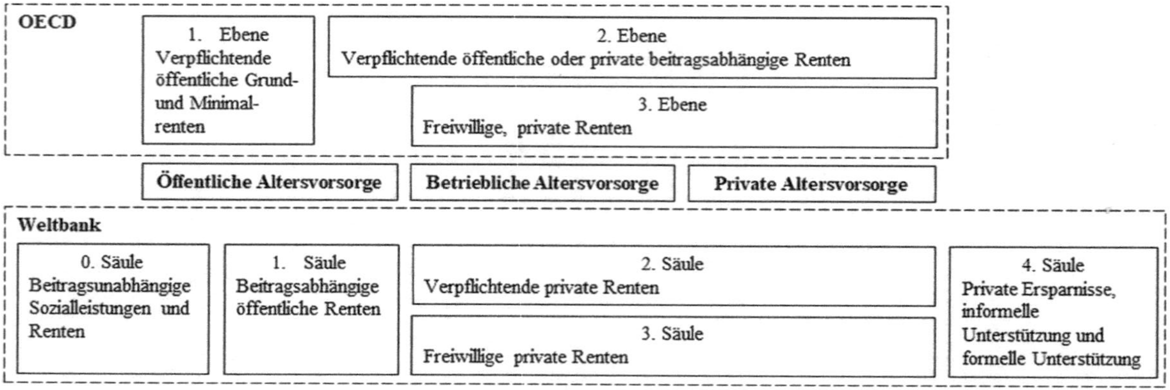

Abbildung 3.1 Öffentliche, betriebliche und private Altersvorsorge in der Taxonomie der OECD und der Weltbank
Anmerkung: In Anlehnung an OECD (2023) und Holzmann und Hinz (2005)

Finanzielles Vermögen und Sachvermögen stehen in einem besonderen Verhältnis zur Altersvorsorge: sie können Einkommen und Einsparungen im Alter erzielen, aber auch liquidiert werden, wenn unvorhergesehene Ausgaben etwa für Gesundheit gedeckt werden müssen (Doling & Elsinga, 2012; Modigliani & Brumberg, 1954; Nardi et al., 2010; Poterba et al., 2011). Umgekehrt können beitragsfinanzierte, betriebliche oder private Altersvorsorge unter bestimmten Voraussetzungen und teilweise mit Wertverlust in finanzielles Vermögen umgewandelt werden. In diesem Zusammenhang wird die öffentliche Altersvorsorge auch als „augmented wealth" (Bönke et al., 2019, S. 835) bezeichnet, da die Beiträge zeitverzögert im Alter ausgezahlt werden. Je höher die Leistungen aus der öffentlichen Altersvorsorge sind, desto niedriger sind auch die Anreize, finanzielles Vermögen für das Alter anzusparen (Feldstein, 1974; Hurd et al., 2012).

Die Verwendung von Typologien der Wohlfahrtsregime ist nur bedingt geeignet, um Alterssicherungssysteme zu unterscheiden. Esping-Andersen (1990) identifiziert drei Alterssicherungssysteme entlang seiner Definition von konservativen, liberalen und sozialdemokratischen Wohlfahrtsregimen. Konzern-staatlich dominierte Alterssicherungssysteme differenzieren nach sozialem Status, der an den Beruf gekoppelt ist. In diesen Systemen sind öffentliche und betriebliche Altersvorsorge relevanter, was sich vor allem in der Altersvorsorge staatlich Bediensteter widerspiegelt. In Europa zählen zu diesen Österreich, Belgien, Frankreich, Deutschland, Italien, aber auch Finnland. Residuale Alterssicherungssysteme sind dagegen stärker marktorientiert, so dass öffentliche und betriebliche Altersvorsorge weniger bedeutsam sind. In Europa zählt Esping-Andersen nur die Schweiz zu diesem Alterssicherungssystem, das Vereinigte Königreich wird hier allerdings nicht explizit genannt. Das dritte Alterssicherungssystem ist universalistisch und statusunabhängig. Hier dominieren öffentliche und betriebliche Altersvorsorge. Esping-Andersen ordnet Norwegen, Schweden, Dänemark und die Niederlande diesem System zu. Nach dieser Aufteilung sind Bismarck-Modelle eher in konservativen Wohlfahrtsregimen zu finden, während das Beveridge-Modell bei niedriger Ersatzquote eher den liberalen Wohlfahrtsregimen zuzuordnen ist und bei hoher Ersatzquote eher in den sozialdemokratischen Wohlfahrtsregimen vorliegt (Pavolini & Seeleib-Kaiser, 2018).

Mit Blick auf die Alterssicherungssysteme in Europa ist der Ansatz von Esping-Andersen allerdings unvollständig, da die post-kommunistischen Länder in Ost- und Südosteuropa sich zum Zeitpunkt der Veröffentlichung gerade in einem Umbruch befanden. Diese Länder waren mit großen Finanzierungsschwierigkeiten der Alterssicherung konfrontiert und bauten ihre vormals rein öffentlich organisierten, umlagefinanzierten und umfassenden Alterssicherungssysteme zu

Mehrsäulensystemen nach Vorbild westeuropäischer Wohlfahrtsregime um. Dies war mit Ausnahme von Tschechien und Slowenien mit einem radikalen Rückbau der öffentlichen Alterssicherung verbunden (Hacker, 2009). Verschiedene Autor*innen schlagen außerdem Erweiterungen des Modells vor, in denen unter anderem das südeuropäische Wohlfahrtsregime einen eigenen Typ darstellt, dessen Alterssicherung sich durch Statuserhalt und institutionelle Fragmentierung auszeichnet, die das konservative Wohlfahrtsregime übertrifft, das Einkommen im Alter aber stärker umverteilt (Arts & Gelissen, 2002; Ferrera, 1996; Kammer et al., 2012).

Im Zuge fortschreitender demografischer Alterung und der damit verbundenen Finanzierungsfrage unterliegt die Altersvorsorge einem anhaltenden Wandel, der durch wohlfahrtsstaatliche Kontinuitäten eingerahmt wird (Hinrichs, 2021). Während die sozialdemokratischen Wohlfahrtsregime zu einem Erhalt staatlicher Regulierung tendieren, bewegen sich liberale, konservative, post-kommunistische und südeuropäische Wohlfahrtsregime zunehmend in Richtung einer privaten Organisation der Altersvorsorge (Aysan & Beaujot, 2009). An der Gegenüberstellung der europäischen Wohlfahrtsregime wird deutlich, dass die Funktionen der Alterssicherung unterschiedlich gewichtet werden. In konservativen und liberalen Wohlfahrtsregimen stehen Einkommensglättung und Statuserhalt im Vordergrund. Die Wohlfahrtsregime der post-kommunistischen Länder in Ost- und Südosteuropa zielen ebenfalls darauf ab und ersetzen damit die früheren Alterssicherungssysteme, die stärker auf Umverteilung bedacht waren. Dagegen haben in den sozialdemokratischen und südeuropäischen Wohlfahrtsregimen Armutslinderung und Umverteilung einen größeren Stellenwert.

Das Konzept Wohlfahrtsregime ermöglicht eine Einordnung der europäischen Länder anhand einer Vielzahl von Sozialpolitikbereichen. Dadurch verlieren die Beschreibungen der einzelnen Bereiche jedoch an Schärfe (Bertin et al., 2021). Alterssicherungssysteme unterscheiden sich hinsichtlich einer Reihe an Faktoren, u. a. der Finanzierung, der Beitragspflicht, dem Zugang zur Altersvorsorge, der Regelungen zur Bestimmung der Rentenhöhe und dem Zusammenwirken öffentlicher, betrieblicher und privater Altersvorsorge. Das erschwert eine Einordnung in Typen. Eine weitere Frage ist, inwiefern die Funktionen der Alterssicherung (Einkommensglättung, Absicherung im Alter, Armutslinderung und Umverteilung) von den Alterssicherungssystemen erfüllt werden.

3.2 Ungleichheit in der Alterssicherung

Dieses Kapitel befasst sich mit der Frage, wie kumulative Vor- und Nachteile zu Ungleichheiten in der Alterssicherung führen und wie diese mit der Gestaltung der Alterssicherung zusammenhängen. In Abschnitt 2.3 wurde dazu bereits erörtert, wie sich sozioökonomische Vor- und Nachteile über den Lebenslauf akkumulieren.

Zunächst haben Menschen aus einer Familie mit niedrigem SES weniger Chancen, einen hohen Berufsabschluss zu erzielen und somit ihre Erwerbschancen zu erhöhen. Daraus ergeben sich höhere Risiken für arbeitsbedingte Belastungen, Arbeitslosigkeit und ein niedrigeres Einkommen (Marmot & Bell, 2016). Durch Arbeitslosigkeit, Belastungen und Gesundheitsrisiken verschlechtern sich die Erwerbschancen wiederum weiter (Fraja et al., 2021; T. Korpi, 2001; Mirowsky & Ross, 2005; Schmillen & Umkehrer, 2017). Dadurch werden die Möglichkeiten zum Erwerb von höheren erwerbsbezogenen Rentenansprüchen eingeschränkt (Bennett & Möhring, 2015; Crystal et al., 1992). Zunehmende Ungleichheiten im Erwerbseinkommen haben daher auch Auswirkungen auf die Höhe des späteren Renteneinkommens (Johnson, 2016). Gerade wenn die Höhe der Renten anhand des Einkommens vor Renteneintritt bestimmt wird, können Arbeitslosigkeit und Einkommensunterschiede im späteren Erwerbsleben die Ungleichheit in der Altersvorsorge verstärken (Bravo & Herce, 2022; Chan & Stevens, 1999).

Außerdem kann die gesundheitliche Benachteiligung und Belastung durch die Arbeit das Risiko für einen vorzeitigen Renteneintritt erhöhen, der mit weiteren Einbußen im Renteneinkommen verknüpft ist (Oksanen & Virtanen, 2012). Davon sind eher Menschen mit niedrigem SES betroffen (De Breij et al., 2020). Schlechtere Erwerbschancen über den Lebenslauf können aber auch zu einer Verlängerung der Erwerbsphase führen, wenn Erwerbstätige dadurch versuchen, ihre finanzielle Situation im Alter zu verbessern (Hess et al., 2021). Erwerbstätige mit höherem SES können hingegen freiwillig ihren Renteneintritt verzögern, was die ökonomische Ungleichheit zu den unfreiwillig Frühverrenteten verstärkt (Hasselhorn et al., 2022; Turek et al., 2024). Die politisch gesetzten Anreize zur Verlängerung des Erwerbslebens haben somit das Potenzial, die Einkommensungleichheit im Alter zu verstärken (Heisig, 2016; Hess, 2017; Hofäcker et al., 2015).

In der Akkumulation der Altersvorsorge bestehen auch Geschlechterunterschiede aufgrund der unterschiedlichen Familien- und Erwerbsverläufe zwischen Männern und Frauen (Möhring, 2018; Rowold, 2024). Vorherrschende Geschlechterrollen waren und sind dafür verantwortlich, dass Frauen im Vergleich zu

Männern aufgrund der Übernahme familiärer Pflege- und Erziehungsarbeit häufiger Unterbrechungen in der Erwerbsphase haben und in Teilzeit arbeiten (Madero-Cabib & Fasang, 2016; Schmitz et al., 2023). Zusätzlich zu geschlechterbedingter Diskriminierung haben Frauen bedingt durch Unterbrechungen und Teilzeitarbeit auch weniger Chancen auf höhere berufliche Positionen und damit auf ein höheres Erwerbseinkommen (Muller et al., 2020). Verheiratete Frauen in heterosexuellen Beziehungen sind daher im Alter häufiger auf die Altersvorsorge ihrer Partner und mögliche Hinterbliebenenrente angewiesen (Fasang et al., 2013). Vor allem bei Alleinerziehenden ist das Einkommen im Alter niedriger, wovon besonders Frauen betroffen sind (Möhring, 2021).

Die Lebenserwartung von Menschen mit niedrigem SES ist in Europa zwar in den vergangenen Jahren gestiegen (Mackenbach et al., 2015). Allerdings bleibt die relative Ungleichheit in der Mortalität nach SES bestehen oder vergrößerte sich sogar (Mackenbach et al., 2019). Dies ist teilweise auf die gesundheitlichen Belastungen im Erwerbsleben und die erwerbsbedingten ökonomischen Einschränkungen zurückzuführen (Elo, 2009; Link & Phelan, 1995; Mackenbach, 2019). Das hat auch Konsequenzen für die Ungleichheit in der Altersvorsorge, wenn das gesamte Lebenseinkommen in den Blick genommen wird: Menschen mit niedrigem SES haben nicht nur ein niedrigeres Erwerbs- und Renteneinkommen als Menschen mit höherem SES, sondern erhalten aufgrund ihrer geringeren Lebenserwartung auch weniger Bezüge im Verhältnis zu den geleisteten Beiträgen (Haan et al., 2020). Dadurch wird das Lebenseinkommen durch die Altersvorsorge von unten nach oben umverteilt (Mazzaferro et al., 2012).

Durch wohlfahrtsstaatliche Interventionen können soziale Ungleichheiten im Lebenslauf bereits abgebaut werden, wodurch Ungleichheiten in der Altersvorsorge verringert werden können. Großzügigeres Arbeitslosengeld und ein starker Arbeitsschutz können zum Abbau von Ungleichheiten in der Beschäftigung beitragen (Gangl, 2006). Allerdings kann ein starker Arbeitsschutz auch zu mehr unfreiwilligen Renteneintritten von Menschen mit niedrigem SES führen, wenn durch Frühverrentung der Arbeitsschutz umgangen wird (Mäcken et al., 2022). Gesundheitsförderung und Arbeitsschutz können die Erwerbsfähigkeit von Menschen mit niedrigem SES fördern und dadurch Ungleichheiten reduzieren (Álvarez-Gálvez & Jaime-Castillo, 2018; Dragano et al., 2011).

Die Altersvorsorge kann dazu beitragen, Kontinuitäten der Ungleichheit im Übergang von der Erwerbsphase in den Ruhestand zu unterbrechen und die Ungleichheit im Rentenalter zu reduzieren. Prinzipiell können alle Formen der Altersvorsorge staatlich reguliert werden. Jedoch bietet vor allem die öffentliche Altersvorsorge direkte Gestaltungsmöglichkeiten (Barr & Diamond, 2008). Die öffentliche Altersvorsorge macht in den meisten europäischen Ländern den größten Anteil des Einkommens im Alter aus und stellt einen großen Teil staatlicher Sozialausgaben dar (Ebbinghaus, 2015b). Gleichzeitig erfährt die öffentliche Altersvorsorge einen großen gesellschaftlichen Rückhalt, weshalb Änderungen – vor allem Kürzungen – vom Gesetzgeber aus Sorge um die Zustimmung der Wähler*innen nur verhältnismäßig langsam durchgesetzt wurden (Ebbinghaus & Möhring, 2022).

Aus der Perspektive der Rentner*innen hat die verpflichtende, öffentliche Altersvorsorge aus mehreren Gründen eine besondere Bedeutung. Erstens sind Menschen nur begrenzt fähig, eine adäquate Altersvorsorge zu planen, da sie dazu neigen, ihre eigenen Bedürfnisse im Alter zu unterschätzen (Cremer & Pestieau, 2011; James et al., 2020). Die öffentliche Altersvorsorge übernimmt diese Aufgabe und kann somit Fehlentscheidungen entgegenwirken. Zweitens ist die öffentliche Altersvorsorge vor allem bedeutsam für diejenigen, die aufgrund eines zu niedrigen Einkommens keine anderen Möglichkeiten haben, für das Alter vorzusorgen. Drittens hat die öffentliche Altersvorsorge wie andere verpflichtende Versicherungen, Abgaben und Steuern einen Einfluss auf die Bruttolöhne, da Arbeitgeber die Löhne so festlegen müssen, dass Beschäftigte auch nach allen Abzügen über ein ausreichendes Nettoeinkommen verfügen (Bosch et al., 2022). Während die öffentliche Altersvorsorge für die meisten Menschen fundamental für das Einkommen im Alter verantwortlich ist, haben betriebliche und private Altersvorsorge eher eine ergänzende Funktion und sind eher in den höheren Einkommensgruppen im Rentenalter zu finden (Neugschwender, 2016). In der Erwerbsphase sind es vor allem die Beschäftigten mit einem höheren Erwerbseinkommen und mehr Vermögen, die über die Möglichkeiten verfügen, freiwillig für das Alter vorzusorgen (Suh, 2022). Somit trägt vor allem die freiwillige betriebliche und private Altersvorsorge zur kumulativen Ungleichheit bei. Durch gesetzliche Regelungen kann die Abdeckungsquote der betrieblichen und privaten Altersvorsorge erhöht werden, wodurch die Unterschiede in der Zusammensetzung des Renteneinkommens zwischen Menschen mit niedrigem und hohem Einkommen reduziert werden können (Marcinkiewicz, 2019). Dazu zählen auch Möglichkeiten, Familienzeiten aufgrund von Erziehungs- und Pflegearbeit zur Berechnung der Renten zu berücksichtigen (Leitner, 2001; Möhring, 2021). Je stärker jedoch die öffentliche Altersvorsorge an das Erwerbseinkommen gekoppelt ist, desto eher können öffentliche, betriebliche und private Altersvorsorge zur Einkommensungleichheit im Rentenalter beitragen (Crystal & Shea, 1990; Jessoula & Hinrichs, 2012; Möhring, 2015).

In Abschnitt 3.1 wurden die Funktionen der Alterssicherung (Armutslinderung, Umverteilung, Einkommensglättung und Absicherung) gegen die Risiken des Alterns beschrieben, und es wurde dargestellt, wie diese in den europäischen Wohlfahrtsstaaten gewichtet werden. Diese Funktionen kollidieren teilweise miteinander. Vor allem die Einkommensglättung kann die Armutslinderung und Umverteilung unterminieren (Bonthuis, 2023). Zur Einkommensglättung bietet sich eine kapitalgedeckte Finanzierung der Altersvorsorge an, die politisch zumeist als nachhaltige Finanzierungsstrategie bewertet wird, gleichzeitig aber auch die Ungleichheiten in der Altersvorsorge verstärkt (Hinrichs, 2021). Hinzu kommt ein möglicher Widerspruch zwischen Armutslinderung und Umverteilung, der von W. Korpi und Palme (1998) als „paradox of redistribution" bezeichnet wird: Sozialpolitische Maßnahmen, die mit geringem Budget auf Armutslinderung abzielen, führen zu stärkerer Einkommensungleichheit, als Maßnahmen, die universalistischer gestaltet sind und über ein größeres Budget verfügen. Dementsprechend können vor allem allgemeine Sozialversicherungen zum Abbau von Einkommensungleichheit beitragen (Jacques & Noël, 2018). In Bezug auf die Altersvorsorge bedeutet das, dass Alterssicherungssysteme mit größerem Anteil der öffentlichen Altersvorsorge und weniger gezielten Maßnahmen zur Armutslinderung besser dazu geeignet sind, Einkommensungleichheit zu reduzieren. Aus diesem Grund ist die Einkommensungleichheit in den Bismarckschen Modellen der Altersvorsorge geringer als in den Beveridge-Modellen, obwohl sie auf Statuserhalt und Einkommensglättung fokussiert sind (Lefèbvre, 2007). Es zeigt sich außerdem, dass eine Kombination von bedarfsgerechter und umfassender Altersvorsorge am ehesten zur Umverteilung beiträgt, wenn sie über ein großes Budget für die Umverteilung verfügt (Jacques & Noël, 2021). Umgekehrt führt die Umverteilung in der Altersvorsorge nicht notwendigerweise zu einer Reduktion von Armut im Alter (Kuitto et al., 2023). Allgemein gehen Alterssicherungssysteme, in denen betriebliche und private Altersvorsorge einen größeren Anteil der Altersvorsorge ausmachen, mit einer größeren Ungleichheit und Armut im Alter einher (Been et al., 2017).

Ebbinghaus (2021) zeigt, wie die Unterschiede in Einkommensungleichheit und Armut im Alter mit der Gestaltung der Alterssicherungssysteme in den europäischen Wohlfahrtsstaaten miteinander verbunden sind. Vor allem in den nordeuropäischen Wohlfahrtsstaaten (Norwegen, Schweden, Dänemark, Finnland, Island und die Niederlande) mit Grund- und Minimalrenten sowie einer universalen öffentlichen Altersvorsorge sind Einkommensungleichheit und

Armut vergleichsweise niedrig. Allerdings weicht Schweden durch Reformen zunehmend von diesem Modell ab und auch die Einkommensungleichheit und Armut ist dort höher. In den zentraleuropäischen Wohlfahrtsstaaten Belgien, Deutschland, Frankreich, Luxembourg und Österreich mit einer stärker einkommensbezogenen Altersvorsorge ist die Einkommensungleichheit und Armutsquote höher. Unter diesen Wohlfahrtsstaaten sind es die mit umfassenderen und großzügigeren Grund- und Minimalrenten wie Österreich und Frankreich, die geringere Armutsquoten erzielen. Im Vergleich zu nord- und zentraleuropäischen Wohlfahrtsstaaten sind Einkommensungleichheit und Armut in den liberalen Wohlfahrtsstaaten (Irland, Vereinigtes Königreich, Schweiz) höher. Hier nimmt die freiwillige Altersvorsorge einen größeren Stellenwert ein. Für die ost- und südosteuropäischen Wohlfahrtsstaaten zeigt sich eine höhere Diversität. Einkommensungleichheit und Armut sind in der Slowakei, Tschechien, Ungarn und Polen niedriger. Diese Länder bieten vergleichsweise hohe Grund- und Minimalrenten. Dagegen sind Einkommensgleichheit und Armut in den baltischen Staaten (Estland, Lettland und Litauen) und den südosteuropäischen Staaten (Rumänien, Bulgarien, Kroatien und Slowenien) höher. Dort sind die Minimal- und Grundrenten niedriger als in den anderen osteuropäischen Wohlfahrtsstaaten. Eine Ausnahme mit vergleichsweise niedriger Einkommensungleichheit und Armut stellt Slowenien dar. Unter den südeuropäischen Wohlfahrtsstaaten (Italien, Spanien, Portugal, Griechenland, Malta und Zypern) ist die Armut wiederum größer und auch die Einkommensungleichheit ist vergleichbar mit den zentraleuropäischeren Wohlfahrtsstaaten.

Der Vergleich zwischen den europäischen Wohlfahrtsstaaten zeigt, dass die öffentliche Altersvorsorge zur Armutslinderung beiträgt, wenn Grund-, Minimal- und bedarfsorientierte Renten großzügiger gestaltet sind. Je stärker die Altersvorsorge einkommensbezogen ist, desto weniger trägt sie zur Umverteilung der Altersvorsorge bei, kann aber zum Erhalt des Lebensstandards im Vergleich zum früheren Erwerbsleben beitragen. Die öffentliche Altersvorsorge ist dazu geeignet, Einkommen umzuverteilen, während betriebliche und private Altersvorsorge nur in Kombination mit staatlicher Regulierung oder Tarifvereinbarungen der Einkommensungleichheit im Alter entgegenwirken (Ebbinghaus, 2021).

3.3 Subjektives Wohlbefinden und Alterssicherung

Der Zusammenhang zwischen finanzieller Situation und subjektivem Wohlbefinden war bereits oftmals Gegenstand sozialwissenschaftlicher Forschung, so dass Fisher und Frechette (2023) in Bezug auf die Fülle von Untersuchungen für ihren Artikel den Titel „One more time, does money buy happiness?" wählten. Weit weniger Untersuchungen gibt es zu dem Zusammenhang von (Renten-)Einkommen und subjektivem Wohlbefinden im Alter. Im Folgenden soll der empirische Forschungsstand zur Rolle der Altersvorsorge für das subjektive Wohlbefinden dargestellt werden.

Vorrangig bietet Einkommen die Möglichkeit, Bedürfnisse zu erfüllen, Risiken für Benachteiligungen zu mindern und Chancen auf Privilegien in Bezug auf Sicherheit, Gesundheit, Bildung und soziale Eingebundenheit zu erhöhen und somit positiv zum subjektiven Wohlbefinden beizutragen (Diener & Biswas-Diener, 2002). Im internationalen Vergleich zeigt sich, dass die finanzielle Situation in ärmeren Ländern stärker mit dem subjektiven Wohlbefinden zusammenhängt, da sie in diesen Ländern eine größere Bedeutung für die Erfüllung grundlegender Bedürfnisse hat als in wohlhabenderen Ländern (Oishi et al., 1999). Allerdings variieren Bedürfnisse, die für das subjektive Wohlbefinden relevant sind und durch Einkommen erfüllt werden können zwischen Kulturen und der individuellen sozialen Situation (Cummins, 2005).

Für die Bewertung des subjektiven Wohlbefindens in Abhängigkeit vom Einkommen sind ebenfalls die vergangenen Erfahrungen, zukünftigen Erwartungen und Aspirationen, Gerechtigkeitsvorstellungen, Referenzgruppen, persönlichen Bedürfnissen und Werte relevant (s. Abschnitt 2.1). Die relativ geringe Bedeutung der finanziellen Situation für das subjektive Wohlbefinden bei Menschen mit höherem Einkommen wurde vermehrt so interpretiert, dass das Einkommen ab einer gewissen Höhe nicht mehr zum subjektiven Wohlbefinden beiträgt (Kahneman & Deaton, 2010). Die „relative income hypothesis" von Duesenberry (1949) und das auch als „Easterlin-Paradox" bekannte „income-happiness paradox" (Easterlin, 1974) hatten großen Einfluss auf die Erforschung des Zusammenhangs von Einkommen und subjektivem Wohlbefinden. Der Grundgedanke ist, dass Einkommenszuwächse auf gesellschaftlicher Ebene nicht zu einem insgesamt höheren Wohlbefinden beitragen, wenn sich die relative Einkommensposition zu anderen dadurch nicht ändert (Clark, Frijters & Shields, 2008). Es ist jedoch umstritten, ob die Bedeutung des Einkommens für das subjektive Wohlbefinden tatsächlich mit Höhe des Einkommens abnimmt (Killingsworth, 2021; Veenhoven, 1991). Analysen umfassenderer Daten zeigen zudem, dass sich das subjektive Wohlbefinden auf gesellschaftlicher Ebene mit allgemeinem Wohlstand im Laufe der Zeit verbessert (Stevenson & Wolfers, 2008). Auch mit individuellen Einkommenssteigerungen gehen langfristige Veränderungen des subjektiven Wohlbefindens einher (Kaplan et al., 2008; Moro-Egido et al., 2022). Das Einkommen ist damit sowohl in seiner absoluten Höhe, im relativen Vergleich zu anderen und im relativen Vergleich über die Zeit relevant für das subjektive Wohlbefinden, wenn auch Adaptionseffekte und sozialer Vergleich die Bedeutung des absoluten Einkommens(-zuwachses) verringern (Ball & Chernova, 2008; Fisher & Frechette, 2023; Killingsworth et al., 2023; Layard, 2006). Außerdem gibt es Unterschiede in der Tendenz sich zu vergleichen: Menschen mit höherem Einkommen neigen eher weniger zu einem sozialen Vergleich, der für sie mit einem höheren subjektiven Wohlbefinden verbunden ist, während Menschen mit niedrigem Einkommen sich eher vergleichen und dieser Vergleich negativ mit dem subjektiven Wohlbefinden zusammenhängt (Clark & Senik, 2010).

Subjektives Wohlbefinden und Einkommensungleichheit
Es sind aber nicht nur die Einkommenshöhe und die Position innerhalb der Einkommensverteilung, die für das subjektive Wohlbefinden relevant sind, sondern auch die Einkommensverteilung. Wiederholt konnte gezeigt werden, dass erstens das subjektive Wohlbefinden in Ländern mit höherer Einkommensungleichheit geringer ist, dass zweitens mit zunehmender Ungleichheit innerhalb eines Landes auch das subjektive Wohlbefinden über die Zeit sinkt und dass dieser negative Zusammenhang drittens für Menschen mit niedrigem Einkommen stärker ist als für Menschen mit höherem Einkommen (Cheung, 2018; Cooper et al., 2013; Lous & Graafland, 2022; Oishi & Kesebir, 2015; Oishi et al., 2011; Roth et al., 2017). Somit ist das subjektive Wohlbefinden ungleicher verteilt, wenn Einkommen ungleicher verteilt ist (Okulicz-Kozaryn & Mazelis, 2017). Eine höhere Einkommensungleichheit verschlechtert außerdem die Selbsteinschätzung des sozialen Status, wodurch das subjektive Wohlbefinden geringer bewertet wird (Schneider, 2019). Nicht zuletzt sind bei größerer Einkommensungleichheit das gesellschaftliche Misstrauen und die Angst vor einem sozialen Abstieg größer, was negativ mit dem subjektiven Wohlbefinden zusammenhängt (Delhey & Dragolov, 2014). Gleichzeitig sind Einkommenszuwächse in Ländern mit niedriger Einkommensungleichheit mit einem höheren Anstieg des subjektiven Wohlbefindens verbunden (Quispe-Torreblanca et al., 2021).

Allerdings zeigen andere Untersuchungen keinen (Berg & Veenhoven 2010) oder sogar einen positiven Zusammenhang zwischen subjektivem Wohlbefinden und Einkommensungleichheit (Katic & Ingram 2017; Kelley & Evans 2018; Ng & Diener 2019; Rözer & Kraaykamp 2013). Eine mögliche Erklärung hierfür ist die wirtschaftliche Entwicklung: Ngamaba et al. (2018) finden in ihrer Metaanalyse, dass Einkommensungleichheit in wohlhabenderen Ländern mit einem geringeren subjektiven Wohlbefinden einhergeht, während sie in sich entwickelnden Ländern eine geringere Bedeutung für das subjektive Wohlbefinden hat. Ein gewisses Ausmaß an Einkommensungleichheit signalisiert möglicherweise Chancen auf soziale Mobilität (Yu & Wang, 2017). Diese Ergebnisse decken sich mit den Befunden, dass auch in Europa die Einkommensungleichheit einen geringeren Einfluss auf das subjektive Wohlbefinden hat, wenn die soziale Mobilität größer ist (Amendola et al., 2019; Ravazzini & Chávez-Juárez, 2018). Es ist zu beachten, dass die Einkommensungleichheit nur dann eine Wirkung auf das subjektive Wohlbefinden haben kann, wenn sie überhaupt wahrgenommen wird (Marchesi et al., 2024; Oshio & Urakawa, 2014; Schalembier, 2019). Gerade wenn die Einkommensungleichheit besonders groß ist, kann durch die verstärkte Segregation das Ausmaß der Ungleichheit unterschätzt werden, da nur wenig Kontaktmöglichkeiten zwischen Menschen mit höherem und niedrigem Einkommen bestehen (Mijs, 2021).

Subjektives Wohlbefinden und Ungleichheit in der Alterssicherung
Die Zusammenhänge zwischen Einkommen, Einkommensungleichheit und subjektivem Wohlbefinden sind im Rentenalter weit weniger untersucht worden als in der Gesamtbevölkerung. Indem Einkommen ein gewisses Maß an Sicherheit gegen negative Lebensereignisse wie finanzielle Schocks oder eine Verschlechterung des Gesundheitszustands bietet, kann das Einkommen im Alter dazu beitragen, das subjektive Wohlbefinden unter sich verschlechternden Bedingungen zu erhalten (Kahneman & Deaton, 2010). Darüber hinaus sind ökonomisch abgesicherte Menschen nicht genötigt, nach dem Eintritt in den Ruhestand zu arbeiten, haben mehr Zeit zur Verfügung und mehr Möglichkeiten, ihre Zeit zu gestalten (Hershey & Henkens, 2014). Drei Dimensionen des Referenzrahmens sind außerdem relevant für das Renteneinkommen: erstens der Vergleich zu anderen Rentner*innen, die in ihren Eigenschaften wie dem SES, aber auch ihrem Erwerbsverlauf als ähnlich aufgefasst werden, zweitens der Vergleich mit dem zuvor erzielten Erwerbseinkommen, welcher auch den Statuserhalt definiert, und drittens die symbolische Bedeutung des Renteneinkommens als Anerkennung für die „Lebensleistung" (Hayward et al., 1998).

Im internationalen Vergleich haben Ältere in weniger wohlhabenden Ländern ein niedrigeres subjektives Wohlbefinden als in wohlhabenderen Ländern, in denen auch die Unterschiede zwischen den Altersgruppen geringer sind (Cheung & Lucas, 2015; Deaton, 2008; Swift et al., 2014). In einer frühen

Metaanalyse fanden Pinquart und Sörensen (2000) einen positiven Zusammenhang zwischen Einkommen und subjektivem Wohlbefinden im Alter. Für ältere Befragte in den USA sind die Ergebnisse widersprüchlich: In einer Studie von Hsieh (2011) gab es keinen Zusammenhang für Befragte ab 65 Jahren, während Bender (2012) einen positiven Zusammenhang zwischen subjektivem Wohlbefinden und Renteneinkommen fand. Für kanadische Ältere im Rentenalter wurden anders als bei älteren Berufstätigen keine relativen Einkommenseffekte festgestellt und auch die absoluten Einkommenseffekte waren gering (Boodoo et al., 2014). In acht europäischen Ländern war ein höheres Einkommen mit einem höheren subjektiven Wohlbefinden von älteren Befragten verbunden (Arendt, 2005; Fouquereau et al., 2005; Hansen et al., 2008). Read et al. (2016) fanden in ihrer systematischen Literaturübersicht ebenfalls Hinweise für einen positiven Zusammenhang zwischen Einkommen und subjektivem Wohlbefinden im Alter für mehrere Länder. In Bezug auf das „old-age well-being paradox" finden sich mit Blick auf das Einkommen unterschiedliche Alterstrends für das subjektive Wohlbefinden in Europa (Toshkov, 2022). Niedrige Einkommensgruppen erleben einen starken Rückgang bis zum 55. Lebensjahr, bevor das subjektive Wohlbefinden im höheren Alter wieder ansteigt. In mittleren Einkommensgruppen zeigt sich der bereits in Abschnitt 2.2 diskutierte U-förmige Zusammenhang, während das subjektive Wohlbefinden für die oberen Einkommensgruppen weitgehend auf dem gleichen hohen Niveau bleibt. Auch bei Betrachtungen der Veränderungen zum Renteneintritt bleibt das subjektive Wohlbefinden von Menschen mit höherem Einkommen auf einem konstant höheren Niveau, während Menschen mit mittlerem Einkommen einen leichten vorübergehenden Rückgang zum Renteneintritt erleben und das subjektive Wohlbefinden bei Menschen mit niedrigem Einkommen zum Renteneintritt kurzfristig ansteigt (Pinquart & Schindler, 2007). Mit den Veränderungen des Einkommens zum Renteneintritt geht auch eine Veränderung des subjektiven Wohlbefindens einher: je mehr Einkommen Menschen nach Renteneintritt im Vergleich zu vorher verfügbar haben und je stärker sie dadurch vor Armut geschützt sind, desto stärker steigt ihr subjektives Wohlbefinden zum Renteneintritt an (Abolhassani & Alessie, 2013; Bonsang & Klein, 2012; Carr et al., 2020; Fonseca et al., 2014; Sohier et al., 2021).

Obwohl die Zusammenhänge von kumulativer Ungleichheit mit subjektivem Wohlbefinden im Alter gut erforscht sind, finden sich wenige Hinweise darauf, ob und wie die Einkommensungleichheit im Alter mit dem subjektiven Wohlbefinden zusammenhängt (Lee, 2021; Palomäki, 2017). Ebenso ist der Zusammenhang von Indikatoren des Wohlbefindens im Alter mit der Einkommensungleichheit weit weniger erforscht (Brandt et al., 2012; Palomäki, 2018). Gerade die Einkommensungleichheit im Alter kann durch Umverteilung adressiert werden, wovon dann insbesondere über den Lebenslauf benachteiligte ältere Menschen profitieren können (Kuitto et al., 2021). Untersuchungen von wohlfahrtsstaatlicher Einkommensumverteilung in der Gesamtbevölkerung zeigen, dass diese positiv mit dem subjektiven Wohlbefinden verbunden ist und dass vor allem benachteiligte Menschen bei mehr Umverteilung ein höheres subjektives Wohlbefinden haben (Cheung, 2018; Hajdu & Hajdu, 2014; Oishi et al., 2018; Wienk et al., 2022). Auch großzügigere Absicherungsmechanismen, z. B. durch mehr Arbeitslosengeld können das subjektive Wohlbefinden erhöhen (Akaeda, 2022; Easterlin, 2013; Pacek & Radcliff, 2008; Schmidt et al., 2024; Wulfgramm, 2014). Das trifft insbesondere auf diejenigen zu, deren finanzielle Ressourcen eingeschränkt sind (Sjöberg, 2010). Insgesamt sind die Zusammenhänge zwischen sozialer Position und subjektivem Wohlbefinden in Wohlfahrtsstaaten mit umfassenderen Absicherungsmechanismen geringer (Ejrnæs & Greve, 2017; Niedzwiedz et al., 2014). Insbesondere die Umverteilung durch die Altersvorsorge erfährt im Vergleich zu anderen wohlfahrtsstaatlichen Umverteilungsmechanismen eine hohe Zustimmung (Laenen & Roosma, 2022; Reeskens & van Oorschot, 2013). Welchen Einfluss das individuelle Renteneinkommen auf das subjektive Wohlbefinden hat, hängt demnach auch davon ab, ob es als gerechtes Ergebnis der Umverteilung angesehen wird.

Die Bedeutung von Geld bemisst sich nicht nur an der absoluten Höhe des Einkommens, der relativen Einkommensposition und der (Um-)Verteilung von Einkommen. Nach Zelizer (1989) hat Einkommen auch unterschiedliche Bedeutungen, je nachdem, wofür es gebraucht wird, für wen es bestimmt ist, woher es kommt, wie es verteilt wird und wer darüber verfügt. Geld ist also gekennzeichnet (engl. *earmarked*) und hat neben seinem finanziellen auch einen symbolischen Wert (Zelizer, 2017). Besonders eindrücklich wird dies an folgendem Beispiel: „The money we obtain as compensation for an accident is not quite the same as royalties from a book. Not all dollars are equal“ (Zelizer, 1989, S. 343). Zelizer (2017) zeigt anhand der Mütterrente in den USA, wie deren Umwandlung von einer Sozialleistung in eine Leistung aus der Sozialversicherung zu einer veränderten Wahrnehmung des Einkommens bei den Bezieherinnen führte, die mit positiven Veränderungen in der Alltagsbewältigung verbunden war. Palomäki et al. (2023) übertragen das Konzept der „procedural utility“ von Frey et al. (2004) auf die Altersvorsorge und argumentieren, dass Einkommen aus der Altersvorsorge eher als adäquat wahrgenommen wird, wenn es mit dem Aufwand der Erwerbsarbeit verknüpft wird. Die symbolische Bedeutung der öffentlichen Altersvorsorge beinhaltet darüber hinaus, welchen Wert die Gesellschaft der „Lebensleistung“ eines Individuums während seiner Erwerbsphase zuweist (Hyde & Dixon, 2009).

Die Bedeutung der öffentlichen Altersvorsorge für das subjektive Wohlbefinden von Menschen im Rentenalter leitet sich demnach nicht allein aus der Höhe des Einkommens ab, sondern auch daraus, inwiefern die öffentliche Altersvorsorge das Gefühl der Absicherung vermittelt, ob sie als angemessene Anerkennung der „Lebensleistung" wahrgenommen wird und ob die Umverteilung der öffentlichen Altersvorsorge als gerecht empfunden wird. Mehr noch als bei anderen Formen der Alterssicherung sind diese Aspekte bei der öffentlichen Altersvorsorge bedeutsam, da die öffentliche Altersvorsorge ein Ergebnis gesamtgesellschaftlicher Entscheidungsprozesse ist und das Einkommen darstellt, das gesellschaftlich als angemessen definiert wird, um die wohlfahrtsstaatliche Aufgabe der Alterssicherung zu erfüllen.

Das eigene Einkommen wurde von Älteren aus 29 europäischen Ländern eher als angemessen beurteilt, wenn ein größerer Anteil aus der verpflichtenden öffentlichen oder betrieblichen Altersvorsorge kam (Palomäki et al., 2023). In europäischen Ländern mit vergleichsweise großzügigen Grundrenten zeigten sich vor allem positive Zusammenhänge mit dem subjektiven Wohlbefinden von Frauen, während für Männer eine allgemein großzügigere öffentliche Altersvorsorge mit einem höheren subjektiven Wohlbefinden verbunden war (Esser & Palme, 2010). Im Vergleich 16 europäischer Länder hing eine umfassendere öffentliche Altersvorsorge mit weniger unerfüllten medizinischen Bedarfen zusammen, wobei der Zusammenhang besonders stark war für Rentner*innen mit niedrigen Einkommen (Reeves et al., 2017). Umgekehrt waren in Europa finanzielle Sorgen vor dem Ruhestand mit einem geringeren subjektiven Wohlbefinden verbunden, wovon vor allem Menschen mit geringem Einkommen und niedrigen privaten Rentenansprüchen betroffen waren (Olivera & Ponomarenko, 2017). Auch im internationalen Vergleich und in der Betrachtung von Zeittrends innerhalb von Ländern war ein höheres subjektives Wohlbefinden mit einem größeren Anteil öffentlicher Altersvorsorge verbunden (Calvo, 2016). Rentner*innen in Finnland mit niedrigem Einkommen beurteilten ihr Einkommen eher als angemessen, nachdem dort eine Grundrente eingeführt worden war (Airio & Nurminen, 2016). Ebenso stieg das subjektive Wohlbefinden von Rentner*innen in benachteiligten Regionen in England, nach der Einführung einer Grundrente (Albani et al., 2022). Ähnliche Effekte zeigten sich auch für die Einführung neuer öffentlicher Altersvorsorge in eher weniger umfassenden Alterssicherungssystemen außerhalb Europas, z. B. in China (Chen et al., 2019; Ding, 2017; Ko & Möhring, 2021), Singapur (Chen & Tan, 2017; Kim & Koh, 2020), Korea (Pak, 2020; Shin & Do, 2015), Südafrika (Kollamparambil & Etinzock, 2019), Mexiko (Galiani et al., 2016), Paraguay (Bando et al., 2021), Peru

(Bando et al., 2016), Kolumbien (Hessel et al., 2022) oder Bolivien (Godfrey-Wood & Mamani-Vargas, 2019). Die Erkenntnisse für diese Länder können nur bedingt auf den europäischen Kontext übertragen werden. Nichtsdestotrotz kann anhand der Analysen zur Einführung von zusätzlichen Renten gezeigt werden, dass mehr Renteneinkommen nicht nur in Querschnittsanalysen mit einem höheren subjektiven Wohlbefinden zusammenhängt, sondern dass auch Steigerungen des Renteneinkommens – vor allem bei niedrigem Einkommen – mit einer Erhöhung des subjektiven Wohlbefindens einhergehen.

3.4 Zusammenfassung

Die Alterssicherung ist eine zentrale Aufgabe wohlfahrtsstaatlicher Politik. Sie kann die über den Erwerbsverlauf akkumulierten Ungleichheiten im Einkommen fortführen, abdämpfen oder verstärken, je nachdem wie das Alterssicherungssystem gestaltet ist. Vor allem die öffentliche Altersvorsorge kann zur Einkommensumverteilung und Armutslinderung beitragen, da sie den größten Anteil am Einkommen im Alter ausmacht und vor allem Menschen mit niedrigem Einkommen dieses aus der öffentlichen Altersvorsorge beziehen. Zusätzlich können negative Auswirkungen der betrieblichen und privaten Altersvorsorge auf die Einkommensungleichheit eingedämmt werden, wenn diese durch staatliche Regulierung und Tarifvereinbarungen für breite Bevölkerungsschichten zugänglich gemacht werden. Je stärker die Altersvorsorge von der Erwerbsphase entkoppelt wird, desto eher kann sie zur Einkommensumverteilung beitragen.

Einkommensungleichheit und Armut im Alter unterscheiden sich zwischen den Wohlfahrtsstaaten. Umverteilung und Armutslinderung im Alter sind in den nordeuropäischen, sozialdemokratischen Wohlfahrtsstaaten am größten, gefolgt von den südeuropäischen Wohlfahrtsstaaten und den zentraleuropäischen, konservativen Wohlfahrtsstaaten. In den liberalen Wohlfahrtsstaaten sowie in den ost- und südosteuropäischen Wohlfahrtsstaaten sind Umverteilung und Armutslinderung im Alter geringer. Allerdings gibt es auch Länder, die von dieser Typisierung abweichen. Daher ist eine Betrachtung der jeweiligen Gestaltung der Alterssicherung in Bezug auf die Einkommensgleichheit und Armut im Alter sinnvoll. Gerade Länder mit einer umfassenden verpflichtenden Altersvorsorge und vergleichsweise großzügigen Grund-, Minimal und bedarfsorientierten Renten können die Einkommensungleichheit und Armut im Alter verringern. Durch die demografische Alterung geraten die europäischen Wohlfahrtsstaaten zunehmend unter finanziellen Druck, weshalb die Bedeutung freiwilliger betrieblicher und privater Altersvorsorge zunimmt. Das führt möglicherweise zu einem Anstieg der Einkommensungleichheit im Alter.

Einkommen ist nicht nur während der Erwerbsphase, sondern auch im Alter eine wichtige Determinante des subjektiven Wohlbefindens. Welche Bedeutung die Einkommensungleichheit für das subjektive Wohlbefinden im Alter hat, ist hingegen kaum untersucht. Die öffentliche Altersvorsorge trägt zur Umverteilung und Armutslinderung bei. Darüber hinaus hat sie eine symbolische Bedeutung als Ertrag aus der Erwerbsphase und als gesellschaftliche Anerkennung der „Lebensleistung“. Zwei relevante Aspekte für die subjektive Bewertung der öffentlichen Altersvorsorge sind die wahrgenommene Angemessenheit im Zusammenhang mit der eigenen Lebensleistung und dem eigenen Lebensstandard sowie die individuell empfundene Gerechtigkeit im Vergleich zu anderen. Es gibt Hinweise, dass die öffentliche Altersvorsorge positive Auswirkungen auf das subjektive Wohlbefinden hat. Gerade in Bezug auf die akkumulierten Ungleichheiten im subjektiven Wohlbefinden kann die Einkommensumverteilung zu einer Verbesserung des subjektiven Wohlbefindens von Menschen mit niedrigem SES beitragen.

4 Forschungsfragen und Hypothesen

Das subjektive Wohlbefinden im Alter ist von einer Vielzahl von Faktoren abhängig. Das Einkommen ist für das subjektive Wohlbefinden ein besonders bedeutsamer Faktor, da es erstens die Lebenssituation und -chancen beeinflusst und zweitens maßgeblich die relative soziale Position bestimmt (Diener & Biswas-Diener, 2002). In geringerem Maße gilt das auch für das Einkommen im Ruhestand. Sowohl das Einkommen als auch das subjektive Wohlbefinden im Rentenalter sind ein Ergebnis des Lebenslaufs, über den Vorteile und Nachteile in verschiedenen Lebensbereichen zunehmend ungleich verteilt sind.

Die Alterssicherung aus öffentlicher Altersvorsorge stellt den größten Anteil des Einkommens im Rentenalter in Europa dar. Obwohl der Zusammenhang von Einkommen und subjektivem Wohlbefinden im Alter bereits untersucht wurde, gibt es bis auf wenige Ausnahmen (z. B. Esser & Palme, 2010 oder Palomäki et al., 2023) kaum Untersuchungen, die sich auf die öffentliche Altersvorsorge im europäischen Kontext fokussieren. Zwei maßgebliche Unterschiede der öffentlichen Altersvorsorge gegenüber anderen Formen der Alterssicherung sind die hohe Abdeckungsrate sowie ihr verpflichtender Charakter hinsichtlich der Beitragszahlungen. Die Chancen auf mehr Alterssicherung insbesondere aus betrieblicher und privater Altersvorsorge werden über den Lebenslauf zunehmend ungleicher verteilt, da diese häufig an Dauer der Erwerbstätigkeit und Höhe des Erwerbseinkommens geknüpft sind. Darüber hinaus bedingen die Berufswahl, Familiengründung oder das Sparverhalten die Akkumulation von Rentenansprüchen. Umso wichtiger wird dementsprechend die öffentliche Altersvorsorge zur materiellen Absicherung im Alter für Menschen mit niedrigem sozioökonomischem Status. Die Sozialpolitik kann auf die Einkommensungleichheit im Alter Einfluss nehmen. Je nachdem, wie stark das Renteneinkommen vom vorigen

C. Garten, *Subjektives Wohlbefinden, soziale Ungleichheit und Alterssicherung im europäischen Vergleich*, Dortmunder Beiträge zur Sozialforschung,
https://doi.org/10.1007/978-3-658-50355-0_4

Erwerbseinkommen oder zuvor geleisteten Zahlungen abhängt, werden bestehende Ungleichheiten aus dem Erwerbsleben im Alter fortgeführt. Die meisten Alterssicherungssysteme sehen auch Grund- oder Basisrenten vor, wenn die Voraussetzungen für eine erwerbs- und einkommensabhängige Rente nicht erfüllt sind (OECD, 2023). Vor allem die öffentliche Altersvorsorge ist also dazu geeignet, Einkommen umzuverteilen und dadurch die ökonomische Benachteiligung von Menschen mit niedrigem sozioökonomischem Status abzumildern.

Die öffentliche Altersvorsorge hat über ihren materiellen Wert hinaus aber auch eine symbolische Bedeutung. Sie kann zum einen das Gefühl materieller Absicherung vermitteln, unabhängig davon, ob sie dies tatsächlich darstellt. Obwohl die öffentliche Altersvorsorge auch von sozialpolitischen Reformen betroffen ist, die zur Verunsicherung beitragen können, ist sie im Vergleich zu betrieblicher und privater Altersvorsorge eher geeignet, das Fundament finanzieller Absicherung zu bilden (Neugschwender, 2016). Zum anderen repräsentiert die öffentliche Altersvorsorge das Einkommen, das gesamtgesellschaftlich als angemessen für die mit der Erwerbsarbeit verbundene „Lebensleistung" erachtet wird (Hyde & Dixon, 2009).

Für sozialpolitische Maßnahmen der Absicherung, wie z. B. Arbeitslosengeld waren die Zusammenhänge von großzügigeren Maßnahmen mit dem subjektiven Wohlbefinden stärker unter den Personen, die ein höheres Risiko haben, Leistungen in Anspruch zu nehmen, auch wenn sie aktuell keine Leistungen bezogen (Sjöberg, 2010).

In bisherigen Studien zur Einkommensungleichheit konnte außerdem gezeigt werden, dass Einkommensungleichheit negativ mit dem subjektiven Wohlbefinden zusammenhängt (Oishi & Kesebir, 2015). Je zielgerichteter Maßnahmen auf Menschen am unteren Einkommensende abzielen, desto weniger tragen sie tatsächlich zum Abbau der Einkommensungleichheit im Vergleich zu umfassenderen Maßnahmen bei (Jacques & Noël, 2018). Dieser Befund wurde auch als „paradox of redistribution" bezeichnet (W. Korpi & Palme, 1998). Im internationalen Vergleich hingen umfassendere Sozialleistungen mit einem höheren subjektiven Wohlbefinden zusammen; gezieltere Maßnahmen zur Unterstützung von Menschen mit niedrigem Einkommen waren allerdings auch mit einem schwächeren Zusammenhang von Einkommen mit subjektivem Wohlbefinden verbunden (Akaeda, 2022). Bei Menschen im Rentenalter zeigte sich, dass umverteilende Maßnahmen wie Grund- und Basisrenten positiv mit dem subjektiven Wohlbefinden verbunden sind, insbesondere bei Menschen mit unregelmäßigen Erwerbsverläufen und niedrigem sozioökonomischem Status (Airio & Nurminen, 2016). Jedoch sind die Zusammenhänge von Einkommensungleichheit und subjektivem Wohlbefinden im Rentenalter insgesamt weit weniger erforscht.

Daraus ergeben sich folgende Fragestellungen:

I. In welchem Zusammenhang steht die öffentliche Altersvorsorge mit dem subjektiven Wohlbefinden?
II. Gibt es Unterschiede im Zusammenhang von öffentlicher Altersvorsorge und subjektivem Wohlbefinden für Menschen im Ruhestand mit unterschiedlichem sozioökonomischem Status?
III. Welche Rolle spielen Ungleichheit, Umverteilung und Armutslinderung für den Zusammenhang von öffentlicher Altersvorsorge und subjektivem Wohlbefinden?

Diese Fragestellungen sollen im Folgenden in drei variierenden Kontexten untersucht werden: im Ländervergleich, zum Renteneintritt und in Bezug auf das Erwerbsleben. Dabei werden die Forschungsfragen auch in Verbindung zueinander gesetzt, so dass die Rolle von Ungleichheit und Umverteilung vergleichend für Menschen unterschiedlicher SES betrachtet werden. Den ersten Kontext stellt die Einkommensungleichheit im Ländervergleich dar. In Kapitel 6 werden Unterschiede der Einkommensungleichheit und Umverteilung zwischen Ländern sowie Veränderungen der Einkommensungleichheit innerhalb der Länder betrachtet. Die Hypothesen, die untersucht werden, sind:

i. Je größer der Anteil der öffentlichen Altersvorsorge am Einkommen ist, desto höher ist das subjektive Wohlbefinden.
ii. Der positive Zusammenhang zwischen dem Anteil der öffentlichen Altersvorsorge und dem subjektiven Wohlbefinden ist für Rentner*innen mit niedrigem SES stärker als für Rentner*innen mit hohem SES.
iii. Der positive Zusammenhang zwischen dem Anteil der öffentlichen Altersvorsorge und dem subjektiven Wohlbefinden ist in Ländern mit niedrigerer Einkommensungleichheit stärker als in Ländern mit hoher Einkommensungleichheit.
iv. Der positive Zusammenhang zwischen dem Anteil der öffentlichen Altersvorsorge und dem subjektiven Wohlbefinden ist in Ländern mit höherer Einkommensumverteilung durch öffentliche Altersvorsorge stärker als in Ländern mit niedriger Einkommensumverteilung durch öffentliche Altersvorsorge.
v. Vor allem für Rentner*innen mit niedrigem SES ist der positive Zusammenhang zwischen dem Anteil der öffentlichen Altersvorsorge und dem subjektiven Wohlbefinden in Ländern mit niedriger Einkommensungleichheit stärker als in Ländern mit hoher Einkommensungleichheit.

vi. Vor allem für Rentner*innen mit niedrigem SES ist der positive Zusammenhang zwischen dem Anteil der öffentlichen Altersvorsorge und dem subjektiven Wohlbefinden in Ländern mit hoher Einkommensumverteilung stärker als in Ländern mit niedriger Einkommensumverteilung.

Der zweite Kontext ist der Rentenübergang. In Kapitel 7 werden Veränderungen des subjektiven Wohlbefindens zum Renteneintritt in Abhängigkeit von der öffentlichen Altersvorsorge analysiert. Unterschieden werden Rentenübergänge aus unterschiedlichen Erwerbsstatus. Hierbei wird ebenfalls die Einkommensumverteilung sowie die Armutsreduktion durch öffentliche Altersvorsorge einbezogen. Folgende Hypothesen werden mit dieser Analyse überprüft:

vii. Wenn der Anteil der öffentlichen Altersvorsorge am Einkommen größer ist, steigt das subjektive Wohlbefinden zum Renteneintritt stärker.
viii. Der mit dem Anteil der öffentlichen Altersvorsorge verbundene Anstieg des subjektiven Wohlbefindens ist größer für Rentner*innen mit niedrigem SES.
ix. Der mit dem Anteil der öffentlichen Altersvorsorge verbundene Anstieg des subjektiven Wohlbefindens ist größer in Ländern mit höherer Einkommensumverteilung durch öffentliche Altersvorsorge.
x. Der mit dem Anteil der öffentlichen Altersvorsorge verbundene Anstieg des subjektiven Wohlbefindens ist größer in Ländern mit größerer Armutsreduktion durch öffentliche Altersvorsorge.
xi. Der mit dem Anteil der öffentlichen Altersvorsorge verbundene Anstieg des subjektiven Wohlbefindens ist für Rentner*innen mit niedrigem SES größer, wenn die Einkommensumverteilung durch öffentliche Altersvorsorge höher ist.
xii. Der mit dem Anteil der öffentlichen Altersvorsorge verbundene Anstieg des subjektiven Wohlbefindens ist für Rentner*innen mit niedrigem SES größer, wenn die Armutsreduktion durch öffentliche Altersvorsorge höher ist.

Der dritte Untersuchungskontext ist der Erwerbsverlauf, der im Zusammenhang mit der Umverteilung des Einkommens durch öffentliche Altersvorsorge und der bestehenden Einkommensungleichheit im Alter untersucht wird. So werden in Kapitel 8 Rentner*innen mit ähnlichen Erwerbsverläufen aus Ländern mit mehr oder weniger Umverteilung des Einkommens im Alter miteinander verglichen. Mit dieser Untersuchung werden die nachstehenden Hypothesen untersucht:

xiii. Ein größerer Anteil der öffentlichen Altersvorsorge ist vor allem bei Erwerbsverläufen in einem niedrigeren SES mit einem höheren subjektiven Wohlbefinden verbunden.
xiv. Der positive Zusammenhang von subjektivem Wohlbefinden und öffentlicher Altersvorsorge ist für Rentner*innen mit einem Erwerbsverlauf in einem niedrigen SES in Ländern mit niedriger Einkommensungleichheit stärker als in Ländern mit hoher Einkommensungleichheit.
xv. Eine höhere Nettoersatzquote der öffentlichen Altersvorsorge für geringe Einkommen ist vor allem für Rentner*innen mit einem Erwerbsverlauf in einem niedrigeren SES mit einem höheren subjektiven Wohlbefinden verbunden.
vi. Der positive Zusammenhang von subjektivem Wohlbefinden und Nettoersatzquote für geringe Einkommen ist für Rentner*innen mit einem Erwerbsverlauf in einem niedrigen SES in Ländern mit niedriger Einkommensungleichheit stärker als in Ländern mit hoher Einkommensungleichheit.

Im nachfolgenden Kapitel 5 werden die verwendeten Daten und Analysemethoden beschrieben, mittels der die in diesem Kapitel formulierten Fragestellungen untersucht werden und die daraus resultierenden Hypothesen geprüft werden.

Daten und Methoden

5

In dieser Dissertation wird der Zusammenhang von subjektivem Wohlbefinden und öffentlicher Altersvorsorge in verschiedenen Kontexten der Einkommensungleichheit in verschiedenen Referenzrahmen des Lebenslaufs in Europa mit Daten des Survey of Health, Ageing and Retirement in Europe (Börsch-Supan et al., 2013)[1] untersucht. SHARE ist eine internationale Panelbefragung, die aktuell Menschen im Alter von mindestens 50 Jahren aus 28 Ländern zu einer Vielzahl von allgemeinen und altersbezogenen Themen befragt. Mit Fortschreiten der Befragung nahmen bislang zunehmend mehr Länder an der Befragung teil. Nur

---

[1] Die Nutzung der Daten erfolgt unter Angabe der folgenden Erklärung: „This paper uses data from SHARE Waves 2, 3, 4, 5, 6, 7, 8 and 9 (DOIs: 10.6103/SHARE.w2.900, 10.6103/SHARE.w3.900, 10.6103/SHARE.w4.900, 10.6103/SHARE.w5.900, 10.6103/SHARE.w6.900, 10.6103/SHARE.w7.900, 10.6103/SHARE.w8.900, 10.6103/SHARE.w9.900) see Börsch-Supan et al. (2013) for methodological details.

The SHARE data collection has been funded by the European Commission, DG RTD through FP5 (QLK6-CT-2001-00360), FP6 (SHARE-I3: RII-CT-2006-062193, COMPARE: CIT5-CT-2005-028857, SHARELIFE: CIT4-CT-2006-028812), FP7 (SHARE-PREP: GA N°211909, SHARE-LEAP: GA N°227822, SHARE M4: GA N°261982, DASISH: GA N°283646) and Horizon 2020 (SHARE-DEV3: GA N°676536, SHARE-COHESION: GA N°870628, SERISS: GA N°654221, SSHOC: GA N°823782, SHARE-COVID19: GA N°101015924) and by DG Employment, Social Affairs & Inclusion through VS 2015/0195, VS 2016/0135, VS 2018/0285, VS 2019/0332, VS 2020/0313, SHARE-EUCOV: GA N°101052589 and EUCOVII: GA N°101102412. Additional funding from the German Federal Ministry of Education and Research (01UW1301, 01UW1801, 01UW2202), the Max Planck Society for the Advancement of Science, the U.S. National Institute on Aging (U01_AG09740-13S2, P01_AG005842, P01_AG08291, P30_AG12815, R21_AG025169, Y1-AG-4553-01, IAG_BSR06-11, OGHA_04-064, BSR12-04, R01_AG052527-02, R01_AG056329-02, R01_AG063944, HHSN271201300071C, RAG052527A) and from various national funding sources is gratefully acknowledged (see www.share-eric.eu).“

C. Garten, *Subjektives Wohlbefinden, soziale Ungleichheit und Alterssicherung im europäischen Vergleich*, Dortmunder Beiträge zur Sozialforschung,
https://doi.org/10.1007/978-3-658-50355-0_5

Irland schied nach der Teilnahme an Welle 2 und 3 aus der Befragung aus. Polen, Ungarn und Portugal unterbrachen ihre Teilnahme in Welle 5. In den einzelnen Ländern wurden zu unterschiedlichen Zeitpunkten und teilweise bereits mehrfach neue Stichproben gezogen, um dem Schwund von Befragten über die Zeit entgegenzuwirken (Bergmann, Kneip et al., 2019). Die Befragung der Welle 8 wurde im März 2020 in allen Ländern abgebrochen, so dass nicht das gesamte Panel befragt werden konnte (Bergmann & Börsch-Supan, 2021). In Welle 9 wurde die reguläre Befragung während der COVID-19-Pandemie wie in den Jahren zuvor mit computergestützten persönlichen Interviews (engl. *computer-assisted personal interview*, Abk. CAPI) fortgesetzt (Bergmann et al., 2024). Von den regulären Befragungen enthalten die Wellen 2, 4, 5, 6, 7, 8 und 9 aus dem Zeitraum von 2006 bis 2022 Angaben zu subjektivem Wohlbefinden und öffentlicher Altersvorsorge, die auf vergleichbare Weise erhoben wurden. SHARE ist für diese Analysen ein geeigneter Datensatz, da für Personen im Rentenalter detaillierte Informationen über Einkommensquellen vorliegen. Durch die Datenstruktur von Erhebungen zu mehreren Zeitpunkten in mehreren Ländern ist es möglich, Länder miteinander zu vergleichen und Veränderungen über die Zeit zu untersuchen. Die in den Analysen verwendeten Variablen aus SHARE und die durchgeführten Transformationen werden in Abschnitt 5.1 dargestellt.

In der dritten Befragungswelle wurde anstelle der regulären Befragung die Erhebung SHARELIFE durchgeführt, um einmalig detaillierte biografische Angaben der Befragten zu verschiedenen Themenbereichen zu erhalten (Börsch-Supan et al., 2011; Börsch-Supan et al., 2013). SHARELIFE wurde in der siebten Welle für die Befragten wiederholt, die erst nach der dritten Befragungswelle zur Stichprobe hinzugekommen sind (Bergmann, Scherpenzeel & Börsch-Supan, 2019). Aus den Fragen zur vergangenen Erwerbstätigkeit lassen sich Erwerbsverläufe rekonstruieren, wie in Abschnitt 5.2 beschrieben wird. Dadurch können die Zusammenhänge von öffentlicher Altersvorsorge und subjektivem Wohlbefinden im Rentenalter vor dem Hintergrund der vergangenen Erwerbsverläufe beleuchtet werden.

Die Daten aus den SHARE-Befragungen werden mit kontextuellen Daten der Einkommensungleichheit im Rentenalter, der Rentenersatzquoten sowie der wirtschaftlichen Entwicklung aus international vergleichenden Statistiken verknüpft. Hierzu werden Indikatoren der OECD (2023, 2024) und von Eurostat (2024a, 2024b, 2024c, 2024d, 2024e) verwendet, die in Abschnitt 5.3 dargestellt werden. Diese beiden Datenquellen stellen für einen Großteil der analysierten Länder Makrodaten zur Verfügung.

Irland, Israel, Malta und Zypern sind von den Analysen ausgeschlossen. Irland nahm nur an der zweiten und dritten Befragungswelle teil. Da in der dritten Befragungswelle aufgrund von SHARELIFE keine detaillierte Einkommensabfrage erfolgte, sind längsschnittliche Betrachtungen der öffentlichen Altersvorsorge nicht möglich. Für Israel, Malta und Zypern fehlen manche der verwendeten Makroindikatoren, so dass Analysen unter Einbezug der Makroindikatoren nicht möglich sind.

Insgesamt können Individualdaten und Makroindikatoren aus 25 Ländern für den Zeitraum zwischen 2006 und 2022 verwendet werden. Die Fallauswahl für die Analysen ist detailliert in Abbildung 5.1 dargestellt. Für die Analysen wurde ein Datensatz aus den regulären Befragungen in den Wellen 2, 4, 5, 6, 7, 8 und 9 erstellt, in dem Beobachtungen von Befragten ab 50 Jahren im Ruhestand bzw. am Rentenübergang enthalten sind, die gültige Werte für die nicht imputierten Variablen Lebenszufriedenheit und Migrationsstatus haben. Diese Stichprobe umfasst 86 839 Befragte. Für die Analysen werden jeweils die Fälle aus dieser Stichprobe ausgewählt, die die Bedingungen erfüllen, die für die jeweilige Analyse notwendig sind. Eine genauere Beschreibung der Stichproben der Analysen erfolgt in den Abschnitten 6.1, 7.1 und 8.1.

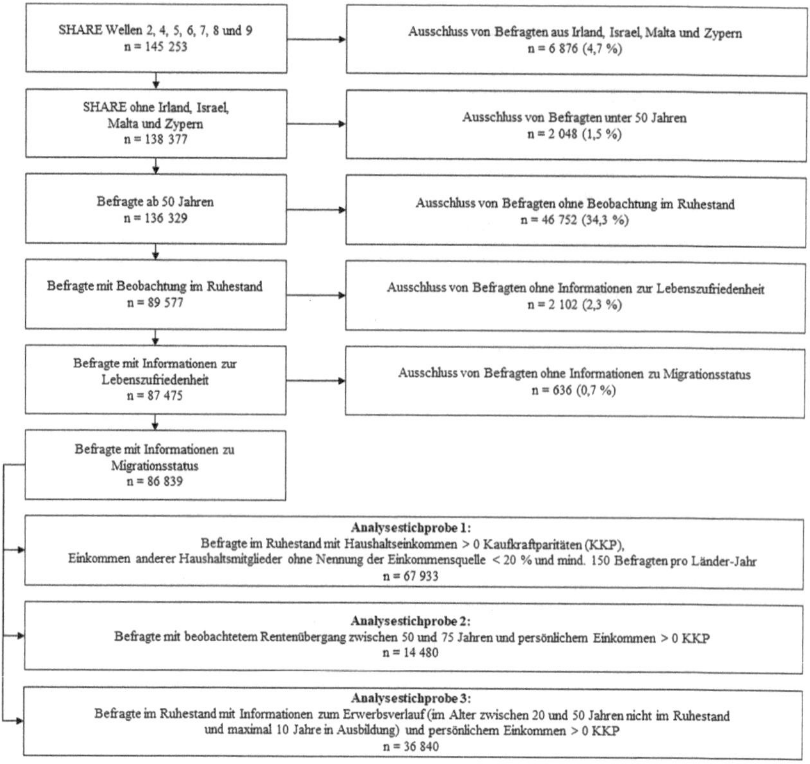

Abbildung 5.1 Fallauswahl der Befragten aus SHARE
Anmerkung. Auf Grundlage der Daten von SHARE Release 9.0.0. n gibt die Anzahl der Befragten an.

Tabelle 5.1 gibt einen Überblick über alle Variablen der verschiedenen Analysen. Die Operationalisierung der Variablen wird in den Abschnitten 5.1, 5.2 und 5.3 näher beschrieben. In Abschnitt 5.4 werden die in den Analysen verwendeten Methoden und der Umgang mit fehlenden Werten inklusive der verwendeten Imputationen erläutert.

Tabelle 5.1 Operationalisierung der Variablen

Variable	Kodierung
Individualdaten aus SHARE und SHARELIFE	
Lebenszufriedenheit	0 = Voll unzufrieden … 10 = Voll zufrieden
Öffentliche Altersvorsorge (ÖA)	in Prozent (0 bis 100)
Haushaltseinkommen	in 1 000 Kaufkraftparitäten (KKP) pro Monat
Individuelles Einkommen	in 1 000 KKP pro Monat
Erwerbsstatus vor Renteneintritt	0 = Erwerbstätig, 1 = Arbeitslos, 2 = Krankheit/Behinderung, 3 = Familienfürsorger*in/anderer Status
Jahre in Ausbildung	0 bis 30
Jahre in ISCO-Level 1	0 bis 30
Jahre in ISCO-Level 2	0 bis 30
Jahre in ISCO-Level 3	0 bis 30
Jahre in ISCO-Level 4	0 bis 30
Jahre in Arbeitslosigkeit/Krankheit oder Erwerbsminderung	0 bis 30
Jahre als Familienfürsorger*in/ in einem anderen Status	0 bis 30
Erwerbsverlauf	0 = Arbeitslos/krank oder erwerbsgemindert 1 = ISCO-Level 1, 2 = ISCO-Level 2, 3 = ISCO-Level 3, 4 = ISCO-Level 4, 5 = Familienfürsorger*in/anderer Status
Frau	0 = Mann, 1 = Frau
Migrationsstatus	0 = kein Migrationshintergrund, 1 = Migrationshintergrund
Alter	in Jahren
Bildung	0 = Niedrig, 1 = Mittel, 2 = Hoch

(Fortsetzung)

Tabelle 5.1 (Fortsetzung)

Variable	Kodierung
Familienstand	0 = Verheiratet/in Partnerschaft, 1 = Nie verheiratet, 2 = Geschieden, 3 = Verwitwet
Elternschaft	0 = keine Kinder, 1 = mind. ein Kind
Anzahl der Kinder	Anzahl der Kinder
Wohneigentum	0 = kein Wohneigentum, 1 = Wohneigentum
Anteil individuelles Einkommen am Haushaltseinkommen	in Prozent (0 bis 100)
Makroindikatoren von der OECD, Eurostat und SHARE	
Gini-Koeffizient	0 bis 100
Gini-Differenz	−100 bis 100
Armutsquotendifferenz	−100 bis 100
Nettoersatzquote (niedrige Einkommen)	in Prozent (0 bis ∞)
Bruttoinlandsprodukt (BIP)	in 1 000 KKP pro Kopf

5.1 SHARE

Innerhalb eines Haushalts werden in SHARE alle Personen zur Befragung eingeladen, die älter als 50 Jahre sind. Wenn Themen den gesamten Haushalt betreffen, wird eine Person aus dem Haushalt dazu befragt. Lebt ein Paar gemeinsam in einem Haushalt, wird außerdem nur ein*e Partner*in zu familiären und finanziellen Verhältnissen befragt. Ist eine Person nicht zu Haushalt, Familie oder finanziellen Verhältnissen in der Partnerschaft befragt worden, so werden die Angaben dazu aus den Interviews ergänzt, die mit einem anderen Haushaltsmitglied oder der*dem Partner*in durchgeführt wurden. Zu personenbezogenen Fragen werden die Personen selbst befragt. Zusätzlich stellt SHARE für mehrere Variablen Imputationen für fehlende Werte bereit, falls zu einer oder mehreren Fragen keine Angaben gemacht wurden (De Luca et al., 2015).

Lebenszufriedenheit als Indikator für subjektives Wohlbefinden
Wie in Abschnitt 2.1 beschrieben, enthält subjektives Wohlbefinden sowohl evaluative als auch affektuelle Aspekte und kann sich auf die Gesamtheit aller

relevanten Lebensbereiche beziehen oder auf bestimmte Domänen abzielen. Meist wird subjektives Wohlbefinden über Fragen in einem Fragebogen erfasst, wobei manche Messinstrumente mehrere Dimensionen oder Domänen von subjektivem Wohlbefinden erfassen, während andere nur einen Aspekt von subjektivem Wohlbefinden erheben (Sirgy et al., 2017). In SHARE wird das subjektive Wohlbefinden u. a. über das Frageitem „Lebenszufriedenheit" erhoben. Der Fragetext lautet im deutschen Fragebogen folgendermaßen:

> „Auf einer Skala von 0 bis 10, bei der 0 ‚voll unzufrieden' und 10 ‚voll zufrieden' bedeutet, wie zufrieden sind Sie mit Ihrem Leben?"

Lebenszufriedenheit ist ein häufig verwendeter Indikator für subjektives Wohlbefinden, den Ryff und Keyes (1995, S. 719) als „key indicator of well-being" der Soziologie bezeichnen. Die Frage zielt auf ein globales Verständnis von subjektivem Wohlbefinden ab und fragt nach evaluativen Aspekten. Der Fragetext gibt dabei keinen zeitlichen Rahmen vor, der bewertet werden soll, fragt aber nach der gegenwärtigen Zufriedenheit. Außerdem bleibt es den Befragten überlassen, welche Aspekte ihres subjektiven Erlebens eine größere Relevanz für das Urteil bekommen, da nicht etwa nach Domänen des subjektiven Wohlbefindens gefragt wird. Die Frage in SHARE ist angelehnt an ähnliche Skalen, die über kürzere Zeiträume eine hohe Reliabilität zeigen, deren Validität sich anhand von hohen Korrelationen mit objektiven Messungen von Lebensqualität sowie verwandten latenten Konstrukten zeigt (Diener et al., 2013). Mehr noch als das affektuelle Wohlbefinden ist das evaluative Wohlbefinden mit materiellen Bedingungen verbunden (Diener et al., 2010). Obwohl kulturelle Unterschiede in der Beantwortung der Frage nach der Lebenszufriedenheit eine Rolle spielen können, zeigen sich diese Unterschiede weniger in Fragestellungen, die auf materielle Verhältnisse, Einkommen oder Einkommensverteilungen bezogen sind (Cheung, 2018; Oishi et al., 1999). Situative Aspekte können die Messung von Lebenszufriedenheit zwar beeinflussen, allerdings können solche nicht-systematischen Verzerrungen mit größeren Stichproben ausgeglichen werden (Kahneman & Krueger, 2006). Im Vergleich zu Skalen mit mehreren Frageitems können Skalen mit nur einem Item die intraindividuelle Varianz über die Zeit unterschätzen und sind stärker von situativen Faktoren abhängig, bieten gleichzeitig aber eine zeit- und kosteneffiziente Messung von subjektivem Wohlbefinden, die gerade in großen Panelbefragungen wie SHARE benötigt wird (Gnambs & Buntins, 2017). Generell tendieren Befragte dazu, eine höhere Lebenszufriedenheit anzugeben, die über dem mittleren Punkt der Skala liegt (Cummins, 1995). Dennoch zeigt sich innerhalb dieser Tendenz, dass sich die Lebenszufriedenheit über die Zeit verändern kann (Lucas & Donnellan, 2007), was auch für das Rentenalter zutrifft (Becker & Trautmann, 2022). Daher ist die Lebenszufriedenheit ein geeignetes Maß, um das subjektive Wohlbefinden im Rentenalter mit Bezügen auf sozialpolitische Kontexte, im Verlauf über die Zeit und im Verhältnis zum früheren Lebenslauf zu untersuchen.

Messungen von Einkommen, öffentlicher Altersvorsorge und Erwerbsstatus
Einkommen wird in SHARE auf zwei Arten gemessen: Erstens bekommen alle Befragten Fragen zum persönlichen verfügbaren Einkommen gestellt, die detailliert nach Einkommensquellen differenzieren. Zweitens bekommt eine Person pro Haushalt eine Frage zum gesamten verfügbaren Haushaltseinkommen gestellt und wie viel andere, nicht befragte Haushaltsmitglieder zum Einkommen beitragen. Um den länderspezifischen Begebenheiten gerecht zu werden, unterscheiden sich die Fragen nach den Einkommensquellen in ihrer Formulierung (Laferrère & Malter, 2015). Für mehrere Einkommensquellen werden das regelmäßige Einkommen und das Einkommen aus einmaligen Zahlungen getrennt erfragt. In diesen Analysen wird die Einkommensmessung aus den aggregierten Angaben verwendet, da die Fragen nach der öffentlichen Altersvorsorge in der aggregierten Messung enthalten sind.

Das Haushaltseinkommen wird anhand der *square root scale* in das Nettoäquivalenzeinkommen umgerechnet, indem das verfügbare Haushaltseinkommen durch die Wurzel der Anzahl der Haushaltsmitglieder geteilt wird (OECD, 2008, 2013). Danach wird das Einkommen in inflationsbereinigte Kaufkraftparitäten (KKP) umgewandelt, die Einkommen innerhalb eines Landes über die Zeit hinsichtlich ihrer Kaufkraft vergleichbar machen. So entspricht der Wert einer KKP 1 000 Euro im Jahr 2020 im Durchschnitt aller EU-27 Staaten. Um zu verhindern, dass Ausreißer weder ausgeschlossen werden noch die Schätzungen stark beeinflussen, werden die Einkommen für Individuen und Haushalte am ersten und neunundneunzigsten Perzentil der Einkommensverteilung *winsorisiert*. Dementsprechend werden Einkommen, die unterhalb des ersten Perzentils liegen durch das erste Perzentil ersetzt und Werte, die oberhalb des neunundneunzigsten Perzentils liegen durch dieses ersetzt (Wilcox, 2003).

Die öffentliche Altersvorsorge stellt den größten Anteil des Einkommens im Rentenalter dar, für viele Menschen im Ruhestand ist es auch die einzige Einkommensquelle (Ebbinghaus, 2015b). Auch wenn der Anteil der öffentlichen Altersvorsorge bei hohem Einkommen geringer ist, beziehen Menschen im Ruhestand mit hohem Einkommen meist auch eine höhere öffentliche Altersvorsorge. Die Messung der öffentlichen Altersvorsorge als absolutes Einkommen misst somit auch die Höhe des gesamten absoluten Einkommens (Palomäki et al.,

2023). Deshalb wird die öffentliche Altersvorsorge in den Analysen als Anteil am Einkommen dargestellt. Das regelmäßige Einkommen und das Einkommen aus Einmalzahlungen der öffentlichen Altersvorsorge werden in SHARE in je einer Variable zur Verfügung gestellt, die verschiedene Rentenzahlungen aggregieren. Dazu zählen neben der regulären Altersrente auch vorgezogene Altersrenten, Hinterbliebenenrenten und Kriegsrenten aus der öffentlichen Altersvorsorge (De Luca et al., 2015). Um länderspezifische Besonderheiten zu berücksichtigen, weichen die Definitionen für die Niederlande, Schweden, Luxemburg und Polen ab (SHARE-ERIC, 2024). In den Analysen werden zwei Variablen verwendet, die zum einen den Anteil der öffentlichen Altersvorsorge am individuellen Einkommen und zum anderen den Anteil der öffentlichen Altersvorsorge aller Haushaltsmitglieder am Gesamteinkommen messen. Das individuelle Einkommen wird dafür entsprechend der aufsummierten Haushaltseinkommensvariable berechnet, indem alle individuellen Einkommensquellen aufsummiert werden.

Der Erwerbsstatus wird durch eine Selbstauskunft gemessen. Dadurch ist nicht auszuschließen, dass Personen angeben, im Ruhestand zu sein, obwohl sie noch keinen Anspruch auf eine Rente haben. Umgekehrt können Personen, die bereits Renten beziehen, angeben, dass sie noch nicht im Ruhestand sind. Der Erwerbsstatus vor Renteneintritt wird unterschieden in „Erwerbstätig", „Arbeitslos", „Krankheit/Behinderung" und „Familienfürsorger*in/anderer Status".

Kontrollvariablen auf Haushalts- und Individualebene

In den folgenden Analysen wird der Zusammenhang von subjektivem Wohlbefinden und öffentlicher Altersvorsorge in verschiedenen sozioökonomischen und wohlfahrtsstaatlichen Kontexten untersucht. Um auf mögliche konfundierende Einflussfaktoren auf der Individualebene zu kontrollieren, werden mehrere Variablen in die Analysen aufgenommen, die sowohl den Anteil der öffentlichen Altersvorsorge am Einkommen als auch die Lebenszufriedenheit beeinflussen. Dazu zählen Alter, Geschlecht, Migrationshintergrund, Bildungsabschluss, Familienstand, Elternschaft und Wohneigentum. Zwar ist es möglich, dass Wohneigentum den Zusammenhang zwischen öffentlicher Altersvorsorge und subjektivem Wohlbefinden mediiert. Anders als bei finanziellem Vermögen wird Wohneigentum aber oft bereits in jüngerem Alter erworben und kann den Anreiz und die Möglichkeiten freiwillig für das Alter vorzusorgen, minimieren (Torricelli et al., 2016). Dadurch ist dann der Anteil der öffentlichen Altersvorsorge am Einkommen im Ruhestand höher gegenüber dem Szenario, dass kein Wohneigentum erworben wurde. In den Analysen des Anteils der öffentlichen Altersvorsorge am individuellen Einkommen wird außerdem der Anteil des individuellen Einkommens am Haushaltseinkommen berücksichtigt.

Das Alter wurde in Jahren gemessen. Die Variable Frau wurde mit dem Wert 1 für Frauen und dem Wert 0 für Männer codiert. Wenn eine Person nicht im Land geboren wurde, in dem sie zum Zeitpunkt des Interviews lebte oder wenn sie nicht die Staatsangehörigkeit des Landes besaß, wurde sie als Migrant*in kategorisiert. Diese Definition berücksichtigt nicht die Staatsangehörigkeit der Eltern, so dass einerseits Personen mit Eltern, die in das Land migriert sind, nicht als Migrant*in definiert wurden, während andererseits Menschen, die zwar im Ausland geboren wurden, deren Eltern aber die Staatsangehörigkeit des Wohnorts besaßen, wiederum als Migrant*in definiert wurden. In SHARE ist der höchste Bildungsabschluss nach der *International Standard Classification of Education* aus dem Jahr 1997 (ISCED-97) der United Nations Educational, Scientific and Cultural Organization (UNESCO) codiert (UNESCO, 1997/2006). Für die Analyse wurden die Kategorien 0 bis 2, 3 und 4 sowie 5 und 6 in „niedrige", „mittlere" und „hohe" Bildungsabschlüsse zusammengefasst (Hippach-Schneider et al., 2007). Die Variable Familienstand wurde codiert in „Verheiratet/in Partnerschaft", „Nie verheiratet", „Geschieden" und „Verwitwet". Elternschaft und Anzahl der Kinder berücksichtigen sowohl leibliche als auch nicht-leibliche Kinder. Die Variable Wohneigentum unterscheidet, ob Wohneigentum vorhanden ist oder nicht. Mitglieder von Genossenschaften wurden dabei als Wohneigentümer*innen gezählt, da sie Genossenschaftsanteile besitzen.

5.2 SHARELIFE

Die Befragung SHARELIFE fand erstmalig in der dritten Welle statt. In der siebten Welle erhielten alle Befragten den SHARELIFE-Fragebogen, die nicht bereits in der dritten Welle befragt worden waren. Mit dem SHARELIFE-Fragebogen werden neben anderen biografischen Angaben Episoden zum Ausbildungs- und Erwerbsverlauf von der Geburt bis zum Zeitpunkt des Interviews erhoben. Dabei werden Start- und Endpunkt der Episoden erhoben sowie Fragen zum Wechsel des Erwerbsstatus gestellt. Bei Wechseln zwischen zwei Erwerbsstatus wurden Folgefragen zum Status nur gestellt, wenn die Phase im Wechsel länger als sechs Monate dauerte. Wurden dadurch mehrere Erwerbsstatus für ein Jahr berichtet oder entstanden durch die Angaben zu Erwerbsstatuswechseln widersprüchliche Angaben in der Datierung, so wurde für die Codierung folgendermaßen entschieden:

- Berichteten Befragte, dass sie zwischen zwei Erwerbstätigkeiten weniger als sechs Monate nicht erwerbstätig waren, so wurde für dieses Jahr eine „Erwerbstätigkeit“ codiert.
- Berichteten Befragte, dass sie direkt nach dem Abschluss der Ausbildung anfingen zu arbeiten und datierten den Beginn der ersten Erwerbstätigkeit nach Abschluss der Ausbildung oder machten keine Angaben zum Jahr, so wurde der Beginn auf das Jahr nach Abschluss der Ausbildung datiert.
- Berichteten Befragte, dass sie eine Erwerbstätigkeit begannen, bevor die Ausbildung abgeschlossen wurde, so wurden diese Jahre als Erwerbstätigkeit markiert.
- Berichteten Befragte einen Wechsel von einer Erwerbstätigkeit in eine andere, bevor die erste beendet war, so wurde die neue Erwerbstätigkeit erst nach Ende der ersten Erwerbstätigkeit codiert.
- Gaben Befragte an, eine Tätigkeit direkt nach der nächsten begonnen zu haben, nannten aber erst ein späteres Jahr für den tatsächlichen Beginn, so wurde der Beginn für das Jahr nach dem Ende der vorigen Erwerbstätigkeit definiert.

Da auch Zeiten in Erwerbstätigkeit während der Ausbildung für die öffentliche Altersvorsorge relevant sein können, wird somit eine mögliche Unterschätzung der Ausbildungszeit durch die Codierung in Kauf genommen. Es wird außerdem davon ausgegangen, dass Befragte sich besser an Erwerbstätigkeitswechsel erinnern können als an den Beginn einer Erwerbstätigkeit. Daher führt die Codierung der widersprüchlichen Angaben zu Episoden und Wechseln im Erwerbsstatus nur zu einer Unterschätzung von Phasen der Erwerbslosigkeit, wenn fälschlicherweise ein direkter Erwerbstätigkeitswechsel berichtet wurde. Es gibt Hinweise, dass vor allem Menschen mit einer höheren Wahrscheinlichkeit von Arbeitslosigkeit oder Erwerbslosigkeit dazu neigen, retrospektiv zu wenige Phasen von Arbeitslosigkeit und Erwerbslosigkeit zu berichten (Jürges, 2007). Diese Verzerrung kann allerdings nicht durch die Codierung der Erwerbsphasen korrigiert werden, wenn die Angaben unvollständig oder widersprüchlich sind. Phasen der Erwerbslosigkeit werden dagegen wahrscheinlich noch einmal zusätzlich unterschätzt, weil der Erwerbsstatus zwischen zwei Erwerbstätigkeiten nur genauer erfragt wurde, wenn er länger als sechs Monate andauerte.

Aus den Angaben der Befragung wurde ein Datensatz erstellt, der für jedes Jahr zwischen dem 20. und 49. Lebensjahr die Angaben zum Erwerbsstatus im jeweiligen Jahr enthält. Dieser Zeitraum deckt die Haupterwerbsphase ab und endet, bevor Befragte Teil der SHARE-Befragung werden können, wodurch die Messungen der Erwerbsverläufe besser vergleichbar sind. Die Angaben zum Erwerbsstatus wurden wie folgt kategorisiert: in Ausbildung, erwerbstätig, in

Arbeitslosigkeit, nicht erwerbstätig aufgrund von Krankheit oder Behinderung, Familienfürsorger*in, im Ruhestand oder in einem anderen Status (dazu zählen Gefängnisaufenthalte, Militärdienst, etc.).

Neben der Frage zum Erwerbsstatus wurde zusätzlich der Beruf erfragt, wenn eine Person erwerbstätig war und es sich nicht um eine kurze Phase der Erwerbstätigkeit zwischen zwei Wechseln handelte. Zu den Berufen ist ein Teil nach Qualifikationsniveau der *International Standard Classification of Occupations* aus dem Jahr 2008 (ISCO-08) des International Labour Office (ILO) codiert (ILO, 2012). Anhand der ersten zwei Ziffern des ISCO-Codes konnten die Berufe der Befragten in vier Anforderungsniveaus unterteilt werden, die das ILO vorschlägt. Das niedrigste Anforderungsniveau hat den Wert 1 und das höchste Anforderungsniveau hat den Wert 4.

Insgesamt wurden 56 855 Interviews mit SHARELIFE geführt. Davon wurden alle Befragten ausgeschlossen, die noch nicht im Ruhestand waren. Zusätzlich wurden die Rentner*innen von der Befragung ausgeschlossen, die vor dem 50. Lebensjahr bereits in den Ruhestand gegangen waren und somit weniger Chancen auf die Akkumulation von Altersvorsorge im Vergleichszeitraum hatten. Außerdem wurden alle Befragten ausgeschlossen, die zwischen dem 20. und dem 49. Lebensjahr mehr als zehn Jahre in Ausbildung waren, da die daraus resultierenden kürzeren Erwerbsphasen schlechter mit den Erwerbsphasen der übrigen Befragten vergleichbar sind. 325 Befragte waren mehr als zehn Jahre in Ausbildung. Es bleiben 36 840 Befragte, die an SHARELIFE und mindestens einer regulären Befragung teilgenommen haben, während sie im Ruhestand waren (s. Abbildung 5.1).

5.3 Makroindikatoren

Im Fokus der vorliegenden Dissertation liegen neben Zusammenhängen zwischen öffentlicher Altersvorsorge und subjektivem Wohlbefinden auf individueller Ebene auch die Einkommensungleichheit und -umverteilung sowie die Armut im Alter in den jeweiligen Ländern. Daher werden in den Analysen kontextuelle Daten der OECD (2023, 2024), von Eurostat (2024b, 2024c, 2024e) und auf Basis eigener Berechnungen mit dem SHARE-Datensatz verwendet.

OECD

Die Income Distribution Database (IDD) der OECD basiert auf den Einkommensdaten mehrerer nationaler und internationaler Surveys, die gemeinsam aufbereitet werden (OECD, 2024). Aus dem Datensatz werden die jährlichen

Gini-Koeffizienten der Länder für das verfügbare Äquivalenzeinkommen ab 65 Jahren verwendet, die für die meisten Befragungsjahre im Zeitraum der SHARE-Befragung vorliegen. Der Gini-Koeffizient ist ein häufig genutzter Indikator für die Einkommensungleichheit (Jenkins & van Kerm, 2012). Er liegt im Wertebereich zwischen 0 und 100, wobei 0 bedeutet, dass alle über gleich viel Einkommen verfügen, und 100 bedeutet, dass eine Person über das gesamte Einkommen verfügt.

Darüber hinaus werden Daten zu den Nettoersatzquoten niedriger Einkommen als Indikator für die Armutsreduktion verwendet (OECD, 2023). Die Nettoersatzquoten werden auf der Grundlage der aktuellen Gesetzgebung sowie prognostizierten Entwicklungen von Preisen, Löhnen, Renten und Demografie berechnet und beinhalten alle Renten aus verpflichtenden öffentlichen und privaten Renten für drei verschiedene Einkommenshöhen: 50 %, 100 % und 200 % des länderspezifischen Mittelwerts. Für die Analysen wird nur die Nettoersatzquote für das Einkommen verwendet, das bei 50 % des Mittelwerts liegt. Bestehen Unterschiede in den Regelungen zwischen Männern und Frauen, so wurden von der OECD die Modelle getrennt berechnet. In diesem Fall wird der Mittelwert beider Nettoersatzquoten für die Analyse verwendet. Es handelt sich um Modellierungen für zukünftige Rentner*innen, die zum Zeitpunkt der Berechnung in den Arbeitsmarkt eintreten. Deshalb werden für die Analysen nicht die jährlichen Daten berücksichtigt, sondern stattdessen nur die Daten aus dem Jahr 2005 verwendet, deren Modellierung auf Regelungen basiert, die zeitlich am nächsten an den Reglungen sind, die für die befragten Rentner*innen im SHARE-Datensatz gelten.

Eurostat

Ergänzend zu den OECD-Daten werden Daten von Eurostat zur altersspezifischen Einkommensverteilung und zur Wirtschaftsleistung verwendet (Eurostat, 2024b, 2024c, 2024e). Zwei Maße zur jährlichen Armutsgefährdungsquote der Bevölkerung ab 65 Jahren werden in die Analysen einbezogen. Als armutsgefährdet gelten Personen mit einem Einkommen das 60 % oder weniger des landesspezifischen Medianeinkommens beträgt. Dabei wird die Armutsgefährdungsquote einmal für das Einkommen ohne Sozialleistungen und Alters- sowie Hinterbliebenenrenten und einmal nur ohne Sozialleistungen berechnet (Eurostat, 2014). Die Differenz der beiden Armutsquoten gibt in Prozentpunkten an, wie stark die relative Armut durch die öffentliche Altersvorsorge verringert wird. Als Indikator für die wirtschaftliche Entwicklung wird außerdem das Bruttoinlandsprodukt

(BIP) pro Einwohner*in in KKP verwendet. Wie auch beim Haushaltseinkommen steht eine Einheit für 1 000 Euro im Jahr 2020 im Durchschnitt aller 27 Mitgliedsstaaten der Europäischen Union.

SHARE
Die Daten von OECD und Eurostat enthalten geeignete Indikatoren für Einkommensungleichheit, Armutslinderung und Umverteilung. Jedoch fehlen konkrete Informationen, wie sich die Einkommensungleichheit durch Umverteilung der öffentlichen Altersvorsorge verändert. Daher werden auf Basis der aufbereiteten SHARE-Daten die Gini-Koeffizienten des verfügbaren Äquivalenzeinkommens der Bevölkerung ab 65 Jahren im Ruhestand mit und ohne öffentliche Altersvorsorge und die Differenz daraus berechnet. Je größer die Differenz ist, desto stärker ist die Umverteilung durch öffentliche Altersvorsorge. Diese Darstellung orientiert sich an den üblichen Umverteilungsmessungen, die Einkommen allerdings vor Steuern und nach Sozialtransfers vergleichen (Wang et al., 2014). Abgaben für die öffentliche Altersvorsorge spielen in der Bevölkerung im Rentenalter allerdings nur eine untergeordnete Rolle. Daher ist die Differenz beider Gini-Koeffizienten ein geeigneter Indikator für die Umverteilung im Ruhestand.

5.4 Methoden

Die abhängige Variable ist in allen hier vorliegenden Analysen die Lebenszufriedenheit auf einer 11-stufigen Skala. Obwohl auf Basis der Frageformulierung nur von einem ordinalen Skalenniveau für diese Variable ausgegangen wird, zeigen Untersuchungen, dass auch metrisches Skalenniveau angenommen werden kann (Ferrer-i-Carbonell & Frijters, 2004; Kristoffersen, 2017). In allen Analysen werden daher lineare Modelle zur Vorhersage der Lebenszufriedenheit verwendet. Die Analysen enthalten Imputationen für fehlende Werte der unabhängigen Variablen. Zur Bestimmung der Schätzer, Varianzen, Standardfehler und Konfidenzintervalle wurden in allen Analysen die sogenannten „Rubin's rules" für Analysen mit imputierten Daten angewendet (Rubin, 1987).

Die Struktur der analysierten Daten kann auf verschiedene Weise als Mehrebenenstruktur aufgefasst werden. Zunächst enthält der Datensatz Beobachtungen von Individuen aus mehreren Ländern. Hinzu kommt, dass in jedem Land mehrere Wellen erhoben wurden. Da es sich bei der SHARE-Befragung um eine Panelbefragung handelt, nehmen Befragte üblicherweise auch an mehreren Befragungswellen teil. In allen Analysen werden Zusammenhänge von subjektivem Wohlbefinden mit Variablen sowohl auf der Ebene der Befragten als auch auf

Länderebene analysiert. Im Folgenden wird beschrieben, welche Methoden für die unterschiedlichen Analysen zur Beantwortung der Forschungsfragen genutzt werden. Alle Analysen wurden mit der Software Stata 18 durchgeführt.

5.4.1 Umgang mit fehlenden Werten

Tabelle 5.2 gibt einen Überblick über die absolute und relative Häufigkeit fehlender Werte auf den Variablen der Analysen. Variablen ohne fehlende Werte sind nicht in der Tabelle enthalten. Die meisten fehlenden Werte aus SHARE und SHARELIFE resultieren aus Antwortverweigerungen oder wenn „Weiß nicht“ geantwortet wurde. Besonders für das Einkommen, welches mit mehreren Fragen gemessen wurde, sind fehlende Werte häufig: 41 565 (61,2 %) bzw. 6 134 (21,2 %) Beobachtungen der ersten und zweiten Analysestichprobe aus Kapitel 6 bzw. 7 haben keine gültigen Werte für das Haushaltseinkommen bzw. das individuelle Einkommen und dementsprechend auch keine Werte für den Anteil der öffentlichen Altersvorsorge am Einkommen. In der dritten Analyse aus Kapitel 8 sind es 6 975 (18,9 %) Beobachtungen ohne gültige Werte für das individuelle Einkommen. Fehlende Werte sind auf den übrigen Variablen auf der Individualebene deutlich seltener. Die Anteile liegen bei diesen Variablen unter 1 % der jeweiligen Stichprobe. Für 10 353 Befragte (28,1 %) der dritten Analysestichprobe aus Kapitel 8 liegt keine Klassifizierung des Erwerbsverlaufs nach ISCO-Anforderungsniveau oder des Erwerbsstatus vor. In SHARELIFE kommen zu den Antwortverweigerungen und der Antwort „Weiß nicht“ zusätzlich fehlende Angaben dadurch zustande, dass die ISCO-Codes bislang nur für einen Teil der Befragten bereitgestellt wurden. Außerdem fehlen die ISCO-Codes, wenn es sich um eine vorübergehende Beschäftigung zwischen zwei Erwerbsstatus handelte oder Befragte keine Angaben zum Erwerbsstatus machten. Für die OECD-Daten liegen außerdem 11 199 (16,5 %) bzw. 4 903 (13,3 %) fehlende Werte der Befragten für die jährlichen Gini-Koeffizienten in der ersten und der dritten Analysestichprobe aus Kapitel 6 bzw. 8 vor. Fehlende Werte für die Armutsquotendifferenz von Eurostat haben 30 (0,1 %) Befragte der zweiten Analysestichprobe aus Kapitel 7.

Tabelle 5.2 Übersicht über fehlende Werte

Variable	Häufigkeit
Stichprobe Kapitel 6 (n = 67 933)	
Öffentliche Altersvorsorge	41 565 (61,2 %)
Einkommen	41 565 (61,2 %)
Bildungsabschluss	585 (0,9 %)
Familienstand	279 (0,4 %)
Elternschaft	327 (0,5 %)
Wohneigentum	383 (0,6 %)
Gini	11 199 (16,5 %)
Stichprobe Kapitel 7 (n = 28 960)	
Öffentliche Altersvorsorge (individuell)	6 134 (21,2 %)
Individuelles Einkommen	6 134 (21,2 %)
Öffentliche Altersvorsorge (Haushalt)	17 912 (61,9 %)
Haushaltseinkommen	17 912 (61,9 %)
Bildung	225 (0,8 %)
Familienstand	115 (0,4 %)
Elternschaft	131 (0,5 %)
Wohneigentum	252 (0,9 %)
Armutsquotendifferenz	30 (0,1 %)
Stichprobe Kapitel 8 (n = 36 840)	
Öffentliche Altersvorsorge	6 975 (18,9 %)
Bildungsabschluss	258 (0,7 %)
Familienstand	93 (0,3 %)
Elternschaft	167 (0,5 %)
Anzahl der Kinder	167 (0,5 %)
Wohneigentum	268 (0,7 %)
Erwerbsverlauf	10 353 (28,1 %)
Gini	4 903 (13,3 %)

Anmerkung: Auf Grundlage der Daten von SHARE Release 9.0.0, Eurostat (2024b, 2024c) und OECD (2023, 2024). n gibt die Anzahl der Beobachtungen an.

Für die vorliegende Analyse werden die im SHARE-Datensatz zur Verfügung gestellten imputierten Werte verwendet und darüber hinaus fehlende Werte für die Daten aus SHARELIFE, der OECD und von Eurostat imputiert. Dadurch können erstens mehr Fälle in die Analyse einbezogen werden, die sonst trotz geführter Interviews wegen einzelner fehlender Werte nicht genutzt werden könnten. Insbesondere im Fall fehlender Werte für Makroindikatoren würden dadurch aufgrund eines fehlenden Werts für ein Land in einem bestimmten Jahr gleich mehrere tausend Beobachtungen von der Gesamtstichprobe ausgeschlossen. Zweitens können durch den Ausschluss von Beobachtungen mit fehlenden Werten die Schätzer in den Analysen verzerrt sein, wenn die Auswahl der Beobachtungen mit ausschließlich gültigen Werten eine selektive Stichprobe darstellt (Allison, 2002). Dies ist vor allem für die Einkommensvariablen und die Angaben zum Erwerbsverlauf relevant. Im Folgenden wird genauer beschrieben, welche imputierten Werte im SHARE-Datensatz zur Verfügung gestellt werden und wie Daten für SHARELIFE, OECD und Eurostat imputiert wurden.

SHARE

Für den SHARE-Datensatz werden für eine Vielzahl von Variablen fünf Imputationen für jeden fehlenden Wert zur Verfügung gestellt. Insbesondere für die Einkommensvariablen und die öffentliche Altersvorsorge ist sonst das Risiko hoch, Beobachtungen mit niedrigerem oder besonders hohem Einkommen von der Analyse auszuschließen (Frick & Grabka, 2010). Darüber hinaus handelt es sich bei der Einkommensvariable, um eine aggregierte Variable verschiedener Einkommensquellen. Sobald eine der Fragen nicht beantwortet wurde, liegt also ein fehlender Wert für die Variable vor. Wenn zu einer einkommensbezogenen Frage keine Angabe gemacht wurde, konnten die Befragten in einer Folgefrage eine Spannweite für den Wert angeben. Auf Basis dieser Angaben und mithilfe weiterer Variablen wurden Werte für die zusammenfassenden Einkommensvariablen imputiert, die von SHARE zur Verfügung gestellt werden. Diese aggregierten Einkommensvariablen werden dann für alle Befragten eines Haushalts aufsummiert und um Angaben zum Einkommen nicht befragter Haushaltsmitglieder ergänzt, um das gesamte Haushaltseinkommen zu berechnen. Zur Imputation der Einkommensquellen werden die Informationen zu Spannweiten, die Angaben zu anderen Einkommensquellen sowie soziodemografische Angaben, Angaben zum Gesundheitsstatus, abgefragte Rechenkenntnisse und die Antwortbereitschaft in einem mehrstufigen Imputationsverfahren verwendet. Alle Imputationen werden separat für die Länder durchgeführt und für die Einkommensvariablen darüber hinaus auch getrennt nach Haushaltstyp (De Luca et al., 2015).

Die Verwendung von Imputationen ist einer Analyse einer Stichprobe mit listenweisem Fallausschluss vorzuziehen, wenn das Auftreten fehlender Werte auf einer Variable mit den übrigen Variablen zusammenhängt und unabhängig von der Höhe des nicht gemessenen Wertes ist (Enders, 2010). Das Imputationsmodell kann mehr Variablen enthalten als das Analysemodell, ohne dass dies negative Konsequenzen für die Schätzung hat (Meng, 1994). Umgekehrt kann es sogar die Effizienz der Imputationsmodelle steigern (Collins et al., 2001).

SHARELIFE
Aus den Angaben in SHARELIFE werden die Jahre in verschiedenen Erwerbsstatus und in Erwerbstätigkeit nach ISCO-Anforderungsniveau zwischen dem 20. und dem 49. Lebensjahr bezogen. Die Daten sind allerdings unvollständig, da die Befragten teilweise keine Angaben machten, die offenen Antworten zur Berufstätigkeit noch nicht vollständig codiert wurden oder in manchen Fällen keine Frage zum Beruf gestellt wurde, weil es sich um eine Übergangsphase handelte. Für jedes Jahr zwischen dem 20. und 49. Lebensjahr wurden Werte für den Erwerbsstatus und das Anforderungsniveau imputiert. Das Imputationsmodell enthält neben allen Variablen der Analysen aus Kapitel 8 folgende Variablen: ob Probleme bei den „activities of daily living“ (ADL) oder den „instrumental activities of daily living“ (IADL) vorliegen, das Nettofinanzvermögen inklusive dem quadrierten Term, die Großelternschaft, die Selbsteinschätzung zum Gesundheitsstatus und zur Anzahl der Bücher im Haushalt während der Kindheit sowie die Frage, ob die Erwerbstätigkeit vor dem 50. Lebensjahr durch eine Erkrankung oder Behinderung eingeschränkt wurde. Die Imputationen beruhen somit teilweise auf Variablen, die entweder bereits imputiert wurden oder im Fall der retrospektiven Abfragen zu Kindheit und gesundheitlichen Einschränkungen vor dem 50. Lebensjahr selbst imputiert werden müssen. Durch die Verwendung dieser Hilfsvariablen steigt die Effizienz der Imputationsmodelle, während gleichzeitig Verzerrungen verringert werden (Collins et al., 2001).

Die Werte wurden separat für alle Länder geschätzt, um die Mehrebenenstruktur der Daten zu berücksichtigen (Graham, 2009). Die fehlenden Werte wurden mittels „fully conditional specification“ (FCS) imputiert (van Buuren et al., 2006). Als Imputationsmethode wurde das „predictive mean matching“ (PMM) verwendet, mit dem Daten für kontinuierliche und kategoriale Variablen effizient imputiert werden können (van Buuren & Groothuis-Oudshoorn, 2011). Dabei werden die von einem Regressionsmodell vorhergesagten Werte als Metrik genutzt, um den Beobachtungen mit fehlenden Werten ähnliche Beobachtungen mit gültigen Werten zuzuordnen und deren Werte zu imputieren (van Buuren, 2018). Um die Verzerrungen in den Imputationen mittels PMM zu reduzieren wurden die gültigen Werte von den 10 ähnlichsten Beobachtungen als Datenspende für einen fehlenden Wert herangezogen (Morris et al., 2014). Wie im Imputationsdatensatz von SHARE wurden ebenfalls fünf Werte für eine Beobachtung imputiert. Aus den beobachteten Werten für die einzelnen Jahre wurden dann die Gesamtzeiten in verschiedenen Erwerbsstatus und ISCO-Anforderungsniveaus berechnet.

Makroindikatoren

Fehlende Werte für die Gini-Koeffizienten sowie die Armutsquoten mit und ohne Renten wurden in einem Datensatz mit Länder-Jahren als Beobachtungen imputiert. Neben den Länder-Jahren der SHARE-Befragung enthält dieser Datensatz auch alle Beobachtungen für die Länder-Jahre zwischen 2003 und 2022, an denen die SHARE-Befragung nicht durchgeführt wurde. Das Imputationsmodell basiert auf folgenden Variablen: den Ländermittelwerten für die Variablen der Analyse aus dem SHARE-Datensatz inklusive der Variable zur Großelternschaft, den Makroindikatoren der Analyse, dem Gini-Koeffizienten für die gesamte Bevölkerung (OECD, 2024), den Nettoersatzquoten der OECD (2023) für 100 % und 200 % des durchschnittlichen Einkommens sowie das Quintilsverhältnis S80/S20 der Bevölkerung ab 65 Jahren und die aggregierten Nettoersatzquoten von Eurostat (2024a, 2024d). Die aggregierten Nettoersatzquoten von Eurostat beziehen sich auf alle Renteneinkünfte aus öffentlicher, betrieblicher und privater Altersvorsorge (European Commission, 2024). Die Ländermittelwerte für Variablen der Individualebene sind geeignet, um bei der Imputation der Makroindikatoren mittels FCS auch diesen Teil des Analysemodells zu berücksichtigen (Grund et al., 2018). Die zusätzlichen Variablen, die nicht in den Analysen enthalten sind, dienen als Hilfsvariablen.

Als Imputationsmodell werden für alle zu imputierenden Variablen lineare Regressionen verwendet. Obwohl Gini-Koeffizienten und Armutsquoten einen begrenzten Bereich plausibler Werte haben, sind lineare Regressionen zur Imputation in solchen Fällen gegenüber gestutzten Regressionen (engl. *truncated regressions*) zu bevorzugen, da die Verzerrung der Schätzer in den Analysemodellen mit imputierten Daten geringer sind (Von Hippel, 2013). Auf Basis der imputierten Werte wurden anschließend die Differenzen der Armutsquoten mit und ohne Renten berechnet.

5.4.2 Within-between random effects Modelle (REWB)

Für ländervergleichende Analysen sind Mehrebenenmodelle mit *random effects* (RE) eine geeignete Methode, um Effekte für Variablen auf der Individualebene und auf der Länderebene für mehrere Beobachtungszeitpunkte zu schätzen (Schmidt-Catran & Fairbrother, 2016). In diesen Modellen wird die höhere Ebene, z. B. Länder, als Level-2 bezeichnet, während die untere Ebene, z. B. Individuen in Ländern, Level-1 genannt wird. Um verlässliche Schätzer für lineare RE-Mehrebenenmodelle zu erhalten empfehlen Bryan und Jenkins (2016) mindestens 25 Beobachtungen auf der höheren Ebene. Anders als bei Modellen mit *fixed effects* (FE) können mit RE-Modellen auch Effekte für Level-2-Variablen der Länderebene geschätzt werden. Dieser Vorteil geht allerdings mit dem Nachteil einher, dass die Schätzer verzerrt sind, wenn relevante konfundierende Variablen nicht in der Analyse enthalten sind (Bell & Jones, 2015). Dieser Nachteil kann durch die Verwendung sogenannter „hybrider" Modelle überwunden werden (Allison, 2009), die auch „between-within" Modelle (Neuhaus & Kalbfleisch, 1998) oder „within-between random effects" (REWB) Modelle (Bell et al., 2019) genannt werden. In diesen Modellen werden die Variablen in zwei Teile zerlegt: den Mittelwert $\overline{x}_j$ der Level-2-Gruppe und die Abweichung $(x_{ij} - \overline{x}_j)$ der Level-1-Beobachtungen vom Gruppenmittelwert. Das Modell wird dann mittels *generalized least squares* geschätzt. Das REWB-Modell ist eine Transformation des von Mundlak (1978) beschriebenen Modells, welches statt der Gruppenmittelwerte die untransformierten Werte x_{ij} enthält. In Anlehnung an Bell und Jones (2015) sowie Bell et al. (2019) kann das REWB-Modell wie folgt dargestellt werden:

$$y_{ij} = \beta_0 + \beta_{1W}\left(x_{ij} - \overline{x}_j\right) + \beta_{2B}\overline{x}_j + \beta_3 z_j + (u_j + e_{ij}) \qquad (5.1)$$

y_{ij} ist der Wert jeder individuellen Beobachtung i in einer Gruppe j. β_0 steht für die Konstante. Der Koeffizient der *within*-Komponente β_{1W} gibt an, um wie viel sich y_{ij} zwischen zwei Beobachtungen aus einer Gruppe j unterscheidet, wenn sich beide Beobachtungen um eine Einheit von x_{ij} unterscheiden. Entsprechend zeigt der Koeffizient der *between*-Komponente β_{2B} an, um wie viel y_{ij} abweicht, wenn der Gruppenmittelwert $\overline{x}_j$ um eine Einheit größer ist. β_3 steht für den Koeffizienten der Variable z_j, deren Werte für alle i in einer Gruppe j konstant sind. Der Fehlerterm ist aufgeteilt in einen Fehlerterm u_j für alle Gruppen und einen Fehlerterm e_{ij} aller Beobachtungen in einer Gruppe.

Der Koeffizient der *within*-Komponente β_{1W} ist im REWB-Modell identisch zum Koeffizienten eines FE-Modells, dass mit *ordinary least squares* (OLS) und der *within*-Transformation geschätzt wird (Allison, 2009). Der Koeffizient für die Gruppenunterschiede β_{2B} ist identisch mit dem Koeffizienten eines Modells mit *between effects* (BE), wenn alle Gruppen gleich groß sind, bzw. wenn es sich im Längsschnitt um ein balanciertes Panel handelt (Giesselmann & Windzio, 2012). Sind die Gruppen unterschiedlich groß, so handelt es sich bei den Effekten um die nach Gruppengröße gewichteten BE.[2]

Sind die Daten im *time-series cross-sectional*-Format (TSCS) vorhanden, z. B. Länder mit wiederkehrenden Befragungen unterschiedlicher Befragter über mehrere Befragungszeitpunkte, dann können auch zeitveränderliche Variablen für Gruppen in eine *within*-Komponente $\left(z_{jt} - \bar{z}_j\right)$ und eine *between*-Komponente $\bar{z}_j$ für mehrere Zeitpunkte t zerlegt werden (Fairbrother, 2014; Schmidt-Catran et al., 2019). Das Modell aus Gleichung (5.1) wird entsprechend wie folgt erweitert:

$$\begin{aligned} y_{ijt} = \beta_0 + \beta_{1W}\left(x_{ijt} - \bar{x}_j\right) + \beta_{2B}\bar{x}_j + \beta_{3W}\left(z_{jt} - \bar{z}_j\right) + \beta_{4B}\bar{z}_j + (u_j + u_{jt} \\ + e_{ijt}) \end{aligned} \tag{5.2}$$

Der Koeffizient β_{3W} gibt nun an, um wie viel sich der Wert von y_{ijt} ändert, wenn z_{jt} um eine Einheit ansteigt. β_{4B} zeigt, um wie viel y_{ijt} abweicht, wenn der Mittelwert $\bar{z}_j$ aller Beobachtungen über die Zeit um eine Einheit größer ist.

Interaktionseffekte sind ein geeignetes Mittel, um Effektheterogenitäten im REWB-Modell darzustellen. Sowohl Interaktionen zwischen Variablen desselben Levels als auch Cross-Level-Interaktionen können in das Modell aufgenommen werden. Dafür werden die Variablen zuerst miteinander multipliziert und anschließend die Mittelwerte $\overline{x_j z_j}$ und Differenzen $\left(x_{ijt} z_{jt} - \overline{x_j z_j}\right)$ berechnet (Schunck, 2013).

$$\begin{aligned} y_{ijt} = \beta_0 + \beta_{1W}\left(x_{ijt} - \bar{x}_j\right) + \beta_{2B}\bar{x}_j + \beta_{3W}\left(z_{jt} - \bar{z}_j\right) + \beta_{4B}\bar{z}_j \\ \beta_{5W}\left(x_{ijt} z_{jt} - \overline{x_j z_j}\right) + \beta_{6B}\overline{x_j z_j} + (u_j + u_{jt} + e_{ijt}) \end{aligned} \tag{5.3}$$

Handelt es sich um eine zeitkonstante Level-2-Variable v_j, sieht die Gleichung wie folgt aus:

$$\begin{aligned} y_{ijt} = \beta_0 + \beta_{1W}\left(x_{ijt} - \bar{x}_j\right) + \beta_{2B}\bar{x}_j + \beta_3 v_j \\ \beta_{4W}\left(x_{ijt} v_j - \bar{x}_j v_j\right) + \beta_{5B}\bar{x}_j v_j + (u_j + e_{ijt}) \end{aligned} \tag{5.4}$$

[2] Auch bei *fixed effects* handelt es sich um nach Anzahl der Beobachtungen gewichtete Koeffizenten (Brüderl & Ludwig, 2015).

Anders als bei β_{5W} in Gleichung (5.3) handelt es sich bei β_{4W} in Gleichung (5.4) nicht um einen vollständigen FE. Er enthält neben der *within*-Komponente auch die *between*-Komponente der zeitkonstanten Level-2-Variable v_j (Giesselmann & Schmidt-Catran, 2022). Er ist identisch mit dem Koeffizienten einer Interaktion von einer zeitvariierende Level-1-Variable mit einer zeitkonstanten Level-2-Variable $x_{ijt}v_j$ eines FE-Modells (s. Abschnitt 5.4.3).

Da das REWB-Modell auf dem RE-Modell basiert, liefert es unverzerrte Schätzer, die mittels Standardtests und Konfidenzintervallen Rückschlüsse auf die Grundgesamtheit zulassen, wenn die folgenden Annahmen erfüllt sind (Andreß et al., 2013):

- Es handelt sich bei dem Paneldatensatz um eine einfache Zufallsstichprobe.
- Alle Parameter β sind linear.
- Alle unabhängigen Variablen x sind keine lineare Funktion einer anderen unabhängigen Variablen des Modells.
- Der innerhalb der Gruppen variierende Fehlerterm e_{ij} ist unabhängig von allen Messungen aller unabhängigen Variablen x_{ij} (strikte Exogenität) und dem invarianten Fehlerterm u_j.
- Der invariante Fehlerterm u aller Gruppen j entspricht im Mittel β_0. Der invariante Fehlerterm einer Gruppe ist unabhängig von allen Messungen aller unabhängigen Variablen x_{ij}.
- Die Varianz des varianten Fehlerterms e_{ij} ist konstant über die Beobachtungen i in Abhängigkeit von allen unabhängigen Variablen x_{ij} und dem invarianten Fehlerterm u_j.
- Der Fehlerterm zweier Beobachtungen in einer Gruppe ist unkorreliert in Abhängigkeit von allen unabhängigen Variablen x_{ij} und dem invarianten Fehlerterm u_j.
- Beide Fehlerterme sind normalverteilt: $u_j \sim N\left(0, {\sigma_u}^2\right)$ und $e_{ij} \sim N\left(0, {\sigma_e}^2\right)$
- Entsprechend gilt auch für das Modell in Gleichung (5.2), dass die Residuen der Gruppenzeitpunkte normalverteilt sein müssen, damit die Schätzer des Modells unverzerrt sind: $u_{jt} \sim N\left(0, {\sigma_u}^2\right)$

Ein REWB-Modell ist geeignet, um die Zusammenhänge von öffentlicher Altersvorsorge und subjektivem Wohlbefinden sowie die moderierenden Effekte von Einkommensungleichheit und Einkommensumverteilung durch öffentliche Altersvorsorge zu untersuchen. Dabei können gleichzeitig Unterschiede von Rentner*innen innerhalb der Länder (FE) und Unterschiede zwischen Ländern (BE) betrachtet werden. Darüber hinaus werden damit auch Unterschiede des Zusammenhangs zwischen Einkommensgruppen analysiert. Hinzu kommt, dass sowohl allgemein Länderunterschiede in der Einkommensungleichheit bzw. -umverteilung, als auch Veränderungen der Einkommensungleichheit über die Zeit innerhalb von Ländern untersucht werden. In Kapitel 6 werden die Ergebnisse dieser Analyse dargestellt.

5.4.3 Fixed effects (FE) Modelle

Um die Auswirkungen von Lebensereignissen auf das subjektive Wohlbefinden von Personen mit Paneldaten zu untersuchen, werden häufig FE-Modelle verwendet (Krämer et al., 2024). In FE-Modellen werden für Paneldaten aus Personenbefragungen alle Messungen von x einer Beobachtung i um den Mittelwert der Messungen über alle Zeitpunkte t für eine Person zentriert $(x_{it} - \overline{x}_i)$ (Andreß et al., 2013). Das dazugehörige Modell kann wie folgt beschrieben werden:

$$(y_{it} - \overline{y}_i) = \beta_1(x_{it} - \overline{x}_i) + e_{it} \tag{5.5}$$

Ein Vorteil von FE-Modellen gegenüber den oben beschriebenen RE-Modellen ist, dass die Schätzer unverzerrt sind, selbst wenn personenspezifische unbeobachtete Heterogenität vorliegt ($u_i \neq 0$) und diese nicht wie in RE-Modellen modelliert und kontrolliert werden muss. Dafür können keine zeitkonstanten Variablen in das FE-Modell aufgenommen werden.

Um Gruppenunterschiede in den Veränderungen $(y_{it} - \overline{y}_i)$ in Abhängigkeit von $(x_{it} - \overline{x}_i)$ zu untersuchen, können Interaktionen von zeitvariierenden Variablen x mit zeitkonstanten Variablen z aufgenommen werden (Collischon & Eberl, 2020). Das Modell sieht dann aus wie in Gleichung (5.6) beschrieben.

$$(y_{it} - \overline{y}_i) = \beta_1(x_{it} - \overline{x}_i) + \beta_2(x_{it} - \overline{x}_i)z_i + e_{it} \tag{5.6}$$

Der Koeffizient β_2 gibt den Unterschied im Koeffizienten β_1 an, wenn der Unterschied zwischen zwei Personen eine Einheit von z_i beträgt. Wie auch im REWB-Modell enthält die Interaktion eine *between*-Komponente (Giesselmann & Schmidt-Catran, 2022).

Die Schätzer im FE-Modell sind unverzerrt und lassen mittels Standardtests und Konfidenzintervallen Rückschlüsse auf die Grundgesamtheit zu, wenn die folgenden Annahmen erfüllt sind (Andreß et al., 2013):

- Es handelt sich bei dem Paneldatensatz um eine einfache Zufallsstichprobe.
- Alle Parameter β sind linear.

- Alle unabhängigen Variablen x sind keine lineare Funktion einer anderen unabhängigen Variablen des Modells.
- Der zeitvariante Fehlerterm e_{it} ist unabhängig von allen Messungen aller unabhängigen Variablen x_{it} (strikte Exogenität) und dem zeitinvarianten Fehlerterm u_i.
- Die Varianz des zeitvarianten Fehlerterms e_{it} ist konstant über die Zeitpunkte t in Abhängigkeit von allen unabhängigen Variablen x_{it} und dem zeitinvarianten Fehlerterm u_i.
- Der Fehlerterm zweier Beobachtungen einer Person ist unkorreliert in Abhängigkeit von allen unabhängigen Variablen x_{it} und dem zeitinvarianten Fehlerterm u_i.
- Der zeitvariante Fehlerterm ist normalverteilt $e_{it} \sim N\left(0, {\sigma_e}^2\right)$

Prinzipiell könnten die Koeffizienten für FE und Interaktionen auch mit einem REWB-Modell geschätzt werden. Wenn jedoch in der Analyse kein substanzielles Interesse an den BE besteht, ist das FE-Modell sparsamer. Mit FE-Modellen soll daher der Zusammenhang zwischen öffentlicher Altersvorsorge und subjektivem Wohlbefinden zum Renteneintritt untersucht werden. Weiterhin soll mit Interaktionen geprüft werden, ob für den Zusammenhang Gruppenunterschiede zwischen Personen mit unterschiedlichem Einkommen bestehen und ob die Einkommensumverteilung oder die Armutsreduktion durch öffentliche Altersvorsorge den Zusammenhang zwischen öffentlicher Altersvorsorge und Einkommen moderiert. Die Ergebnisse dieser Analyse finden sich in Kapitel 7. Der Datensatz der zweiten Analyse in Kapitel 7 enthält für alle Befragten zwei Beobachtungen. Daher sind die Ergebnisse der FE-Modelle in diesen Analysen identisch zu einem *first difference* Modell (Andreß et al., 2013).

FE-Modelle lassen sich nicht nur für Paneldaten verwenden, sondern sind auch geeignet, um die unbeobachtete Heterogenität auf der Länderebene zu kontrollieren (Bell et al., 2019). In diesem Fall wird auch von „country fixed effects“ (cFE) gesprochen (Giesselmann & Schmidt-Catran, 2019). In Kapitel 8 werden FE-Modelle verwendet, um unter Kontrolle der Ländereffekte zu prüfen, ob der Zusammenhang zwischen öffentlicher Altersvorsorge und subjektivem Wohlbefinden größer ist, wenn mehr Jahre des Erwerbsverlaufs in einem niedrigen SES verbracht wurden.

5.4.4 Coarsened exact matching (CEM)

Matchingverfahren werden dazu verwendet, um den kausalen Effekt eines Treatments D zu schätzen, indem die Ergebnisgröße Y zwischen einer Gruppe, die das Treatment erhalten hat, und einer Kontrollgruppe, die das Treatment nicht erhalten hat, verglichen werden. Bei Matchingverfahren werden Beobachtungen der Treatment-Gruppe mit Beobachtungen der Kontrollgruppe zusammengebracht, die sich in Eigenschaften ähneln, die für die (Selbst-)Selektion in beide Gruppen als relevant erachtet werden oder allgemein einen möglichen Störfaktor darstellen (Gangl, 2010). Dadurch soll erreicht werden, dass sich die Verteilungen der Matchingvariablen zwischen Treatment- und Kontrollvariablen möglichst ähnlich sind. Somit können nach dem Matching in einem nächsten Analyseschritt die Unterschiede in Y zwischen ähnlichen Beobachtungen aus Treatment- und Kontrollgruppe miteinander verglichen werden (Iacus et al., 2012).

Mit Matchingverfahren kann der *average treatment effect of the treated* (ATT) geschätzt werden, der angibt, wie stark sich die Ergebnisgröße Y für die Treatment-Gruppe von dem kontrafaktischen Zustand unterscheidet, dass die Beobachtungen der Treatment-Gruppe das Treatment nicht erhalten hätten.

$$ATT = E[Y_{1i}|D_i = 1] - E[Y_{0i}|D_i = 1] \tag{5.7}$$

Als Ersatz für den nicht beobachtbaren Zustand $E[Y_{0i}|D_i = 1]$, werden die gematchten Beobachtungen der Kontrollgruppe verwendet. Zur Schätzung des ATT nach einem Matchingverfahren können verhältnismäßig einfache nichtparametrische Verfahren verwendet werden, wie etwa ein Vergleich der gewichteten Mittelwerte (Gangl, 2015). Dazu muss die Annahme erfüllt sein, dass alle relevanten Störgrößen im Matching berücksichtigt wurden und die Verteilungen der Matchingvariablen für die Treatment- und Kontrollgruppe identisch sind.

Um die Ähnlichkeit zu bestimmen, werden beim Coarsened exact matching die Kategorien der Matchingvariablen vergröbert (engl. *coarsened*), um anschließend Beobachtungen aus der Treatment-Gruppe mit exakt gleichen Ausprägungen auf den vergröberten Variablen zu matchen (Iacus et al., 2012). Prinzipiell können Variablen aller Skalenniveaus für das Matching verwendet werden. Variablen werden vergröbert, indem mehrere Ausprägungen zusammengefasst werden, wobei unterschiedlich viele Ausprägungen pro Kategorie zusammengefasst werden können. Obwohl es vor allem den Forschenden überlassen ist, wie sie Variablen vergröbern, existieren auch automatisierte Verfahren (Iacus et al., 2011). Aus den Kombinationen der „vergröberten" Kategorien werden mehrere mögliche Schichten identifiziert, denen die Beobachtungen zugeordnet werden können. Können

Schichten nur Beobachtungen der Treatment- oder der Kontrollgruppe zugeordnet werden, dann werden diese Beobachtungen vom Matching ausgeschlossen. Für alle Beobachtungen, für die mindestens ein Match in der jeweils anderen Gruppe existiert, können Gewichte berechnet werden. Für den einfachsten Fall einer Matchingvariable mit zwei vergröberten Kategorien, denen jeweils eine Beobachtung der Treatment- und der Kontrollgruppe zugeordnet werden können, beträgt die Gewichtung für alle Beobachtungen der Kontrollgruppe 1, da die Verteilung der Matchingvariable in der Treatment- und in der Kontrollgruppe identisch ist. Enthält nun eine Kategorie der Matching-Variable eine Beobachtung mehr für die Experimental- oder Kontrollgruppe, so werden Gewichtungen erstellt, die eine gleichmäßige Besetzung aller Schichten simulieren. Durch die Verwendung der Gewichtungen wird die *imbalance* reduziert (Iacus et al., 2012).

Als Maß für die *imbalance* schlagen Iacus et al. (2011) $\mathcal{L}_1$ vor, das die relativen Verteilungen aller Kategorien der Matchingvariablen zwischen Treatment- und Kontrollgruppe vergleicht. Liegt dieser Wert bei 0, so sind die Verteilungen beider Gruppen vollständig voneinander getrennt. Beträgt der Wert 1, so sind die Verteilungen identisch. Durch den Vergleich der *imbalance* ohne Vergröberung der Variablen und der *imbalance* mit Vergröberung der Variablen, kann demnach bestimmt werden, wie sehr das CEM die *imbalance* reduziert. Je stärker die Verteilungen der Matchingvariablen zwischen Treatment- und Kontrollgruppe nach Anwendung eines Matchingverfahrens voneinander abweichen, desto stärker ist die Schätzung von der Modellspezifikation abhängig (Iacus et al., 2012). Um auf die verbliebene *imbalance* nach dem Matching zu kontrollieren, können etwa Regressionsmodelle zur Schätzung des ATT verwendet werden (Blackwell et al., 2009). Werden zur Schätzung des ATT nur die gematchten Beobachtungen herangezogen, so handelt es sich um den lokalen ATT und nicht den globalen ATT der gesamten Stichprobe. Daher ist es sinnvoll, die Ergebnisse für die gematchte Stichprobe mit den Ergebnissen einer Analyse der ungematchten Stichprobe zu vergleichen.

Für die vorliegende Analyse in Kapitel 8 werden die mittleren gewichteten Unterschiede in der Lebenszufriedenheit zwischen der Treatment- und Kontrollgruppe unter Kontrolle der ursprünglichen Matchingvariablen mittels OLS-Regressionen geschätzt. Die Variablen werden alle auf Basis der Informationen zu den Verteilungen vergröbert. Als Treatment wird die länderspezifische Höhe der Nettoersatzquote für niedrige Einkommen – unterteilt in „hoch“ und „niedrig“ – verwendet.

5.4.5 k-Means Clusteranalyse

Um die Beobachtungen großer Datensätze zu klassifizieren, bieten sich partitionierende Verfahren an. Eine weit verbreitete Methode ist die k-Means Clusteranalyse, die zur Bestimmung der Cluster verwendet werden kann, wenn alle Variablen metrisches Skalenniveau aufweisen (Jain, 2010). Bei der k-Means Clusteranalyse werden mehrere Beobachtungen zu einer vorab festgelegten Anzahl von Clustern zugeordnet. Für alle Cluster werden die Zentroide als Mittelwerte aller Variablen berechnet, die zur Bestimmung der Cluster ausgewählt wurden. Um die Zentroide korrekt zu berechnen, wird empfohlen, für alle Variablen eine z-Standardisierung durchzuführen. Eine Beobachtung wird dem Cluster zugeordnet, zu dessen Zentroid es den geringsten quadrierten Abstand hat. Nach der Zuordnung werden die Zentroide erneut berechnet, um anschließend die aktualisierten quadrierten Abstände für alle Beobachtungen zu berechnen. Ist der quadrierte Abstand einer Beobachtung zu dem Zentroiden eines anderen Clusters geringer als zu dem Zentroid, zu dem es ursprünglich zugeordnet wurde, so wechselt es den Cluster. Dieses Vorgehen wird solange wiederholt bis die Summe der quadrierten Abweichungen aller Beobachtungen von den Zentroiden ihrer Cluster – die Gesamtvarianz –minimal ist (Everitt et al., 2011; Wiedenbeck & Züll, 2010).

Um die Anzahl der Cluster zu bestimmen, kann zunächst das sogenannte *elbow*-Kriterium auf die *within sum of squares* (WSS) angewendet werden. Mit Abnahme der festgelegten Anzahl der Cluster steigt die Gesamtvarianz innerhalb der Cluster an. Wenn dabei ein Punkt identifizierbar ist, an dem die Gesamtvarianz zwischen zwei Clusterlösungen stark ansteigt, so kann die Clusterlösung vor dem starken Anstieg als optimale Lösung identifiziert werden (Backhaus et al., 2021). Das *elbow*-Kriterium kann außerdem auch auf den η^2-Koeffizienten angewendet werden, der den Anteil der erklärten Varianz der verschiedenen Clusterlösungen für alle Variablen angibt. Ein weiterer Index, um über die geeignete Anzahl von Clustern zu entscheiden ist der Koeffizient für den *proportional reduction of error* (PRE). Dieser gibt an, um wie viel Prozent die quadrierten Abweichungen einer Clusterlösung im Vergleich zu einer Clusterlösung mit einem Cluster weniger (Makles, 2012) reduziert werden. Schließlich kann auch der Wert des Calinski-Harabasz Index zwischen verschiedenen Clusterlösungen verglichen werden (Calinski & Harabasz, 1974). Je höher der Wert ist, desto größer ist die Varianz zwischen Clustern im Verhältnis zur Varianz innerhalb der Cluster. Ähnlich wie beim *elbow*-Kriterium signalisiert auch hier ein starker Anstieg, dass die Clusterlösung nach dem Anstieg eine angemessene Repräsentation der Datenstruktur darstellt (Backhaus et al., 2021).

Für die Erwerbsverläufe der Befragten liegen die Summe der Jahre in verschiedenen Erwerbsstatus und Erwerbstätigkeiten in verschiedenen ISCO-Anforderungsniveaus im Zeitraum zwischen 20 und 49 Jahren vor, die auf den Angaben der retrospektiven Befragung in SHARELIFE beruhen. Mit einer k-Means Clusteranalyse werden in Kapitel 8 Cluster von Erwerbsverläufen identifiziert. In einem nächsten Schritt werden dann Unterschiede im Zusammenhang von Lebenszufriedenheit und Nettoersatzquote zwischen Rentner*innen unterschiedlicher Cluster von Erwerbsverläufen untersucht.

5.5 Limitationen von Daten und Methoden

Die Analysen in dieser Dissertation basieren auf internationalen Befragungsdaten, die mit linearen Modellen und Matchingverfahren untersucht werden. Die Datenstruktur sowie die Modellierungen sind mit verschiedenen methodischen Einschränkungen verbunden, die Auswirkungen auf die Interpretation der Ergebnisse haben.

Daten

Für die Analysen werden Daten zur Lebenszufriedenheit im Ländervergleich ausgewertet. Obwohl Länderunterschiede in der Lebenszufriedenheit in Abhängigkeit von einer Vielzahl von Faktoren analysiert wurden, gibt es Hinweise darauf, dass die Unterschiede zwischen Ländern auch ein Ergebnis unterschiedlicher landesspezifischer Antworttendenzen sind (Angelini et al., 2014). Deshalb können die Auswirkungen kontextueller und individueller Faktoren auf die Lebenszufriedenheit nur unter der Einschränkung interpretiert werden, dass sich das Antwortverhalten zwischen Ländern nicht unterscheidet.

In dieser Dissertation nimmt die öffentliche Altersvorsorge eine zentrale Rolle ein. Neben ihrer symbolischen Bedeutung und ihrem Potenzial der materiellen Absicherung als größter Anteil der Alterssicherung in Europa ist ebenso relevant, dass es sich bei der öffentlichen Altersvorsorge um eine verpflichtende Maßnahme der Alterssicherung handelt. Allerdings gibt es einige Länder wie Dänemark, die Niederlande, Schweden oder die Schweiz, in denen die betriebliche oder private Altersvorsorge (teilweise) verpflichtend sind (OECD, 2023; Schneider et al., 2021). Die Berechnung der öffentlichen Altersvorsorge weicht daher zumindest für die Niederlande von der Berechnung in den übrigen Ländern ab (SHARE-ERIC, 2024). Dennoch wird deutlich, dass die öffentliche Altersvorsorge nur eingeschränkt zwischen den Ländern vergleichbar ist und darüber hinaus nicht immer alle verpflichtenden Renten enthält. Dagegen enthält die von der OECD berechnete Nettoersatzquote alle verpflichtenden Renten. Sie bezieht sich allerdings nicht auf das tatsächliche Einkommen der Befragten.

Eine weitere Einschränkung der Ergebnisse ergibt sich daraus, dass der Anteil der öffentlichen Altersvorsorge nur berechnet werden kann, wenn Befragte ein (Haushalts-)Einkommen haben. Alle Fälle ohne Einkommen werden dementsprechend nicht in den Analysen berücksichtigt. Insgesamt liegen für die Einkommensvariablen und die öffentliche Altersvorsorge eine hohe Anzahl an fehlenden Werten vor (s. Tabelle 5.2). Dies liegt unter anderem daran, dass die aggregierte Einkommensvariable einen fehlenden Wert erhält, sobald zu einer Einkommensquelle keine Angabe gemacht wurde. Die Aggregation aller Einkommensquellen kann außerdem zu einer Unterschätzung des Einkommens führen, wenn Personen aus einem Haushalt eine Einkommensquelle nicht angeben oder das Einkommen nicht befragter Haushaltsmitglieder unterschätzt wird (Thompson & Tamborini, 2023).

Zwar kann durch die Berücksichtigung der Imputationen die Selektion aufgrund fehlender Werte verringert werden. Gleichzeitig nimmt jedoch die Unsicherheit bei der Schätzung der Modelle aufgrund der fehlenden Werte zu. Da die von SHARE zur Verfügung gestellten Imputationen nicht auf Modellen basieren, die alle Variablen der Analysen beinhalten, besteht die Möglichkeit, dass die Kovariationen zwischen Variablen der Analyse durch die Verwendung der bereitgestellten Imputationen unterschätzt wird (Rubin, 1996). Gerade weil sich die Imputationen auf Variablen stützen, die so oder zumindest in ähnlicher Form auch im Analysemodell enthalten sind, und da außerdem die Imputationen getrennt für die Länder durchgeführt wurden, ist aber davon auszugehen, dass die Verzerrung der Schätzer für Variablen auf der Individualebene als auch auf der Makroebene geringer ausfällt als für ein Analysemodell ohne Imputationen.

Bei der Analyse von Erwerbsverläufen muss außerdem berücksichtigt werden, dass es sich hierbei um retrospektive Daten handelt, die anfällig für Erinnerungsfehler sind. Vor allem Phasen der Erwerbslosigkeit werden in retrospektiven Befragungen eher unterschätzt (Jürges, 2007). Hinzu kommt, dass durch die Art der Befragung in SHARELIFE und die Operationalisierung Phasen der Erwerbslosigkeit nicht berücksichtigt werden, wenn sie weniger als sechs Monate andauerten. Auch die Variablen für die Erwerbsverläufe enthalten viele fehlende Werte, da die Anforderungsniveaus in SHARE (noch) nicht für alle Befragten codiert wurden.

Für die Messung des SES werden in allen vorliegenden Analysen einzelne Indikatoren verwendet, die nicht die Mehrdimensionalität des Konzepts berücksichtigen (Antonoplis, 2023). Auch ist nicht klar, ob sich die Operationalisierung des SES mit der subjektiven Wahrnehmung der eigenen Position deckt (Tan et al., 2020). Daran schließt sich die Frage an, ob die Makroindikatoren mit der subjektiven Wahrnehmung kontextueller Faktoren übereinstimmen (Breunig et al., 2022). Schließlich besteht die Möglichkeit, dass Zusammenhänge von subjektivem Wohlbefinden und SES unterschätzt werden, da sowohl ein niedriges subjektives Wohlbefinden als auch ein niedriger SES die Wahrscheinlichkeit für die Nicht-Teilnahme an einer (wiederholten) Befragung erhöhen (Kratz & Patzina, 2020).

Methoden
Bei SHARE handelt es sich um eine Panelbefragung, an der Befragte mehrfach teilnehmen. Das REWB-Modell kann für TSCS-Daten geschätzt werden, die für mehrere Zeitpunkte unterschiedliche Befragte innerhalb der Länder befragen. Um die Daten in ein TSCS-Format zu überführen können daher mehrere Beobachtungen von Befragten nicht genutzt werden. Dadurch gehen Informationen aus den zusätzlichen Beobachtungen verloren, die mit einem RE-Modell geschätzt werden könnten, weil dann die Aufteilung in FE und BE nicht möglich wäre. Alternativ könnten Befragte als eigenes Level in der Analyse berücksichtigt werden. Somit würden weitere Koeffizienten für die Veränderungen innerhalb von Befragten und Unterschiede zwischen Befragten geschätzt werden. Da diese in diesem Modell nicht von Interesse sind, wird stattdessen auf die zusätzlichen Beobachtungen aus der Panelbefragung verzichtet.

Das REWB-Modell basiert außerdem auf 25 Ländern, weshalb nur wenige Level-2-Variablen für Länderkontexte und Cross-Level-Interaktionen in den Analysen berücksichtigt werden können, bevor die Modelle unverlässliche Schätzer produzieren (Bell et al., 2019; Stegmueller, 2013). In der Literatur existieren keine Empfehlungen, wie viele Level-2-Variablen und Cross-Level-Interaktionen für welche Anzahl an Level-2-Beobachtungen geschätzt werden können.

In den FE-Modellen zur Analyse der Rentenübergänge werden nur die Beobachtungen direkt vor und nach dem Renteneintritt berücksichtigt. Beobachtungen, die weiter als eine Welle vor und nach dem Renteneintritt liegen, werden nicht in die Analyse einbezogen. Dadurch soll sichergestellt werden, dass beobachtete Veränderungen der öffentlichen Altersvorsorge nur auf den Renteneintritt zurückzuführen sind und nicht auf andere Lebensereignisse wie etwa Scheidung oder Verwitwung, wenn diese nicht zum Rentenübergang eintreten. Somit können die Ergebnisse nicht für andere Zeitpunkte vor und nach dem Renteneintritt generalisiert werden. Generell liefern die REWB- und FE-Modelle nur unverzerrte Schätzer, wenn die in Abschnitten 5.4.2 und 5.4.3 formulierten Annahmen erfüllt sind.

Für die OLS-Regressionen in Kombination mit CEM in Kapitel 8 sind Fehlspezifikationen weniger bedeutsam als für die anderen linearen Modelle in den

Analysen (Blackwell et al., 2009). Umso wichtiger ist die Modellspezifikation des CEM, welche die Auswahl und Vergröberung der Matchingvariablen betrifft. Je selektiver außerdem die Stichprobe der gematchten Beobachtungen ist, desto bedeutsamer wird die Modellspezifikation für die Schätzung des globalen ATT (Iacus et al., 2012). Weil mit Matchingverfahren keine kontinuierlichen Treatments untersucht werden können (Gangl, 2015), muss die Variable für die Nettoersatzquoten in eine kategoriale Variable transformiert werden, was mit einem Informationsverlust verbunden ist. Entsprechend ist das Modell zur Schätzung des ATT davon abhängig, wie die Treatment-Variable definiert wird.

Die Analysen in Kapitel 8 hängen außerdem davon ab, welche Clusterlösung gewählt wurde. Darüber hinaus existieren eine Vielzahl von Methoden zur Klassifizierung von Daten wie z. B. weitere Clusterverfahren oder latente Klassenanalysen (Gao et al., 2023). Die in dieser Dissertation verwendete k-Means Clusteranalyse stellt dementsprechend nur eine Möglichkeit der Klassifikation dar. Dieses Verfahren wurde gewählt, da es homogene, gut voneinander abgrenzbare Cluster erzeugt und auch für große Datenmengen anwendbar ist (Backhaus et al., 2021). Durch die Clusteranalyse wurden allerdings keine sequenziellen Muster in den Erwerbsverläufen berücksichtigt, die z. B. Statuswechsel innerhalb eines Erwerbsverlaufs abbilden können. Insofern wird die Klassifizierung durch die Clusteranalyse unter Umständen der Komplexität von Erwerbsverläufen nicht gerecht (Rowold et al., 2024).

Generell können mit den verwendeten Methoden Zusammenhänge identifiziert werden, die nur dann auch als kausal interpretiert werden können, wenn der Einfluss von relevanten Drittvariablen und das Vorliegen von Endogenität ausgeschlossen werden können (Andreß et al., 2013; Wolf & Best, 2015). Mögliche Einflüsse durch Drittvariablen werden in den Modellen durch Aufnahme von Kontrollvariablen berücksichtigt. Gerade für das REWB-Modell, aber auch für die anderen Modelle sind die Möglichkeiten jedoch beschränkt, Drittvariablen für die Länderkontexte hinzuzufügen ohne dass dies zu einer Verzerrung der Schätzer führt, da nur 25 Länder im Datensatz enthalten sind. Umgekehrte Kausalität würde bei den untersuchten Zusammenhängen bedeuten, dass weniger zufriedene Menschen einen höheren Anteil an öffentlicher Altersvorsorge erhalten. Mit den vorliegenden Methoden kann umgekehrte Kausalität zwar nicht ausgeschlossen werden, durch die Verwendung von REWB- und FE-Modellen sowie CEM wird aber versucht, den Einfluss unbeobachteter Heterogenität bzw. von Selektionseffekten zu minimieren (Andreß et al., 2013; Iacus et al., 2012). Weitere Methoden zur Identifikation kausaler Effekte sind etwa Instrumentenvariablen-Regressionen oder Difference-in-difference-Modelle, die allerdings mehr Voraussetzungen an die Daten stellen (Angrist & Pischke, 2009).

6 Subjektives Wohlbefinden, öffentliche Altersvorsorge, Einkommensungleichheit und Einkommensumverteilung im Ländervergleich

In dieser Analyse werden die Zusammenhänge von subjektivem Wohlbefinden und öffentlicher Altersvorsorge für Rentner*innen mit unterschiedlichem SES und in unterschiedlichen Kontexten von Einkommensungleichheit im Alter untersucht. In allen untersuchten Ländern ist die öffentliche Altersvorsorge verpflichtend und macht den größten Anteil des Einkommens im Ruhestand aus. Trotz Reformen der Altersvorsorge, die die betriebliche und private Altersvorsorge stärken sollen, bleibt die öffentliche Altersvorsorge ein vergleichsweise sicheres Einkommen (Clark, 2003; Hinrichs, 2021) und stellt für Rentner*innen eine gesamtgesellschaftliche Anerkennung ihrer „Lebensleistung" dar (Hyde & Dixon, 2009; Palomäki et al., 2023). Deshalb wird davon ausgegangen, dass mehr öffentliche Altersvorsorge auch mit einem höheren subjektiven Wohlbefinden verbunden ist (Hypothese i). Rentner*innen mit niedrigem SES hatten in mehreren Untersuchungen ein niedrigeres subjektives Wohlbefinden als Menschen mit höherem SES (Ponomarenko et al., 2019; Wetzel et al., 2016). Da die öffentliche Altersvorsorge vor allem für Rentner*innen mit niedrigem SES ein relevantes Einkommen darstellt (Ebbinghaus & Neugschwender, 2011), wird angenommen, dass die öffentliche Altersvorsorge für diese Gruppe auch mehr zum subjektiven Wohlbefinden beiträgt als für Rentner*innen mit höherem SES

Ergänzende Information Die elektronische Version dieses Kapitels enthält Zusatzmaterial, auf das über folgenden Link zugegriffen werden kann https://doi.org/10.1007/978-3-658-50355-0_6.

C. Garten, *Subjektives Wohlbefinden, soziale Ungleichheit und Alterssicherung im europäischen Vergleich*, Dortmunder Beiträge zur Sozialforschung,
https://doi.org/10.1007/978-3-658-50355-0_6

(Hypothese ii). In diesem Sinne kann die öffentliche Altersvorsorge zum Abbau von Ungleichheiten im subjektiven Wohlbefinden zwischen Rentner*innen mit hohem und niedrigen SES beitragen. Generell hängt die Einkommensungleichheit negativ mit dem subjektiven Wohlbefinden zusammen (Lous & Graafland, 2022; Oishi et al., 2011). Ist die Einkommensungleichheit hoch, kann das bedeuten, dass die öffentliche Altersvorsorge nicht ausreicht, um ein im Vergleich mit anderen zufriedenstellendes Leben zu führen (Hypothese iii). Einkommensumverteilung kann dagegen positive Auswirkungen auf das subjektive Wohlbefinden haben (Cheung, 2018; Oishi et al., 2018), was sich auch für die Umverteilung durch Altersvorsorge zeigte (Calvo, 2016). Deshalb wird davon ausgegangen, dass mehr öffentliche Altersvorsorge vor allem dann mit einem höheren subjektiven Wohlbefinden zusammenhängt, wenn sie zur Umverteilung des Einkommens im Alter beiträgt (Hypothese iv). Vor allem Rentner*innen mit niedrigem Einkommen können mehr von der öffentlichen Altersvorsorge profitieren, wenn die Einkommensungleichheit niedrig (Hypothese v) bzw. die Einkommensumverteilung durch öffentliche Altersvorsorge hoch (Hypothese vi) ist, was sich positiv auf das subjektive Wohlbefinden auswirken kann. Alle Hypothesen zu den untersuchten Zusammenhängen und Moderationen sind in Abbildung 6.1 unter Nennung der Nummer an entsprechender Stelle gekennzeichnet.

Der hier verwendete Indikator für das subjektive Wohlbefinden ist die Lebenszufriedenheit. Die öffentliche Altersvorsorge (ÖA) wird gemessen als Anteil der öffentlichen Altersvorsorge am Haushaltseinkommen. Als Indikator für den SES werden länderspezifische Einkommensquartile berechnet. Der Gini-Koeffizient für die Einkommen der Bevölkerung ab 65 Jahren ist der Indikator für die Einkommensungleichheit. Die Gini-Differenz (Gini-D) dient als Maß für die Umverteilung durch öffentliche Altersvorsorge. Sie gibt den Unterschied zwischen dem Gini-Koeffizienten des Einkommens der Bevölkerung im Ruhestand ab 65 Jahren ohne öffentliche Altersvorsorge und dem Gini-Koeffizienten inklusive öffentlicher Altersvorsorge an. Positive Werte zeigen eine Umverteilung von oben nach unten an, negative Werte eine Umverteilung von unten nach oben. Eine Beschreibung aller Variablen der Analyse findet sich in Tabelle 5.1 in Kapitel 5.

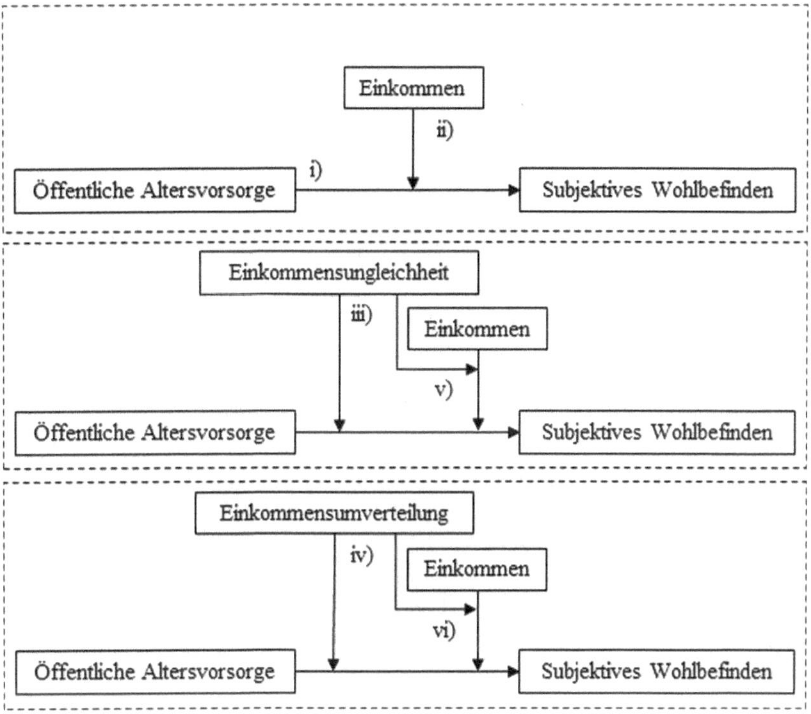

Abbildung 6.1 Untersuchte Zusammenhänge und Moderationen für das subjektive Wohlbefinden im Ruhestand

Für die Analysen werden REWB-Modelle mit Rentner*innen als Level-1 und Ländern als übergeordnetes Level-2 geschätzt, die *within-* und *between-*Effekte für die interessierenden Variablen und die Kontrollvariablen enthalten. Die *within-*Effekte können als Unterschiede zwischen Individuen innerhalb eines Landes (Individualeffekte) interpretiert werden und die *between-*Effekte als die Unterschiede im Mittelwert zwischen den Ländern (Ländereffekte). Entsprechend halten die *within-*Effekte der Kontrollvariablen die Unterschiede zwischen Individuen innerhalb der Länder konstant, während die *between-*Effekte die Unterschiede in den Mittelwerten der Verteilungen zwischen den Ländern konstant halten (Bell & Jones, 2015). Alle unabhängigen Variablen in den Interaktionen wurden auf den Mittelwert der gesamten Stichprobe bzw. der Substichproben zentriert, um die Interpretation der Interaktionseffekte zu erleichtern (Williams,

2021). Außerdem wurden auch alle übrigen unabhängigen Variablen zentriert, wodurch die Konstante in einem interpretierbaren Wertebereich bleibt.[1] Alle REWB-Modelle berücksichtigen die Individual- und Ländereffekte der folgenden Variablen: Geschlecht, Alter, quadriertes Alter, Migrationsstatus, Bildungsabschluss, Wohneigentum, Familienstand und Elternschaft. Das quadrierte Alter dient dazu, nicht-lineare Zusammenhänge zu modellieren (Baetschmann, 2014; Wooden & Li, 2016; Wunder et al., 2013). Außerdem enthalten alle Modelle für die Variablen der einzelnen Befragungsjahre ausschließlich die Individualeffekte, da bei der geringen Anzahl an Ländern nur eine begrenzte Anzahl an Ländereffekten geschätzt werden kann. Die Individualeffekte bleiben unverzerrt und entsprechen den Unterschieden in der Lebenszufriedenheit zwischen zwei Individuen aus dem Referenzjahr und dem Jahr des Indikators. In allen Modellen wird zusätzlich das BIP auf Länderebene berücksichtigt, dessen Koeffizient den Unterschied in der durchschnittlichen Lebenszufriedenheit angibt, wenn das BIP in einem Land um 1 000 KKP größer ist als in einem anderen Land. Mit Ausnahme des Modells, in dem die Veränderung des Gini-Koeffizienten über die Zeit untersucht wird, wird das durchschnittliche BIP über alle beobachteten Jahre eines Landes als zeitkonstante Variable verwendet. In dem Modell mit zeitvarianten Gini-Koeffizienten wird dagegen die Abweichung vom Mittelwert des BIP (zeitveränderlicher Ländereffekt) und der Mittelwert des BIP (Ländereffekt) berücksichtigt. Werden Interaktionen zwischen zwei Variablen in das Modell aufgenommen, so werden außerdem weitere Interaktionen aufgenommen, um für konfundierende Einflüsse von Drittvariablen in der Interaktion zu adjustieren (Rohrer & Arslan, 2021). Beispielsweise enthält das Modell 2, mit dem die Interaktion von öffentlicher Altersvorsorge und Einkommen untersucht wird, auch die Interaktionen von öffentlicher Altersvorsorge mit Bildung und Geschlecht. Dadurch wird statistisch kontrolliert, dass die Unterschiede im Zusammenhang von Lebenszufriedenheit und öffentlicher Altersvorsorge nicht auf Geschlechter- oder Bildungsunterschiede zurückzuführen sind. Je nach Spezifikation des Modells werden demnach weitere Kontrollvariablen mitaufgenommen, die bei der Beschreibung der Ergebnisse noch einmal erwähnt werden. Die Standardfehler berücksichtigen die hierarchische Datenstruktur von Befragten in Ländern (Cameron & Miller, 2015).

---

[1] Andernfalls würde die Konstante den Wert anzeigen, wenn alle „between"-Effekte gleich 0 sind.

6.1 Beschreibung der Stichprobe

Für diese Analyse wurden nur Beobachtungen zum ersten Messzeitpunkt im Ruhestand aufgenommen. Dadurch entsteht ein Datensatz mit einer TSCS-Struktur mit wiederholten Querschnittsbefragungen für alle Länder. Weiter wurden nur Befragte in die Analyse einbezogen, deren Haushaltseinkommen größer als null KKP war und nur dann, wenn nicht mehr als 20 % des Einkommens von Haushaltsmitgliedern eingebracht wurde, zu deren Einkommensquellen keine weiteren Angaben gemacht worden waren. Dadurch wird sichergestellt, dass der Anteil der öffentlichen Altersvorsorge am Haushaltseinkommen berechnet werden kann und die Unsicherheiten in den Berechnungen aufgrund der unbekannten Einkommensquellen anderer Haushaltsmitglieder verhältnismäßig gering sind. Ferner wurden nur Länder-Jahre berücksichtigt, wenn mindestens 150 Befragte aus einem Land zu einem Jahr befragt wurden. Dadurch soll sichergestellt werden, dass die Schätzung der Koeffizienten für *within*- und *between*-Effekte der Individualvariablen auf einer ausreichend großen Stichprobe basieren. Das ist vor allem für das Modell 3.2 bedeutsam, in dem die Moderation des Zusammenhangs zwischen öffentlicher Altersvorsorge und Lebenszufriedenheit durch die zeitliche Veränderung der Einkommensungleichheit innerhalb der Länder untersucht wird. Insgesamt werden 67 933 Befragte aus 25 Ländern und 116 Länder-Jahren aus dem Zeitraum zwischen 2006 und 2022 untersucht.

Eine Übersicht über alle Mittelwerte bzw. prozentuale Häufigkeiten der Variablen in der Analyse findet sich in Tabelle 6.1. Alle Werte sind getrennt für die Länder angegeben. Die höchste durchschnittliche Zufriedenheit unter Rentner*innen haben Dänemark, die Schweiz, Finnland und Schweden. Die Länder mit der niedrigsten Zufriedenheit sind Estland, Bulgarien, Griechenland und Ungarn. Die höchsten Anteile der öffentlichen Altersvorsorge am Einkommen finden sich in Rumänien, Litauen, Lettland und Polen, während die Anteile der öffentlichen Altersvorsorge in der Schweiz, Dänemark, Schweden und Portugal am niedrigsten sind.

Tabelle 6.1 Beschreibung der Stichprobe

	AT	DE	SE	NL	ES	IT	FR	DK	EL	CH	BE	CZ	PL
Lebenszufriedenheit	8,21	7,82	8,34	8,03	7,47	7,44	7,38	8,63	7,07	8,45	7,70	7,29	7,47
Öffentliche Altersvorsorge	77,33	72,64	59,61	73,66	78,42	79,88	81,34	57,02	79,82	49,03	77,73	77,54	86,73
Einkommen	1,69	1,76	1,81	2,15	1,09	1,22	1,82	1,61	1,04	2,93	2,65	0,80	0,72
Frau (%)	55,73	50,47	53,24	47,91	39,01	42,72	53,81	53,16	41,37	53,62	49,37	59,83	58,42
Alter	68,03	70,35	71,16	70,54	71,85	69,27	69,12	69,95	69,81	71,16	69,16	68,23	69,63
Migrationshintergrund (%)	8,09	13,89	7,69	5,10	2,90	1,14	9,48	2,92	2,52	16,66	8,04	4,73	2,28
Bildung													
– Niedrig (%)	24,80	14,07	48,31	49,63	83,55	71,94	48,65	24,69	58,19	27,80	45,04	42,06	35,14
– Mittel (%)	51,17	57,04	27,02	23,95	7,48	20,46	31,81	40,28	22,13	59,29	25,52	45,88	54,25
– Hoch (%)	24,04	28,90	24,67	26,41	8,97	7,60	19,54	35,03	19,68	12,91	29,44	12,06	10,62
Wohneigentum (%)	57,47	61,97	77,42	65,16	92,20	85,57	81,12	78,09	87,85	60,32	78,03	76,11	80,74
Familienstand													
– Verh./in Partn. (%)	59,59	72,10	70,83	75,65	79,00	76,80	62,75	68,98	73,22	66,37	64,64	62,09	71,62
– Nie verheiratet (%)	8,51	4,14	5,29	3,00	5,69	6,60	7,11	4,98	4,75	6,26	5,26	2,63	2,81
– Geschieden (%)	13,02	7,24	10,11	6,24	2,17	2,52	10,25	10,06	4,47	10,27	11,12	12,85	3,51
– Verwitwet (%)	18,88	16,52	13,76	15,10	13,14	14,08	19,89	15,99	17,55	17,09	18,98	22,43	22,05
Elternschaft	86,86	88,46	92,52	90,94	88,06	87,21	89,27	92,39	88,30	85,59	87,06	94,67	94,20
Gini	27,52	27,02	27,74	24,87	29,32	30,24	27,92	22,50	28,09	31,40	23,36	19,34	25,16
Gini-D	16,15	19,60	2,33	5,06	24,87	25,52	33,32	6,44	15,88	3,70	7,84	18,47	5,61
BIP	35,48	33,92	35,04	38,21	25,70	28,21	29,96	36,09	20,83	45,56	33,16	24,97	19,97
n	4 154	4 393	3 253	2 630	3 312	3 242	4 451	2 703	2 821	2 005	4 464	6 199	3 903

(Fortsetzung)

Tabelle 6.1 (Fortsetzung)

	LU	HU	PT	SI	EE	HR	LT	BG	FI	LV	RO	SK	Ges.
Lebenszufriedenheit	7,95	7,09	7,23	7,44	6,68	7,45	7,11	6,75	8,42	7,13	7,69	7,48	7,59
Öffentliche Altersvorsorge	72,08	83,72	65,90	78,08	83,39	75,71	89,15	81,02	79,93	89,13	90,80	80,89	76,45
Einkommen	3,42	0,74	0,83	1,34	0,63	0,63	0,60	0,41	1,55	0,52	0,55	0,61	1,37
Frau (%)	38,54	57,40	47,70	53,67	60,44	49,84	65,81	62,04	52,87	64,59	55,30	54,09	52,67
Alter	68,76	68,77	68,55	68,31	70,81	69,09	75,20	72,66	72,89	73,12	70,24	68,42	69,79
Migrationshintergrund (%)	29,03	1,77	1,91	10,83	29,83	14,54	4,61	0,33	0,92	21,76	0,19	0,37	8,50
Bildung													
– Niedrig (%)	48,56	30,92	80,23	32,91	35,20	44,20	29,07	36,92	32,29	19,28	46,63	13,75	41,74
– Mittel (%)	38,88	54,01	9,97	52,71	45,96	39,73	35,85	51,87	31,75	56,48	46,63	81,23	39,20
– Hoch (%)	12,56	15,08	9,80	14,38	18,84	16,07	35,08	11,20	35,96	24,23	6,74	5,02	19,06
Wohneigentum (%)	80,31	91,36	77,32	88,42	85,79	92,98	91,70	97,83	84,67	76,40	98,11	96,06	79,35
Familienstand													
– Verh./in Partn. (%)	66,21	62,69	77,87	72,42	61,27	71,91	50,19	56,52	64,91	51,54	67,73	71,00	67,82
– Nie verheiratet (%)	6,45	3,24	3,14	4,67	6,73	4,14	3,20	2,34	8,09	5,20	2,12	2,97	4,98
– Geschieden (%)	8,83	8,25	4,36	4,52	9,90	4,39	9,99	1,67	11,57	10,07	4,14	4,46	7,99
– Verwitwet (%)	18,51	25,81	14,62	18,39	22,11	19,56	36,62	39,46	15,42	33,19	26,01	21,56	19,22
Elternschaft	84,38	89,54	92,65	93,62	90,17	91,15	92,45	97,19	90,71	89,80	93,24	89,44	90,34
Gini	26,80	23,16	34,43	25,64	26,64	29,82	31,45	35,45	24,47	35,30	31,27	20,95	26,57
Gini-D	2,28	3,86	20,26	11,72	34,64	8,47	−17,91	19,62	15,92	3,39	43,66	55,46	15,88
BIP	75,25	20,58	21,88	23,84	21,18	19,08	24,99	15,67	32,55	20,79	21,56	21,07	28,41
n	589	2 096	1 306	3 471	4 295	3 212	781	598	1 307	1 172	1 038	538	67 933

Anmerkung: Auf Grundlage der Daten von SHARE Release 9.0.0., Eurostat (2024e) und OECD (2024), eigene Berechnungen. Eine Beschreibung aller Variablen findet sich in Tabelle 5.1. Verh./in Partn. = Verheiratet/in Partnerschaft, AT = Österreich, DE = Deutschland, SE = Schweden, NL = Niederlande, ES = Spanien, IT = Italien, FR = Frankreich, DK = Dänemark, EL = Griechenland, CH = Schweiz, BE = Belgien, CZ = Tschechien, PL = Polen, LU = Luxemburg, HU = Ungarn, PT = Portugal, SI = Slowenien, EE = Estland, HR = Kroatien, LT = Litauen, BG = Bulgarien, FI = Finnland, LV = Lettland, RO = Rumänien, SK = Slowakei.

Der Gini-Koeffizient ist am höchsten in Bulgarien, Lettland, Portugal und der Schweiz. Die Länder mit dem niedrigsten Gini-Koeffizienten sind Tschechien, die Slowakei, Dänemark und Ungarn. Am höchsten ist die Umverteilung durch die öffentliche Altersvorsorge gemessen mit der Gini-Differenz in der Slowakei, Rumänien, Estland und Frankreich, während die Umverteilung in Litauen, Luxemburg, Lettland und Polen am niedrigsten ist.

6.2 Ergebnisse

In Abbildung 6.2 sind die bivariaten Zusammenhänge der Lebenszufriedenheit mit der öffentlichen Altersvorsorge, dem Gini-Koeffizienten und der Gini-Differenz in drei Streudiagrammen dargestellt. Für Lebenszufriedenheit und die öffentliche Altersvorsorge sind die Ländermittelwerte abgetragen. Je höher der Anteil der öffentlichen Altersvorsorge, der Gini-Koeffizient oder die Gini-Differenz ist, desto niedriger ist die durchschnittliche Lebenszufriedenheit. Deskriptiv zeigt sich also auf der Länderebene zunächst, dass ein höherer Anteil der öffentlichen Altersvorsorge am Einkommen nicht mit einer höheren Lebenszufriedenheit verbunden ist und auch mehr Umverteilung durch öffentliche Altersvorsorge nicht mit einer höheren Lebenszufriedenheit zusammenhängt. Mit den nachfolgenden REWB-Modellen wird nun untersucht, welche Zusammenhänge sich zwischen Lebenszufriedenheit und öffentlicher Altersvorsorge auf der Individual- und der Länderebene unter Kontrolle weiterer Faktoren zeigen und wie diese Zusammenhänge in unterschiedlichen Kontexten der Einkommensungleichheit und -umverteilung aussehen. Wenn im Folgenden von „mehr öffentlicher Altersvorsorge“ gesprochen wird, so meint dies höhere Anteile der öffentlichen Altersvorsorge am Haushaltseinkommen auf individueller Ebene (*within*-Effekt). Dagegen meint „durchschnittlich mehr öffentliche Altersvorsorge“ höhere durchschnittliche Anteile der öffentlichen Altersvorsorge am Haushaltseinkommen auf der Länderebene (*between*-Effekt).

Tabelle 6.2 zeigt die Koeffizienten für die *within*- und *between*-Effekte der öffentlichen Altersvorsorge, die *within*-Interaktionseffekte von öffentlicher Altersvorsorge und Einkommen sowie die *within*-Effekte des Einkommens. Zu den Kontrollvariablen zählen neben den oben Genannten die Interaktionen der öffentlichen Altersvorsorge mit Geschlecht sowie mit Bildung in Modell 2. In den Tabellen in diesem Kapitel sind nur ausgewählte Koeffizienten sowie das Gesamt-R2 enthalten. Die vollständigen Regressionsmodelle mit allen Koeffizienten finden sich in Tabelle A 1 im Anhang im elektronischen Zusatzmaterial.

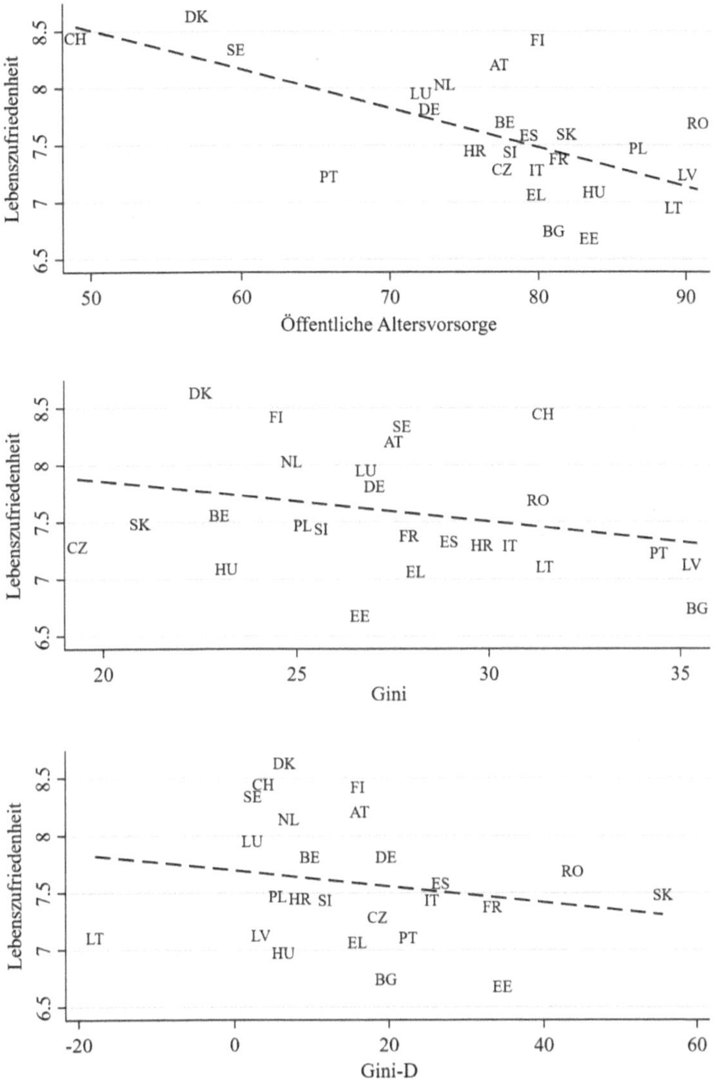

Abbildung 6.2 Streudiagramme der Ländermittelwerte von Lebenszufriedenheit und öffentlicher Altersvorsorge, Gini-Koeffizient sowie Gini-Differenz

Anmerkung: Auf Grundlage der Daten von SHARE Release 9.0.0. und OECD (2024), eigene Berechnungen. n = 67 933. AT = Österreich, DE = Deutschland, SE = Schweden, NL = Niederlande, ES = Spanien, IT = Italien, FR = Frankreich, DK = Dänemark, EL = Griechenland, CH = Schweiz, BE = Belgien, CZ = Tschechien, PL = Polen, LU = Luxemburg, HU = Ungarn, PT = Portugal, SI = Slowenien, EE = Estland, HR = Kroatien, LT = Litauen, BG = Bulgarien, FI = Finnland, LV = Lettland, RO = Rumänien, SK = Slowakei. Gini-Koeffizient = Gini, Gini-Differenz = Gini-D. Die gestrichelte Linie zeigt die Regressionsgerade.

Tabelle 6.2 REWB-Regressionen von Lebenszufriedenheit auf öffentliche Altersvorsorge

	M0	M1	M2
Öffentliche Altersvorsorge W		0,0023***	0,0025***
Öffentliche Altersvorsorge B		−0,0024	0,0041
Öffentliche Altersvorsorge × ... (Ref: Einkommen: Q1 W)			
– Einkommen: Q2 W			0,0015
– Einkommen: Q3 W			0,0011
– Einkommen: Q4 W			0,0006
Einkommen: (Ref.: Q1 W)			
– Q2 W	0,1788***	0,1744***	0,1663***
– Q3 W	0,3303***	0,3337***	0,3313***
– Q4 W	0,5237***	0,5576***	0,5531***
Konstante	7,3557***	7,3335***	7,3199***
Kontrollvariablen	Ja	Ja	Ja
Gesamt-R^2	0,13	0,13	0,13
n	67 933	67 933	67 933

Anmerkung: Auf Grundlage der Daten von SHARE Release 9.0.0. und Eurostat (2024e), eigene Berechnungen. Lebenszufriedenheit: 0 = voll unzufrieden bis 10 = voll zufrieden. Öffentliche Altersvorsorge wird gemessen als Anteil am Einkommen (0–100 %). Q1 = 1. (unteres) Einkommensquartil, ... Q4 = 4. (oberes) Einkommensquartil. Die Einkommensquartile beziehen sich auf die Einkommensverteilungen der Länder. W = Within-Effekt, B = Between-Effekt, x = Interaktion. Kontrollvariablen: Geschlecht, Alter (auch quadriert), Migrationshintergrund, Bildung, Wohneigentum, Familienstand und Elternschaft, BIP und Jahr. In Modell 2 zusätzlich Öffentliche Altersvorsorge × Geschlecht/Bildung. * $p < 0.05$, ** $p < 0.01$, *** $p < 0.001$

Der Koeffizient für den *within*-Effekt der öffentlichen Altersvorsorge beträgt 0,0023 in Modell 1 und ist signifikant. Nicht signifikant ist der *between*-Effekt der öffentlichen Altersvorsorge. Wenn ein*e Rentner*in also einen Prozentpunkt mehr ihres Haushaltseinkommens aus der öffentlichen Altersvorsorge bezieht als ein*e andere*r Rentner*in aus demselben Land, dann ist ihre Lebenszufriedenheit unter Konstanthaltung der übrigen Effekte um 0,0023 Skalenpunkte höher. Dagegen bestehen keine Unterschiede in der Lebenszufriedenheit zwischen Befragten aus Ländern mit unterschiedlicher durchschnittlicher Höhe der öffentlichen Altersvorsorge.

Die Koeffizienten für die Interaktionen von öffentlicher Altersvorsorge mit den Einkommensquartilen in Modell 2 betragen 0,0015 für das 2. Quartil, 0,0011 für das 3. Quartil und 0,0006 für das 4. Quartil. Sie zeigen die Unterschiede in den Koeffizienten für die öffentliche Altersvorsorge zum Koeffizienten für das 1. Quartil. Keiner der Koeffizienten ist signifikant. Demnach bestehen keine Unterschiede zwischen der niedrigen Einkommensgruppe und den höheren Einkommensquartilen im Zusammenhang von öffentlicher Altersvorsorge und Lebenszufriedenheit.

Modell 0 enthält alle Kontrollvariablen, aber keine weiteren Variablen. Das Gesamt-R2 beträgt 0,13 und bleibt unter Hinzunahme der öffentlichen Altersvorsorge und den einkommensspezifischen Unterschieden im Koeffizienten der öffentlichen Altersvorsorge in Modell 1 und 2 unverändert. Somit trägt die öffentliche Altersvorsorge nur in geringem Maß zur Erklärung interindividueller Unterschiede in der Lebenszufriedenheit bei.

In Tabelle 6.3 sind die Ergebnisse der Modelle 3.1, 3.2 und 4 dargestellt. Sie enthalten die Koeffizienten der *within*- und *between*-Effekte der öffentlichen Altersvorsorge sowie der Interaktionen der öffentlichen Altersvorsorge mit dem Gini-Koeffizienten und der Gini-Differenz. Darüber hinaus zeigen sie die *between*-Effekte für den Gini-Koeffizienten und die Gini-Differenz. In Modell 3.2 ist der Gini-Koeffizient zeitvariant, weshalb *within*- und *between*-Effekte für ihn geschätzt werden können. In allen Modellen wird zusätzlich für die Interaktion von öffentlicher Altersvorsorge mit dem BIP kontrolliert. Die vollständigen Ergebnisse für die drei Modelle sind in Tabelle A 2 im Anhang im elektronischen Zusatzmaterial zu finden.

Tabelle 6.3 REWB-Regressionen von Lebenszufriedenheit auf öffentliche Altersvorsorge, Gini-Koeffizient und Gini-Differenz

	M3.1	M3.2	M4
Öffentliche Altersvorsorge W	0,0024***	0,0025***	0,0023***
Öffentliche Altersvorsorge B	−0,0027	−0,0052	0,0048
Gini	−0,0176		
Gini W		0,0089	
Gini B		−0,0213	
Gini-D			−0,0114***
Öffentliche Altersvorsorge × Gini W	−0,0002*		
Öffentliche Altersvorsorge × Gini B	0,0018*		
Öffentliche Altersvorsorge × Gini W		−0,0002*	
Öffentliche Altersvorsorge × Gini B		0,0021*	
Öffentliche Altersvorsorge × Gini-D W			−0,0001**
Öffentliche Altersvorsorge × Gini-D B			0,0013***
Konstante	6,9922***	6,9898***	7,1628***
Kontrollvariablen	Ja	Ja	Ja
Gesamt-R^2	0,13	0,13	0,13
n	67 933	67 933	67 933

Anmerkung: Auf Grundlage der Daten von SHARE Release 9.0.0., Eurostat (2024e) und OECD (2024), eigene Berechnungen. M3.1 = zeitkonstanter Gini-Koeffizient, M3.2 = zeitvarianter Gini-Koeffizient. Lebenszufriedenheit: 0 = voll unzufrieden bis 10 = voll zufrieden. Öffentliche Altersvorsorge wird gemessen als Anteil am Einkommen (0 bis 100 %). Gini-Koeffizient (Gini) und Differenz der Gini-Koeffizienten ohne und mit öffentlicher Altersvorsorge (Gini-D) sind in Punkten angegeben mit einem Wertebereich von 0 bis 100 bzw. von −100 bis 100. W = Within-Effekt, B = Between-Effekt, x = Interaktion. Kontrollvariablen: Geschlecht, Alter (auch quadriert), Migrationshintergrund, Bildung, Wohneigentum, Familienstand, Elternschaft, BIP, Jahr und Öffentliche Altersvorsorge × BIP. * $p < 0.05$, ** $p < 0.01$, *** $p < 0.001$

Der individuelle *within*-Effekt der Interaktion von öffentlicher Altersvorsorge und Gini-Koeffizient in Modell 3.1 liegt bei −0,0002, während der *between*-Effekt bei 0,0018 liegt. Gleichzeitig betragen die Koeffizienten für die *within*- und *between*-Effekte der öffentlichen Altersvorsorge 0,0024 bzw. −0,0027, während der *between*-Effekt des zeitinvarianten Gini-Koeffizienten bei −0,0176 liegt. In Ländern mit größerem durchschnittlichem Anteil der öffentlichen Altersvorsorge am Einkommen ist die Lebenszufriedenheit also niedriger, ebenso in

Ländern mit höherer Einkommensungleichheit. Der Interaktionseffekt der Länderebene legt jedoch nahe, dass der Zusammenhang zwischen Lebenszufriedenheit und öffentlicher Altersvorsorge in Ländern mit höherer Einkommensungleichheit stärker und positiv ist. In den Ländern mit hoher Einkommensungleichheit ist die Lebenszufriedenheit also höher, wenn der durchschnittliche Anteil der öffentlichen Altersvorsorge am Einkommen größer ist. Der Interaktionseffekt der Individualebene zeigt wiederum an, dass Rentner*innen, die einen größeren Anteil ihres Einkommens aus der öffentlichen Altersvorsorge beziehen als die*der durchschnittliche Rentner*in aus demselben Land, weniger zufrieden sind, wenn die Einkommensungleichheit im Vergleich zu den anderen Ländern höher ist.

Für das Modell 3.2, das für den Gini-Koeffizienten eine zeitvariante Variable verwendet, zeigen sich vergleichbare Interaktionseffekte: der *within*-Effekt liegt wieder bei −0,0002 und der *between*-Effekt bei 0,0021. Die Haupteffekte der öffentlichen Altersvorsorge sind ebenfalls ähnlich zu den Effekten in Modell 3.1 und liegen bei 0,0025 (*within*-Effekt) und −0,0052 (*between*-Effekt). Der Effekt des Gini-Koeffizienten ist nun ebenfalls in einen zeitvarianten *within*-Effekt und einen zeitkonstanten *between*-Effekt aufgeteilt. Der *within*-Effekt liegt bei 0,0089 und der *between*-Effekt bei −0,0213. Somit ist die Lebenszufriedenheit in Ländern mit hoher Einkommensungleichheit niedriger. Sie steigt aber an, wenn die Einkommensungleichheit steigt. Beide Effekte sind allerdings nicht signifikant. Wenn die Einkommensungleichheit in einem Land ansteigt, bedeutet das vor allem, dass der Zusammenhang zwischen öffentlicher Altersvorsorge und Lebenszufriedenheit geringer ist als in Ländern, in denen die Einkommensungleichheit nicht ansteigt. Daraus folgt, dass der positive Individualeffekt der öffentlichen Altersvorsorge nicht nur in Ländern mit höherer Einkommensungleichheit schwächer ist, sondern dass er sich auch verringert, wenn die Einkommensungleichheit in einem Land steigt. Gleichzeitig ist der Zusammenhang zwischen durchschnittlicher öffentlicher Altersvorsorge und Lebenszufriedenheit in Ländern mit höherer Einkommensungleichheit stärker.

Modell 4 enthält die zeitinvariante Gini-Differenz als Maß der Umverteilung durch die öffentliche Altersvorsorge und deren Interaktion mit der öffentlichen Altersvorsorge selbst. Der *within*-Effekt dieser Interaktion liegt bei –0,0001 und der *between*-Effekt bei 0,0013. Der *within*-Effekt für die öffentliche Altersvorsorge beträgt 0,0023, während der *between*-Effekt bei 0,0048 liegt. Der *between*-Effekt der Gini-Differenz beträgt –0,0114. Alle Effekte bis auf der *between*-Effekt der öffentlichen Altersvorsorge sind signifikant. Während mehr durchschnittliche öffentliche Altersvorsorge also mit einer höheren Lebenszufriedenheit im Ländervergleich einhergeht, ist die Lebenszufriedenheit geringer, wenn die Umverteilung durch öffentliche Altersvorsorge größer ist. Sind allerdings Umverteilung und die durchschnittliche öffentliche Altersvorsorge in einem Land höher, dann verstärkt die Umverteilung den positiven Effekt der durchschnittlichen öffentlichen Altersvorsorge. Bezieht ein*e Rentner*in jedoch mehr öffentliche Altersvorsorge als ein*e durchschnittliche Rentner*in, so ist sie*er weniger zufrieden als ein*e Rentner*in mit mehr öffentlicher Altersvorsorge in einem Land, in dem die Umverteilung durch öffentliche Altersvorsorge kleiner ist. Das Gesamt-R2 liegt in allen Modellen bei 0,13. Dies deutet darauf hin, dass die Interaktionen von öffentlicher Altersvorsorge mit dem Gini-Koeffizienten und der Gini-Differenz nur wenig der Varianz in der Lebenszufriedenheit zwischen Individuen erklären.

Die Interaktionen aus den Modellen 3.1 und 4 sind in Abbildung 6.3 dargestellt.[2] Die unterschiedlichen Geraden zeigen die Zusammenhänge des Gini-Koeffizienten, bzw. der Gini-Differenz mit der Lebenszufriedenheit für Rentner*innen (*within*-Effekt) und Länder (*between*-Effekt) des 1. Quartils (in schwarz) und des 4. Quartils (in grau) der öffentlichen Altersvorsorge. Für beide Quartile ist der durchschnittliche Anteil der öffentlichen Altersvorsorge berechnet worden. Auf der y-Achse ist die Lebenszufriedenheit abgebildet. In allen Diagrammen sind auf der x-Achse die Werte für das Minimum, eine Standardabweichung unter dem Mittelwert, den Mittelwert, eine Standardabweichung oberhalb des Mittelwerts und das Maximum für den Gini-Koeffizient bzw. die Gini-Differenz abgetragen.

[2] Dazu wurden die vorhergesagten Werte aus den Modellen getrennt für die „within"- und die „between"-Komponente berechnet, da Vorhersagen auf Grundlage von Interaktionen in REWB-Modellen in Stata nicht korrekt berechnet werden können (Schunck, 2013). Gleiches gilt für Abbildung 6.4 und Abbildung 6.5.

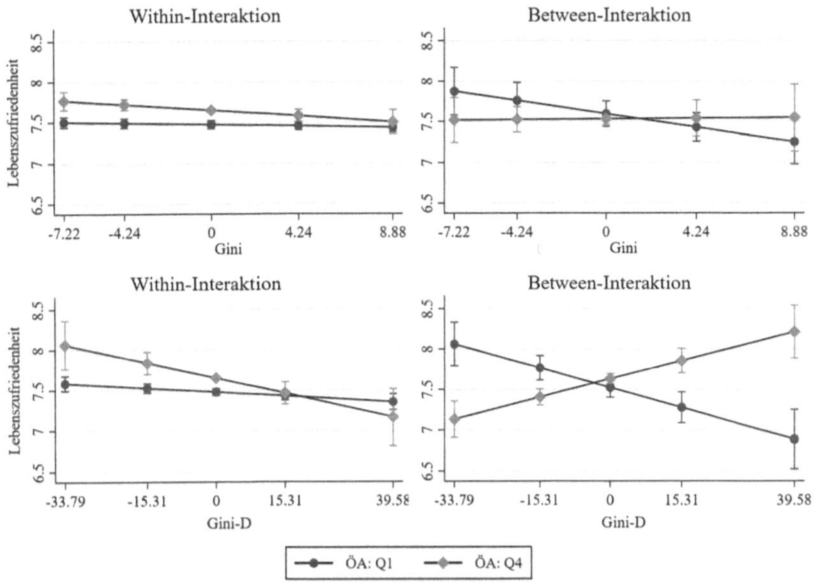

Abbildung 6.3 Interaktionen von öffentlicher Altersvorsorge mit Gini-Koeffizient und Gini-Differenz
Anmerkungen: Auf Grundlage der Daten von SHARE Release 9.0.0., Eurostat (2024e) und OECD (2024), eigene Berechnungen. n = 67 933. Lebenszufriedenheit: 0 = voll unzufrieden bis 10 = voll zufrieden. Öffentliche Altersvorsorge (ÖA) wird gemessen als Anteil am Einkommen (0 bis 100 %). Gini-Koeffizient (Gini) und Differenz der Gini-Koeffizienten (Gini-D) ohne und mit öffentlicher Altersvorsorge sind in Punkten angegeben mit einem Wertebereich von 0 bis 100 bzw. von −100 bis 100.

In dem Diagramm links oben zeigt sich, dass innerhalb eines Landes Rentner*innen mit mehr öffentlicher Altersvorsorge zufriedener sind als Rentner*innen mit weniger Altersvorsorge und dass diese Unterschiede unter niedriger Einkommensungleichheit größer sind. In Ländern mit hoher Einkommensungleichheit sind fast keine Unterschiede vorhanden. Auf der Länderebene (Diagramm rechts oben) zeigt sich, dass die Lebenszufriedenheit unter höherer Einkommensungleichheit in Ländern mit hoher durchschnittlicher öffentlicher Altersvorsorge höher ist als in Ländern mit niedriger durchschnittlicher öffentlicher Altersvorsorge. Umgekehrt ist die Lebenszufriedenheit in Ländern mit niedrigerer durchschnittlicher öffentlicher Altersvorsorge höher, wenn die Einkommensungleichheit niedriger ist. Im Diagramm unten links ist zu erkennen, dass die Rentner*innen mit mehr öffentlicher Altersvorsorge zufriedener sind als die Rentner*innen mit weniger öffentlicher Altersvorsorge, wenn die Umverteilung durch die öffentliche Altersvorsorge gering ist. In beiden Gruppen ist die Lebenszufriedenheit bei höherer Umverteilung niedriger. Das Verhältnis zwischen beiden Gruppen kehrt sich bei etwas mehr als einer positiven Standardabweichung der Gini-Differenz sogar um. Dagegen ist der Zusammenhang auf der Länderebene umgekehrt: in Ländern mit hoher durchschnittlicher öffentlicher Altersvorsorge ist die Lebenszufriedenheit bei niedriger Umverteilung geringer und bei hoher Umverteilung durch die öffentliche Altersvorsorge ist sie höher als in den Ländern mit niedrigerer durchschnittlicher öffentlicher Altersvorsorge. Die Unterschiede an den angegebenen Werten sind signifikant, was daran erkennbar ist, dass die Konfidenzintervalle sich nicht überschneiden.[3] Während die Unterschiede in der Lebenszufriedenheit in Abhängigkeit von der öffentlichen Altersvorsorge für die Einkommensungleichheit maximal etwa 0,4 Skalenpunkte betragen, sind die Unterschiede aufgrund der Umverteilung durch öffentliche Altersvorsorge weitaus größer. Hier zeigen sich zwischen Minimum und Maximum der Umverteilung für die Rentner*innen bzw. Länder mit einer hohen (durchschnittlichen) öffentlichen Altersvorsorge Unterschiede von mehr als einem Skalenpunkt in der Lebenszufriedenheit auf der Länderebene.

Im Folgenden werden die Unterschiede hinsichtlich der Interaktionen von öffentlicher Altersvorsorge mit der Einkommensungleichheit und der Umverteilung durch öffentliche Altersvorsorge untersucht. Dazu werden Modell 3.1 für die Interaktion von öffentlicher Altersvorsorge und dem Gini-Koeffizient sowie Modell 4 für die Interaktion von öffentlicher Altersvorsorge und der Gini-Differenz in den Modellen 5.1 bis 5.4 und 6.1 bis 6.4 separat für alle Einkommensquartile geschätzt (s. Tabelle 6.4). Die Variablen sind entsprechend an den Mittelwerten dieser Substichproben zentriert. Die *between*-Effekte sind nun nicht mehr die *between*-Effekte der Länder, sondern die *between*-Effekte der Länder für das spezifische Einkommensquartil. Genauso zeigen auch die *within*-Effekte nicht mehr die Unterschiede zwischen Rentner*innen innerhalb eines Landes an, sondern die Unterschiede zwischen Rentner*innen innerhalb eines Landes aus demselben Einkommensquartil. Die vollständigen Ergebnisse finden sich in Tabelle A 3 im Anhang im elektronischen Zusatzmaterial.

[3] Selbst wenn sich die Konfidenzintervalle überschneiden würden, hieße das nicht, dass die Unterschiede nicht signifikant wären (Schenker & Gentleman, 2001).

Tabelle 6.4 REWB-Regressionen von Lebenszufriedenheit auf öffentliche Altersvorsorge, Gini-Koeffizient und Gini-Differenz nach Einkommen

	M5.1 (Q1)	M5.2 (Q2)	M5.3 (Q3)	M5.4 (Q4)	M6.1 (Q1)	M6.2 (Q2)	M6.3 (Q3)	M6.4 (Q4)
Öffentliche Altersvorsorge W	0,0014*	0,0039***	0,0030***	0,0018**	0,0014*	0,0039***	0,0028***	0,0018***
Öffentliche Altersvorsorge B	−0,0405*	−0,0376**	−0,0066	−0,0114*	−0,0105	−0,0064	−0,0130*	−0,0123*
Gini	−0,0625	−0,0166	0,0319***	0,0447*				
Gini-D					−0,0100	−0,0253***	−0,0163**	−0,0060
Öffentliche Altersvorsorge × Gini W	−0,0002	−0,0001	−0,0002	−0,0002*				
Öffentliche Altersvorsorge × Gini B	0,0019	0,0036**	0,0000	−0,0010*				
Öffentliche Altersvorsorge × Gini-D W					−0,0001*	−0,0000	−0,0001	−0,0001*
Öffentliche Altersvorsorge × Gini-D B					0,0013	0,0038***	0,0012	0,0010*
Konstante	7,3338***	7,4139***	7,7550***	6,9337***	7,0788***	7,3975***	7,8118***	6,9755***
Kontrollvariablen	Ja	Ja	Ja	Ja	Ja	Ja	Ja	Ja
Gesamt-R^2	0,11	0,10	0,10	0,10	0,11	0,10	0,10	0,10
n	17 000	16 982	16 984	16 967	17 000	16 982	16 984	16 967

Anmerkung: Auf Grundlage der Daten von SHARE Release 9.0.0., Eurostat (2024e) und OECD (2024), eigene Berechnungen. Lebenszufriedenheit: 0 = voll unzufrieden bis 10 = voll zufrieden. Öffentliche Altersvorsorge wird gemessen als Anteil am Einkommen (0–100 %). Q1 = 1. (unteres) Einkommensquartil, … Q4 = 4. (oberes) Einkommensquartil. Die Einkommensquartile beziehen sich auf die Einkommensverteilungen der Länder. Gini-Koeffizient (Gini) und Differenz der Gini-Koeffizienten ohne und mit öffentlicher Altersvorsorge (Gini-D) sind in Punkten angegeben mit einem Wertebereich von 0 bis 100 bzw. von −100 bis 100. W = Within-Effekt, B = Between-Effekt, x = Interaktion. Kontrollvariablen: Geschlecht, Alter (auch quadriert), Migrationshintergrund, Bildung, Wohneigentum, Familienstand, Elternschaft, BIP, Jahr, Öffentliche Altersvorsorge × BIP. * $p < 0.05$, ** $p < 0.01$, *** $p < 0.001$

In Modell 5.1 und Modell 5.3 für das 1. und 3. Einkommensquartil ist keiner der Interaktionseffekte des Gini-Koeffizienten und öffentlicher Altersvorsorge signifikant. In Modell 5.2 ist der *between*-Effekt der Interaktion signifikant und liegt bei 0,0036. Wie im Modell 3.1 sind die *between*-Effekte der öffentlichen Altersvorsorge und des Gini-Koeffizienten negativ. Das heißt, dass der Zusammenhang zwischen durchschnittlicher öffentlicher Altersvorsorge und Lebenszufriedenheit unter hoher Einkommensungleichheit größer ist. Für das oberste Einkommensquartil sind die *within*- und *between*-Effekte der Interaktion und der öffentlichen Altersvorsorge sowie des Gini-Koeffizienten signifikant. *Within*- und *between*-Effekt der Interaktion liegen bei −0,0002 bzw. −0,0010. Für die öffentliche Altersvorsorge betragen der *within*- und der *between*-Effekt 0,0018 bzw. −0,0114. Der Effekt des Gini-Koeffizienten liegt bei −0,0447. Somit sind im obersten Einkommensquartil Rentner*innen mit mehr öffentlicher Altersvorsorge zufriedener als Rentner*innen mit weniger öffentlicher Altersvorsorge. Die Unterschiede sind aber geringer, wenn die Einkommensungleichheit höher ist. Ist der durchschnittliche Anteil der öffentlichen Altersvorsorge für dieses Einkommensquartil größer, so ist die Lebenszufriedenheit niedriger. Dieser Unterschied vergrößert sich mit steigender Einkommensungleichheit zwischen den Ländern.

Abbildung 6.4 stellt die Interaktionen aus den Modellen 5.1 bis 5.4 anhand vorhergesagter Werte noch einmal grafisch dar. Auf der y-Achse ist die Lebenszufriedenheit abgebildet. Die x-Achse zeigt den gleichen Abschnitt der Einkommensungleichheit wie in Abbildung 6.3 für Modell 3.1. Die Diagramme sind so sortiert, dass sich die oberen Einkommensquartile oben befinden und die unteren Einkommensquartile unten zu finden sind. In der linken Spalte sind die Vorhersagen für die *within*-Effekte dargestellt und in der rechten Spalte befinden sich die Vorhersagen für die *between*-Effekte. Die Geraden zeigen die vorhergesagten Werte für die durchschnittliche Altersvorsorge des unteren Quartils und des oberen Quartils der öffentlichen Altersvorsorge an.

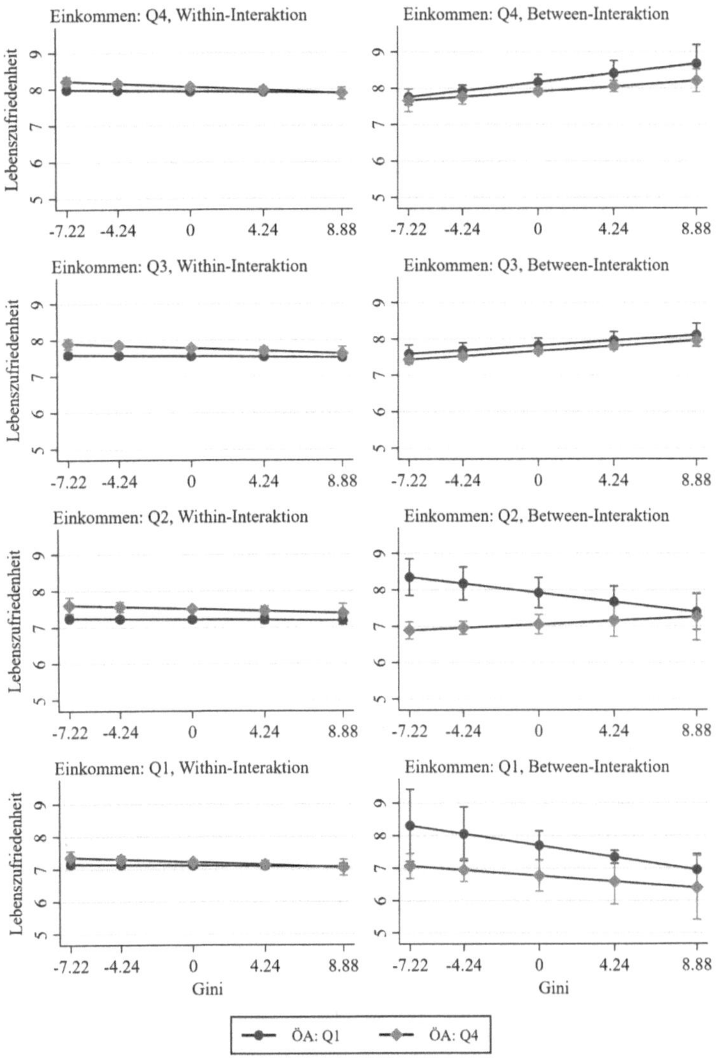

Abbildung 6.4 Interaktionen von öffentlicher Altersvorsorge mit dem Gini-Koeffizienten für die verschiedenen Einkommensquartile

Anmerkungen: Auf Grundlage der Daten von SHARE Release 9.0.0., Eurostat (2024e) und OECD (2024), eigene Berechnungen. n = 67 933. Lebenszufriedenheit: 0 = voll unzufrieden bis 10 = voll zufrieden. Öffentliche Altersvorsorge (ÖA) wird gemessen als Anteil am Einkommen (0 bis 100 %). Gini-Koeffizient (Gini) ist in Punkten angegeben mit einem Wertebereich von 0 bis 100. Q1 = 1. (unteres) Quartil, ... Q4 = 4. (oberes) Quartil.

Die *within*-Interaktionen zeigen für alle Einkommensquartile ein vergleichbares Muster: ein höherer Anteil der öffentlichen Altersvorsorge ist mit einer leicht höheren Lebenszufriedenheit verbunden. Bei höherer Einkommensungleichheit ist die Lebenszufriedenheit der Rentner*innen mit einem großen Anteil an öffentlicher Altersvorsorge am Einkommen geringer, während sich für Rentner*innen mit einem kleinen Anteil der öffentlichen Altersvorsorge am Einkommen keine Unterschiede in Abhängigkeit der Einkommensungleichheit zeigen. In den Diagrammen rechts zeigt sich hingegen, dass bei höheren Einkommen (Q3 und Q4) die Lebenszufriedenheit mit zunehmender Einkommensungleichheit unabhängig vom durchschnittlichen Anteil der öffentlichen Altersvorsorge zunimmt. Die Lebenszufriedenheit von Rentner*innen mit niedrigeren Einkommen (Q1 und Q2) ist niedriger, wenn der durchschnittliche Anteil der öffentlichen Altersvorsorge höher ist. Dieser Unterschied nimmt nur bei Rentner*innen des 2. Einkommensquartils mit höherer Einkommensungleichheit zwischen den Ländern ab. Im untersten Einkommensquartil sind Rentner*innen unzufriedener, wenn die Einkommensungleichheit höher ist.

In den Modellen 6.1 bis 6.4 sind die Interaktionen von öffentlicher Altersvorsorge mit der Umverteilung der öffentlichen Altersvorsorge – der Gini-Differenz – separat für die Einkommensquartile geschätzt (s. Tabelle 6.4). Der *between*-Effekt der Interaktion von Gini-Differenz und öffentlicher Altersvorsorge ist für das 2. und 4. Einkommensquartil signifikant und positiv. Der *within*-Effekt ist nur für die Interaktionen im untersten und obersten Einkommensquartil signifikant und liegt bei −0,0001. Das bedeutet, dass Rentner*innen aus dem obersten und dem untersten Quartil mit einem höheren Anteil der öffentlichen Altersvorsorge am Einkommen in Ländern mit hoher Umverteilung durch die öffentliche Altersvorsorge weniger zufrieden sind, als in Ländern mit niedriger Umverteilung. Gleichzeitig sind Rentner*innen aus dem 2. und 4. Einkommensquartil in Ländern mit höherer Umverteilung durch die öffentliche Altersvorsorge zufriedener, wenn der durchschnittliche Anteil der öffentlichen Altersvorsorge am Einkommen größer ist.

Die Interaktionen aus den Modellen 6.1 bis 6.4 sind in Abbildung 6.5 noch einmal grafisch dargestellt. Auf der y-Achse ist wie in den Abbildungen zuvor die Lebenszufriedenheit abgebildet. Auf der x-Achse sind die gleichen Werte abgetragen wie für das Modell 4 in Abbildung 6.3. Die Reihenfolge der Diagramme entspricht Abbildung 6.4, so dass sich in den oberen Reihen die Modelle der oberen Einkommensquartile befinden und unten die Modelle der unteren Einkommensquartile sind. In der Spalte links sind die Diagramme für die *within*-Effekte abgebildet und in der Spalte rechts die Diagramme der *between*-Effekte.

Die Diagramme der *within*-Effekte zeigen, dass Rentner*innen mit mehr öffentlicher Altersvorsorge bei weniger Umverteilung in allen Einkommensgruppen eine höhere Lebenszufriedenheit haben. Es zeigt sich aber auch, dass die Lebenszufriedenheit für Rentner*innen mit weniger und mehr öffentlicher Altersvorsorge näher beieinander liegen, wenn die Umverteilung von oben nach unten durch die öffentliche Altersvorsorge größer ist. Die *between*-Effekte zeigen wiederum ein umgekehrtes Bild: bei weniger Umverteilung sind die Rentner*innen in Ländern mit durchschnittlich weniger Altersvorsorge zufriedener als Rentner*innen in Ländern mit durchschnittlich mehr Altersvorsorge. Dieses Verhältnis dreht sich ab Werten von einer positiven Standardabweichung für die Gini-Differenz, so dass bei mehr Umverteilung Rentner*innen aus Ländern mit durchschnittlich mehr Altersvorsorge zufriedener sind. Die Unterschiede zwischen Ländern mit hohen und niedrigen Anteilen der öffentlichen Altersvorsorge sind für das 2. Einkommensquartil am größten. Die Diagramme legen nahe, dass die Unterschiede zwischen Ländern hinsichtlich des Zusammenhangs von öffentlicher Altersvorsorge und Lebenszufriedenheit bei unterschiedlichem Ausmaß der Umverteilung durch öffentliche Altersvorsorge größer sind als die Unterschiede zwischen Rentner*innen innerhalb eines Landes.

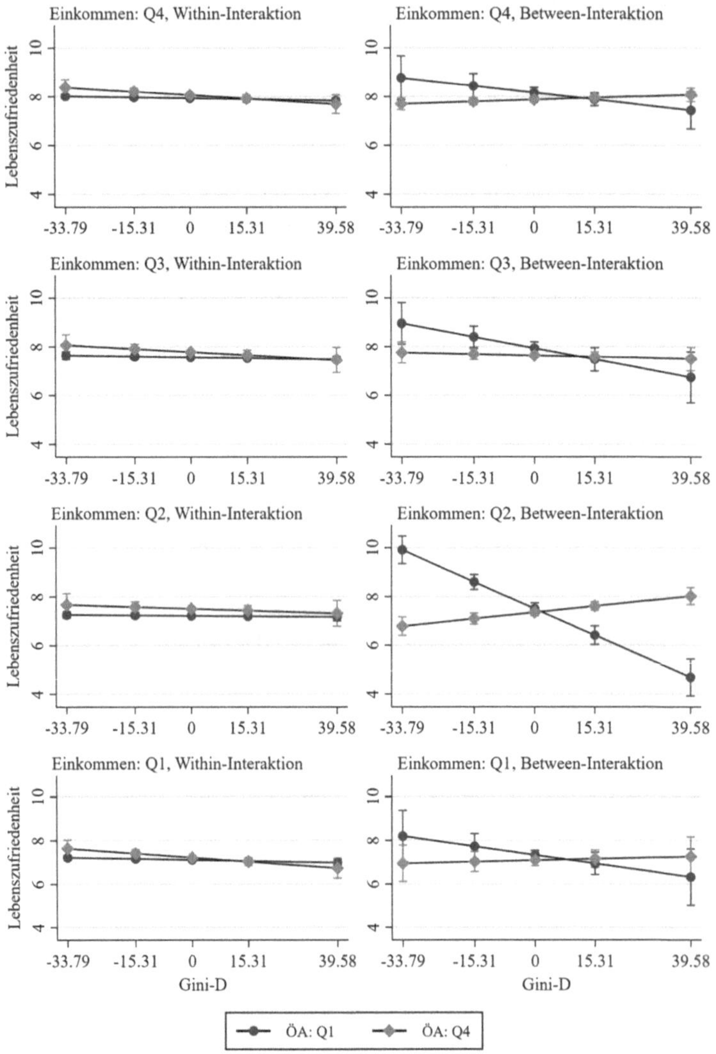

Abbildung 6.5 Interaktionen von öffentlicher Altersvorsorge mit der Gini-Differenz für die verschiedenen Einkommensquartile

Anmerkungen: Auf Grundlage der Daten von SHARE Release 9.0.0. und Eurostat (2024e), eigene Berechnungen. n = 67 933. Lebenszufriedenheit: 0 = voll unzufrieden bis 10 = voll zufrieden. Öffentliche Altersvorsorge (ÖA) wird gemessen als Anteil am Einkommen (0 bis 100 %). Differenz der Gini-Koeffizienten ohne und mit öffentlicher Altersvorsorge (Gini-D) ist in Punkten angegeben mit einem Wertebereich von −100 bis 100. Q1 = 1. (unteres) Quartil, ... Q4 = 4. (oberes) Quartil.

6.3 Zwischenfazit

Dieses Kapitel befasst sich mit den Zusammenhängen von öffentlicher Altersvorsorge und subjektivem Wohlbefinden für Rentner*innen aus unterschiedlichen Einkommensgruppen mit Fokus auf die Länderkontexte der Einkommensungleichheit und -umverteilung. Dabei wurden mittels REWB-Regressionsmodellen sowohl interindividuelle Unterschiede anhand der *within*-Effekte als auch Unterschiede zwischen Länderkontexten anhand der *between*-Effekte analysiert.

Die Ergebnisse zeigen, dass öffentliche Altersvorsorge auf individueller Ebene mit einem höheren subjektiven Wohlbefinden verbunden ist, aber dass sich kein Zusammenhang auf der Länderebene findet. Diese Ergebnisse stützen daher Hypothese i (das subjektive Wohlbefinden ist höher, wenn mehr Einkommen aus der öffentlichen Altersvorsorge bezogen wird) nur teilweise. Anders als in Hypothese ii formuliert, ist nach den Ergebnissen der Analyse der Zusammenhang zwischen öffentlicher Altersvorsorge und subjektivem Wohlbefinden nicht stärker für Menschen mit niedrigem SES.

Außerdem zeigt sich, dass ein höherer Anteil der öffentlichen Altersvorsorge am Einkommen unter höherer Einkommensungleichheit weniger stark mit dem subjektiven Wohlbefinden zusammenhängt. Steigt die Einkommensungleichheit über die Zeit an, so verringert sich der positive Zusammenhang von öffentlicher Altersvorsorge und subjektivem Wohlbefinden. Das ist ein erster Hinweis auf mögliche kausale Zusammenhänge. Die Ergebnisse deuten jedoch ebenfalls darauf hin, dass das subjektive Wohlbefinden in Ländern mit durchschnittlich mehr öffentlicher Altersvorsorge unter hoher Einkommensungleichheit höher ist. Dementsprechend stimmen die Ergebnisse nur für die Individualebene mit Hypothese iii überein.

Der positive Zusammenhang von öffentlicher Altersvorsorge und subjektivem Wohlbefinden ist auf individueller Ebene weniger stark, wenn die Umverteilung von oben nach unten durch öffentliche Altersvorsorge größer ist. Hingegen ist der positive Zusammenhang zwischen durchschnittlicher öffentlicher Altersvorsorge und subjektivem Wohlbefinden stärker, wenn die Umverteilung durch öffentliche Altersvorsorge größer ist. Das heißt, dass sich die Umverteilung durch öffentliche Altersvorsorge in Alterssicherungssystem mit umfassenderer öffentlicher Altersvorsorge positiv auf das subjektive Wohlbefinden auswirkt. Die Ergebnisse sind deshalb nur auf der Länderebene konsistent mit Hypothese iv, nach welcher der Zusammenhang von öffentlicher Altersvorsorge und subjektivem Wohlbefinden größer ist, wenn die Umverteilung durch öffentliche Altersvorsorge größer ist.

Die Ergebnisse zeigen außerdem Unterschiede im subjektiven Wohlbefinden für Rentner*innen mit hohem und niedrigem SES, je nachdem ob die Einkommensungleichheit höher oder niedriger ist: Rentner*innen mit hohem SES haben ein höheres subjektives Wohlbefinden, wenn die Einkommensungleichheit höher ist. Dagegen ist das subjektive Wohlbefinden von Rentner*innen mit niedrigem SES geringer, wenn die Einkommensungleichheit hoch ist. Ist die durchschnittliche öffentliche Altersvorsorge für Rentner*innen mit niedrigem SES höher, so schwächt das den negativen Effekt der Einkommensungleichheit ab. Für Rentner*innen mit hohem SES bestehen keine Unterschiede zwischen Ländern mit mehr oder weniger durchschnittlicher öffentlicher Altersvorsorge in Abhängigkeit von der Einkommensungleichheit. Auf der Individualebene finden sich keine Unterschiede im Zusammenhang von öffentlicher Altersvorsorge mit dem subjektiven Wohlbefinden zwischen Rentner*innen mit hohem und niedrigem SES in Kontexten von hoher und niedriger Einkommensungleichheit. Daher widersprechen die Ergebnisse Hypothese v, welche besagt, dass insbesondere unter Rentner*innen mit niedrigem SES der Zusammenhang von subjektivem Wohlbefinden und öffentlicher Altersvorsorge geringer ist, wenn die Einkommensungleichheit hoch ist.

Schließlich liefert die Analyse nur begrenzt Hinweise, die Hypothese vi stützen: Rentner*innen aus Ländern mit mehr öffentlicher Altersvorsorge sind zufriedener, wenn die Umverteilung durch öffentliche Altersvorsorge größer ist. Dieser Zusammenhang ist für Rentner*innen mit niedrigem SES etwas stärker. Auf der Individualebene zeigen allerdings sich keine Unterschiede im Zusammenhang von öffentlicher Altersvorsorge mit subjektivem Wohlbefinden zwischen Rentner*innen mit hohem und niedrigem SES in Abhängigkeit von der Umverteilung durch öffentliche Altersvorsorge.

Im Anschluss an den Forschungsstand zum Zusammenhang von subjektivem Wohlbefinden und Einkommensungleichheit sowie Einkommensumverteilung durch andere sozialpolitische Maßnahmen wäre erwartbar gewesen, dass die Einkommensungleichheit den positiven Zusammenhang zwischen öffentlicher Altersvorsorge und subjektivem Wohlbefinden verringert, während Umverteilung den Effekt vergrößert (Cheung, 2018; Wulfgramm, 2014). Anhand der Ergebnisse wird aber deutlich, dass große Unterschiede zwischen der Individualebene und der Makroebene der Länder bestehen: Während Einkommensungleichheit und -umverteilung auf der Individualebene nur eine geringe Rolle für den Zusammenhang von öffentlicher Altersvorsorge und subjektivem Wohlbefinden spielen, sind die Unterschiede zwischen den Ländern mit durchschnittlich mehr oder weniger öffentlicher Altersvorsorge in Abhängigkeit von Einkommensungleichheit und -umverteilung größer. Die öffentliche Altersvorsorge wird zu einer „kollektiven Ressource“ (Sjöberg, 2010, S. 1281) für das subjektive Wohlbefinden, wenn die Einkommensungleichheit bzw. die Einkommensumverteilung durch öffentliche Altersvorsorge hoch ist. Die Ergebnisse für die Einkommensumverteilung stimmen somit mit anderen internationalen Analysen zum Zusammenhang von Umverteilung durch Altersvorsorge und subjektivem Wohlbefinden überein (Calvo, 2016), während die Ergebnisse zur Einkommensungleichheit diesen widersprechen. Anstatt der vermuteten „Entwertung“ der öffentlichen Altersvorsorge durch die Einkommensungleichheit, erfährt die öffentliche Altersvorsorge unter hoher Einkommensungleichheit möglicherweise mehr Relevanz als materielle Absicherung.

Insgesamt weisen die Ergebnisse jenseits der Rolle der öffentlichen Altersvorsorge darauf hin, dass vor allem Rentner*innen mit hohem SES von einer hohen Einkommensungleichheit mit Blick auf das subjektive Wohlbefinden profitieren, während die Auswirkungen hoher Einkommensungleichheit auf das subjektive Wohlbefinden von niedrigen Einkommensgruppen eher negativ sind. Dies deckt sich mit den Befunden anderer Studien (Lous & Graafland, 2022; Oishi et al., 2011). In den Ergebnissen zeigt sich ebenfalls, dass Rentner*innen mit niedrigem SES in Ländern mit hoher Einkommensungleichheit zufriedener sind, wenn der durchschnittliche Anteil der öffentlichen Altersvorsorge größer ist. Dies zeigt, dass eine umfassendere Altersvorsorge gerade für Menschen mit niedrigem SES die negativen Auswirkungen der Einkommensungleichheit abdämpfen kann. Gleichzeitig finden sich keine Hinweise dafür, dass Rentner*innen mit niedrigem SES zufriedener sind, wenn sie unter hoher Einkommensungleichheit mehr öffentliche Altersvorsorge beziehen als andere mit niedrigem SES.

Die Analysen zeigen Zusammenhänge unter Berücksichtigung von als relevant erachteten Drittvariablen. Um für konfundierende Variablen in Interaktionseffekten zu kontrollieren wurden außerdem Interaktionseffekte mit Drittvariablen in die Modelle aufgenommen. Aufgrund der geringen Zahl von Beobachtungen auf der Länderebene konnten nur begrenzt *between*-Effekte als Kontrollvariablen in die Modelle aufgenommen werden. Außerdem konnten zwar längsschnittliche Trendanalysen für die Zusammenhänge mit der Einkommensungleichheit durchgeführt werden. Um umgekehrte Kausalität auszuschließen, sind jedoch andere Verfahren notwendig (Wooldridge, 2010).

Diese Analyse basiert auf individueller Ebene ausschließlich auf Querschnittsdaten. Intraindividuelle Veränderungen des subjektiven Wohlbefindens über die Zeit können mit diesen Daten nicht untersucht werden. Gerade der Renteneintritt ist aber ein kritisches Lebensereignis, in dem die öffentliche Altersvorsorge möglicherweise eine relevante Rolle für das subjektive Wohlbefinden spielt. Im nächsten Kapitel werden daher die Zusammenhänge von öffentlicher Altersvorsorge und subjektivem Wohlbefinden zum Renteneintritt vor dem Hintergrund des SES und kontextueller Faktoren der Maßnahmen zum Abbau der ökonomischen Ungleichheit im Rentenalter untersucht.

7 Subjektives Wohlbefinden, öffentliche Altersvorsorge, Einkommensumverteilung und Armutsreduktion zum Rentenübergang

Die folgende Analyse betrachtet die Rolle der öffentlichen Altersvorsorge für das subjektive Wohlbefinden während des Rentenübergangs differenziert nach verschiedenen Erwerbsstatus und in verschiedenen Länderkontexten, die sich mit Blick auf die Einkommensumverteilung und Armutsreduktion durch die öffentliche Altersvorsorge unterscheiden. Der Renteneintritt ist ein kritisches Lebensereignis, das mit Veränderungen von Ressourcen verbunden ist, die Auswirkungen auf das Wohlbefinden haben (Wang et al., 2011). Im Fokus stehen hier die finanziellen Ressourcen aus der öffentlichen Altersvorsorge. Wie der Rentenübergang und die Veränderung finanzieller Ressourcen erlebt werden, hängt maßgeblich von der eigenen Erwerbsbiografie, der individuellen Lebenssituation und dem gesellschaftlichen Kontext ab, die Referenzpunkte für die Bewertung des subjektiven Wohlbefindens schaffen (Moen, 1996).

Für einen Großteil der Menschen zeigen sich zum Rentenübergang Kontinuitäten des subjektiven Wohlbefindens (Henning et al., 2016). Es sind vor allem Menschen, die vor Renteneintritt arbeitslos oder aufgrund von Krankheit oder Behinderung nicht erwerbstätig waren, für die sich kurzfristige positive Veränderungen des subjektiven Wohlbefindens zum Renteneintritt zeigen (Hetschko et al., 2014; Ponomarenko et al., 2019; Schmälzle et al., 2019). Das subjektive Wohlbefinden verschlechtert sich dagegen für Menschen, für die der Rentenübergang mit einer Verschlechterung der finanziellen Situation verbunden ist und die eine geringere finanzielle Absicherung haben (Carr et al., 2020). Für

Ergänzende Information Die elektronische Version dieses Kapitels enthält Zusatzmaterial, auf das über folgenden Link zugegriffen werden kann https://doi.org/10.1007/978-3-658-50355-0_7.

C. Garten, *Subjektives Wohlbefinden, soziale Ungleichheit und Alterssicherung im europäischen Vergleich*, Dortmunder Beiträge zur Sozialforschung,
https://doi.org/10.1007/978-3-658-50355-0_7

Menschen mit einem niedrigen SES ergeben sich daher mögliche gegenläufige Mechanismen zum Renteneintritt, da dieser einerseits ein Ende der Belastungen aufgrund der Erwerbssituation bedeuten kann, andererseits aber auch mit weiteren finanziellen Einbußen verbunden ist. Zum Renteneintritt haben Prozesse kumulativer Vorteile und Nachteile bereits zu relevanten Unterschieden im subjektiven Wohlbefinden zwischen Menschen mit unterschiedlichem SES geführt. Kumulative Vorteile und Nachteile können aber durch sozialpolitische Maßnahmen beschränkt werden (Crystal, 2020). Die öffentliche Altersvorsorge kann helfen, finanzielle Einbußen abzumildern und dadurch kumulative Ungleichheiten zum Renteneintritt zu verringern.

Die öffentliche Altersvorsorge steht darüber hinaus für das Einkommen, das gesellschaftlich als angemessen definiert wird, um der wohlfahrtsstaatlichen Aufgabe der Alterssicherung gerecht zu werden und die „Lebensleistung" aus der Erwerbsarbeit anzuerkennen (Hyde & Dixon, 2009). Insofern hat das Einkommen aus öffentlicher Altersvorsorge auch eine symbolische Bedeutung (Zelizer, 1989). Offen ist, ob die öffentliche Altersvorsorge zu einer Verringerung der Unterschiede im subjektiven Wohlbefinden nach SES beitragen kann.

Grundsätzlich wird für diese Analyse angenommen, dass mehr öffentliche Altersvorsorge zum Renteneintritt mit einem Anstieg des subjektiven Wohlbefindens verbunden ist (Hypothese vii), da es eine Erhöhung der materiellen Absicherung im Vergleich zu betrieblicher und privater Altersvorsorge sowie weiterem Einkommen und Vermögen im Alter bedeutet (Clark, 2003). Darüber hinaus wird in dieser Analyse untersucht, ob mehr öffentliche Altersvorsorge zum Renteneintritt vor allem für Rentner*innen mit niedrigem SES mit einem Anstieg des subjektiven Wohlbefindens verbunden ist (Hypothese viii).

Der sozialpolitische Kontext ist für die Veränderungen des subjektiven Wohlbefindens zum Renteneintritt ebenfalls relevant (Moen, 1996). Generell ist das subjektive Wohlbefinden bei umfassenderer und höherer sozialer Absicherung höher (Pacek & Radcliff, 2008; Wulfgramm, 2014). Im Vergleich zu anderen sozialpolitischen Maßnahmen erfährt die Umverteilung von Altersvorsorge besonders hohe Zustimmung (Laenen & Roosma, 2022; Reeskens & van Oorschot, 2013). Daraus leitet sich die Hypothese ab, dass mehr öffentliche Altersvorsorge vor allem in Ländern mit größerer Umverteilung durch öffentliche Altersvorsorge mit einem Anstieg des subjektiven Wohlbefindens verbunden ist (Hypothese ix). Umverteilende Maßnahmen der Altersvorsorge führen allerdings nicht notwendigerweise zu einer Reduzierung der Armut (Kuitto et al., 2023). Gleichzeitig sind auch armutsreduzierende sozialpolitische Maßnahmen mit einem höheren subjektiven Wohlbefinden verbunden (Böhnke, 2008). Für die öffentliche Altersvorsorge bedeutet eine stärkere Armutsreduktion, dass sie besser vor Risiken des Alterns absichert (Barr & Diamond, 2006). Die Untersuchung widmet sich deshalb auch der Fragestellung, ob mehr öffentliche Altersvorsorge vor allem in Ländern mit größerer Armutsreduktion durch öffentliche Altersvorsorge mit einem Anstieg des subjektiven Wohlbefindens verbunden ist (Hypothese x). Darüber hinaus wird untersucht, ob Umverteilung und Armutsreduktion vor allem für Menschen mit niedrigem SES vor Renteneintritt mit einem höheren Anstieg des subjektiven Wohlbefindens zum Rentenübergang verbunden sind (Hypothesen xi und xii), da angenommen wird, dass diese Maßnahmen sowohl die materielle Situation als auch die subjektive Wahrnehmung der materiellen Absicherung besonders bei niedrigem SES beeinflussen. Alle Hypothesen sind in Abbildung 7.1 grafisch dargestellt.

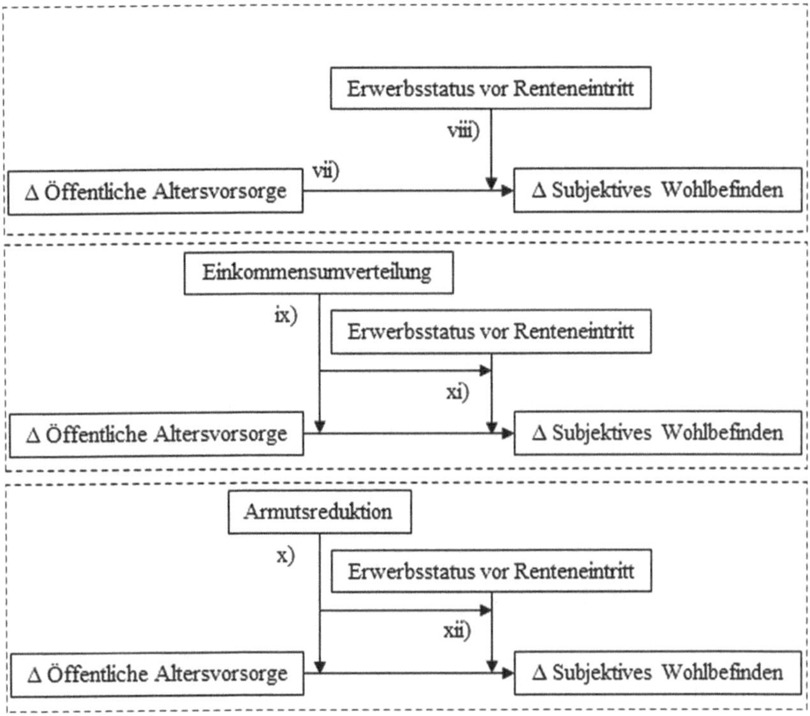

Abbildung 7.1 Untersuchte Zusammenhänge und Moderationen für das subjektive Wohlbefinden während des Rentenübergangs

Die Lebenszufriedenheit dient auch in dieser Analyse als Indikator für das subjektive Wohlbefinden. Der Renteneintritt wird definiert als der erste Zeitpunkt, an dem eine befragte Person angibt, im Ruhestand zu sein. Das heißt, dass die Operationalisierung unabhängig davon ist, ob bereits vor Renteneintritt Rentenzahlungen erhalten wurden oder ob mit Renteneintritt noch keine Rentenzahlungen erhalten werden. Die öffentliche Altersvorsorge wird als Anteil der öffentlichen Altersvorsorge am individuellen Einkommen gemessen. Dadurch kann berücksichtigt werden, wenn vor Renteneintritt z. B. aufgrund von Teilzeitrenten oder Erwerbsminderungsrenten bereits öffentliche Altersvorsorge bezogen wurde (Kantarci & van Soest, 2008). Zusätzlich wird auch der Anteil der öffentlichen Altersvorsorge am Haushaltseinkommen für Analysen auf der Haushaltsebene berechnet. Im Anschluss an die oben zitierten Forschungsergebnisse wird als Indikator für den SES der letzte beobachtete Erwerbsstatus vor Renteneintritt verwendet. Als Maß für die Einkommensumverteilung durch öffentliche Altersvorsorge wird die Differenz der Gini-Koeffizienten für das Haushaltseinkommen einmal ohne und einmal mit öffentlicher Altersvorsorge (Gini-D) verwendet. Die Armutsreduktion wird gemessen durch die Differenz aus der Armutsquote ohne öffentliche Altersvorsorge abzüglich der Armutsquote mit öffentlicher Altersvorsorge (Armutsquoten-D). Positive Werte zeigen eine Umverteilung von oben nach unten bzw. eine Reduktion der Armut durch öffentliche Altersvorsorge an, während negative Werte eine Umverteilung von unten nach oben bzw. eine Erhöhung der Armutsquote durch die öffentliche Altersvorsorge anzeigen. Aufgrund der geringen Zahl von beobachteten Rentenübergängen in den einzelnen Ländern werden beide Variablen anhand der Verteilungen auf Länderebene in Quantile oberhalb und unterhalb bzw. in Höhe des Medians unterteilt, so dass Befragte aus mehreren Ländern in einem Quantil enthalten sind. Dadurch wird in den Regressionsmodellen statt linearer Zusammenhänge untersucht, wie mehr oder weniger Einkommensumverteilung bzw. Armutsreduktion mit dem subjektiven Wohlbefinden zusammenhängt.

Zur Schätzung der Modelle werden FE-Modelle verwendet, wodurch nur noch Koeffizienten für zeitveränderliche Variablen oder Interaktionen von zeitkonstanten Variablen mit zeitveränderlichen Variablen in den Modellen geschätzt werden können. Um die Interaktionseffekte besser interpretieren zu können, sind alle Variablen außer der Erwerbsstatus vor Renteneintritt sowie die Quantile der Gini-Differenz und der Armutsquotendifferenz am Mittelwert der gesamten Stichprobe bzw. am Mittelwert der Substichproben zentriert (Williams, 2021). Die Variablen für den Erwerbsstatus vor Renteneintritt, die Gini-Differenz und die Armutsquotendifferenz werden nicht am Mittelwert zentriert, damit die Interaktionen von öffentlicher Altersvorsorge mit diesen kategorialen Variablen die gruppenspezifischen Koeffizienten angeben. Die Unterschiede zwischen den gruppenspezifischen Regressionskoeffizienten werden mit t-Tests für Daten mit multiplen Imputationen auf Signifikanz getestet (Barnard & Rubin, 1999). In den Regressionsmodellen sind zusätzlich folgende zeitlich veränderbare Variablen berücksichtigt: der Renteneintritt, je nach Analyse das individuelle oder das Haushaltseinkommen, das Alter, der Familienstand und das Wohneigentum. Für die Analysen des individuellen Einkommens enthalten die Modelle außerdem den Anteil des individuellen Einkommens am Haushaltseinkommen, da angenommen wird, dass der Anteil der öffentlichen Altersvorsorge am individuellen Einkommen für das subjektive Wohlbefinden bedeutsamer ist, wenn das individuelle Einkommen einen größeren Anteil am Haushaltseinkommen darstellt. Eine Übersicht über die Operationalisierung findet sich in Tabelle 5.1 in Kapitel 5. Für das Alter und das Einkommen werden außerdem jeweils der quadrierte Term berechnet, um potenziell nicht-lineare Verläufe des subjektiven Wohlbefindens in der untersuchten Altersgruppe und nicht-lineare Zusammenhänge bei größeren Einkommensänderungen zu berücksichtigen (Fisher & Frechette, 2023; Wunder et al., 2013). Da die Modelle auch Einkommensänderungen berücksichtigen, stellen sie den Zusammenhang der öffentlichen Altersvorsorge mit dem subjektiven Wohlbefinden unabhängig von den mit der öffentlichen Altersvorsorge verbundenen Einkommensveränderungen dar.

Um Unterschiede in den Veränderungen der Lebenszufriedenheit zu untersuchen, werden Interaktionen der öffentlichen Altersvorsorge mit dem Erwerbsstatus vor Renteneintritt sowie den zeitkonstanten Kontextvariablen Gini-Differenz und Armutsquotendifferenz berechnet. Für diese Modelle werden zusätzlich die Interaktionen der öffentlichen Altersvorsorge mit weiteren zeitkonstanten konfundierenden Variablen aufgenommen, die im Folgenden an den entsprechenden Stellen benannt werden. Somit können konfundierende Einflüsse von Drittvariablen in der Interaktion kontrolliert werden (Rohrer & Arslan, 2021). Diese Kontrollvariablen sind ebenfalls am Mittelwert der Stichprobe zentriert, um die Interpretation der interessierenden Interaktionseffekte zu erleichtern. Die Unterschiede zwischen den Interaktionskoeffizienten innerhalb der Modelle werden nochmals mittels t-Tests für Daten mit multiplen Imputationen getestet. Das *Within*-R^2 wird berechnet, indem die Regressionen nochmals mit den Mittelwerten der Variablen über alle Imputationen für jede Beobachtungen geschätzt werden. Die hierarchische Datenstruktur der in Ländern geclusterten Beobachtungen wird durch die Verwendung cluster-robuster Standardfehler berücksichtigt (Cameron & Miller, 2015).

7.1 Beschreibung der Stichprobe

Die untersuchte Stichprobe enthält die letzte Beobachtung vor Renteneintritt und die erste Beobachtung nach Renteneintritt für 14 480 Befragte zwischen 50 und 75 Jahren, deren persönliches Einkommen zu beiden Beobachtungen und in allen Imputationen mehr als null KKP beträgt. Die Befragten kommen aus den 25 europäischen Ländern und wurden in dem Zeitraum von 2006 bis 2022 befragt. Die Mittelwerte bzw. prozentualen Häufigkeiten aller Variablen sind in Tabelle 7.1 für alle Beobachtungen vor und nach Renteneintritt dargestellt. Für alle zeitveränderlichen Variablen wurden t-Tests für verbundene Stichproben für die Unterschiede zwischen beiden Zeitpunkten berechnet. Für zeitkonstante Variablen wird entsprechend nur ein Wert angegeben. Außerdem enthält die Tabelle die Mittelwerte der Gini-Differenzen und Armutsquotendifferenzen für die unterschiedlichen Quantile. Alle Angaben zeigen die ursprünglich gemessenen Werte und nicht die am Mittelwert zentrierten Werte.

Im Mittel steigt die Lebenszufriedenheit von 7,76 vor dem Ruhestand auf 7,93 im Ruhestand. Ebenso steigt mit dem Renteneintritt der Anteil der öffentlichen Altersvorsorge am individuellen Einkommen von 9,62 % auf 65,02 % und der Anteil am Haushaltseinkommen von 15,12 % auf 55,73 %. Mit Ausnahme des Anteils der Geschiedenen und der Wohneigentümer*innen sind alle Unterschiede in den zeitveränderlichen Variablen signifikant.

Vor Renteneintritt waren 72,26 % der Befragten erwerbstätig, 8,00 % waren arbeitslos, 11,71 % waren nicht erwerbstätig aufgrund einer Krankheit oder Behinderung und 8,03 % waren zuletzt Familienfürsorger*in oder in einem anderen Status. Bei den Ländern mit niedriger Einkommensumverteilung durch öffentliche Altersvorsorge ist der Gini-Koeffizient der Einkommensverteilung inklusive öffentlicher Altersvorsorge im Mittel um 5,98 Gini-Punkte kleiner als der Gini-Koeffizient für das Einkommen ohne öffentliche Altersvorsorge. Der Gini-Koeffizient in Ländern mit hoher Umverteilung ist im Mittel 25,41 Gini-Punkte kleiner, wenn die öffentliche Altersvorsorge in der Einkommensverteilung berücksichtigt wird. In Ländern mit niedriger Armutsreduktion beträgt der Unterschied in der Armutsquote ohne und mit Berücksichtigung der öffentlichen Altersvorsorge durchschnittlich 57,94 Prozentpunkte. In den Ländern mit hoher Reduktion der Armutsquote sind es im Mittel 72,92 Prozentpunkte.

Tabelle 7.1 Beschreibung der Stichprobe

	Vor Ruhestand	Im Ruhestand	Diff. (t-Test)
Lebenszufriedenheit	7,76	7,93	0,17***
Öffentliche Altersvorsorge (individuell)	9,62	65,02	55,40***
Öffentliche Altersvorsorge (Haushalt)	15,12	55,73	40,61***
Individuelles Einkommen	1,48	1,41	−0,07***
Haushaltseinkommen	1,99	1,84	−0,15***
Alter	60,67	64,65	3,98***
Familienstand			
– Verheiratet/in Partnerschaft (%)	74,90	73,13	−1,77***
– Nie verheiratet (%)	6,52	6,37	−0,15***
– Geschieden (%)	11,61	11,75	0,14
– Verwitwet (%)	6,98	8,75	1,77***
Wohneigentum (%)	81,97	81,86	−0,11
Erwerbsstatus vor Ruhestand			
– Erwerbstätig (%)	72,26		
– Arbeitslos (%)	8,00		
– Krankheit/Behinderung (%)	11,71		
– Familienfürsorger*in/anderer Status (%)	8,03		
Frau (%)	51,91		
Migrationshintergrund (%)	8,58		
Bildung			
– Niedrig (%)	28,22		
– Mittel (%)	43,87		
– Hoch (%)	27,91		
Gini-D < = Median	5,98		
Gini-D > Median	25,41		
Armutsquoten-D < = Median	57,94		
Armutsquoten-D > Median	72,92		
BIP < = Median	22,52		
BIP > Median	35,73		
n	14 480	14 480	

Anmerkungen: Auf Grundlage der Daten von SHARE Release 9.0.0. und Eurostat (2024b, 2024c, 2024e), eigene Berechnungen. Diff. = Differenz. Eine Beschreibung aller Variablen findet sich in Tabelle 5.1. * $p < 0.05$, ** $p < 0.01$, *** $p < 0.001$

Die Verteilungen der Länder nach BIP und Gini-Differenz sowie Armutsquotendifferenz sind in den Streudiagrammen in Abbildung 7.2 abgebildet. Die gestrichelten Linien stellen die Mediane dar, nach denen die Länder in Kategorien von mehr und weniger Umverteilung, Armutsreduktion und BIP sortiert sind, die in den folgenden Regressionsmodellen verwendet werden. Litauen, Lettland und Ungarn zählen zu den Ländern mit der niedrigsten Umverteilung unter den Ländern mit einem niedrigen BIP. Die Slowakei, Rumänien und Estland sind in dieser Gruppe die Länder mit der höchsten Umverteilung. Unter den Ländern mit einem höheren BIP ist die Umverteilung in Schweden, der Schweiz und Luxemburg am niedrigsten. Am höchsten ist die Umverteilung in dieser Ländergruppe in Frankreich, Italien und Spanien.

In Lettland, Bulgarien und Litauen ist die Armutsreduktion am niedrigsten unter den Ländern mit niedrigem BIP. Die höchste Armutsreduktion findet sich in dieser Ländergruppe in Ungarn, Tschechien und der Slowakei. Bei den Ländern mit höherem BIP sind die Schweiz, Spanien und Italien die Länder mit der niedrigsten Armutsreduktion. Die Armutsreduktion ist in Luxemburg, Frankreich und den Niederlanden am höchsten unter den Ländern mit höherem Bruttoinlandsprodukt. Im Vergleich sind es vor allem die Länder mit höherem BIP, die weniger Einkommen durch öffentliche Altersvorsorge umverteilen, dafür aber die Armut durch öffentliche Altersvorsorge reduzieren. Bei den Ländern mit niedrigem BIP verhält es sich dagegen eher umgekehrt, so dass zwar mehr Umverteilung durch öffentliche Altersvorsorge stattfindet, die Armut durch öffentliche Altersvorsorge aber weniger reduziert wird.

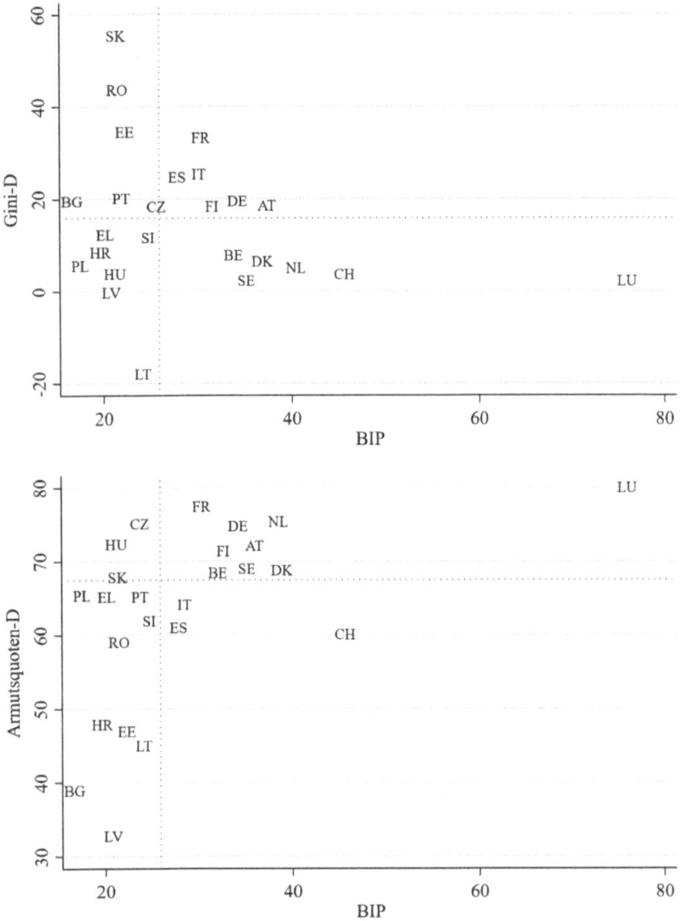

Abbildung 7.2 Streudiagramme der Gini-Differenzen und Armutsquotendifferenzen nach Bruttoinlandsprodukt

Anmerkung: Auf Grundlage der Daten von SHARE Release 9.0.0. und Eurostat (2024b, 2024c, 2024e), eigene Berechnungen. n = 25. AT = Österreich, DE = Deutschland, SE = Schweden, NL = Niederlande, ES = Spanien, IT = Italien, FR = Frankreich, DK = Dänemark, EL = Griechenland, CH = Schweiz, BE = Belgien, CZ = Tschechien, PL = Polen, LU = Luxemburg, HU = Ungarn, PT = Portugal, SI = Slowenien, EE = Estland, HR = Kroatien, LT = Litauen, BG = Bulgarien, FI = Finnland, LV = Lettland, RO = Rumänien, SK = Slowakei. Differenz der Gini-Koeffizienten (Gini-D) und der Armutsquoten (Armutsquoten-D) ohne und mit öffentlicher Altersvorsorge sind in (Prozent-)Punkten angegeben mit einem Wertebereich von −100 bis 100. Das Bruttoinlandsprodukt (BIP) ist in 1 000 KKP angegeben. Die gestrichelten Linien zeigen den Median an.

7.2 Ergebnisse

In Tabelle 7.2 sind die Ergebnisse der FE-Regressionsmodelle für die Modelle 1 bis 4 für die individuelle öffentliche Altersvorsorge dargestellt. In Modell 2 werden zusätzlich zu den oben beschriebenen Kontrollvariablen die Interaktionen von öffentlicher Altersvorsorge mit Geschlecht, Migrationshintergrund und Bildungsstand sowie von Renteneintritt mit vorigem Erwerbsstatus berücksichtigt. In den Modellen 3 und 4 ist die Interaktion von öffentlicher Altersvorsorge mit dem Quantil des BIP oberhalb des Medians enthalten. Die vollständigen Modelle mit den Koeffizienten aller Variablen sind in Tabelle A 4 im Anhang im elektronischen Zusatzmaterial zu finden.

Der Koeffizient in Modell 1 gibt an, dass ein Anstieg der öffentlichen Altersvorsorge um einen Prozentpunkt zum Renteneintritt mit einer Erhöhung des subjektiven Wohlbefindens um 0,0005 Punkte der Lebenszufriedenheit verbunden ist. Der Koeffizient ist allerdings nicht signifikant. Bei einer durchschnittlichen Erhöhung der öffentlichen Altersvorsorge um 55,40 Prozentpunkte sagt das Modell einen durchschnittlichen Anstieg der Lebenszufriedenheit um 0,03 (0,0005*55,40) Skalenpunkte im Zusammenhang mit der öffentlichen Altersvorsorge voraus. In Modell 2 sind die Koeffizienten getrennt für die unterschiedlichen Erwerbsstatus vor Renteneintritt angegeben. Hier zeigt sich, dass nur der Koeffizient für Nicht-Erwerbstätige aufgrund von Krankheit oder Behinderung (0,0029) signifikant unterschiedlich von 0 ist. Die Koeffizienten für vormals Arbeitslose und Nicht-Erwerbstätige aufgrund von Krankheit oder Behinderung unterscheiden sich signifikant vom Koeffizienten der zuvor Erwerbstätigen (Diff. = −0,0027, p = 0,02), der Arbeitslosen (Diff. = −0,0034, p = 0,00) und der Familienfürsorger*innen bzw. derjenigen in anderem Status (Diff. = −0,0043, p = 0,00). Der Koeffizient der anderen Gruppe mit niedrigem SES – die zuvor Arbeitslosen – liegt bei −0,0005 und zeigt somit an, dass ein Anstieg der öffentlichen Altersvorsorge zum Renteneintritt mit einer Verringerung der Lebenszufriedenheit zusammenhängt. Der Koeffizient ist allerdings nicht signifikant.

In Modell 3 wurden die Koeffizienten der öffentlichen Altersvorsorge separat für die Quantile der Gini-Differenz berechnet. Der Koeffizient für die Länder mit kleiner Gini-Differenz liegt bei 0,0003 und ist nicht signifikant. Für die Länder mit großer Gini-Differenz liegt der Koeffizient bei 0,0005 und ist ebenfalls nicht signifikant. Somit ist kein Unterschied im Zusammenhang der öffentlichen Altersvorsorge zwischen Ländern mit hoher und niedriger Umverteilung durch öffentliche Altersvorsorge erkennbar. Modell 4 zeigt die Koeffizienten der öffentlichen Altersvorsorge für die Quantile der Armutsquotendifferenzen. Die Koeffizienten der Länder mit hoher und niedriger Armutsreduktion durch öffentliche Altersvorsorge liegen bei 0,0007 und −0,0001 und sind beide nicht signifikant. Somit zeigen sich auch keine Unterschiede im Zusammenhang von öffentlicher Altersvorsorge und subjektivem Wohlbefinden zwischen Ländern mit hoher und niedriger Armutsreduktion durch öffentliche Altersvorsorge. Das *Within*-R^2 liegt bei 0,02 und zeigt an, dass die Modelle nur einen geringen Teil der Varianz in der Veränderung des subjektiven Wohlbefindens erklären können.

Tabelle 7.2 FE-Regressionen von Lebenszufriedenheit auf öffentliche Altersvorsorge (individuell) nach Erwerbsstatus, Gini-Differenz und Armutsquotendifferenz (einfache Interaktion)

	M1	M2	M3	M4
Öffentliche Altersvorsorge	0,0005			
ÖA × Erwerbstätig		0,0002		
ÖA × Arbeitslos		−0,0005		
ÖA × Krankheit/Behinderung		$0{,}0029^{**}$		
ÖA × Familienfürsorger*in/ anderer Status		−0,0015		
ÖA × Gini-D: < = Median			0,0003	
ÖA × Gini-D: > Median			0,0005	
ÖA × Armutsquoten-D: < = Median				−0,0001
ÖA × Armutsquoten-D: > Median				0,0007
Kontrollvariablen	Ja	Ja	Ja	Ja
Within-R^2	0,02	0,02	0,02	0,02
n	28 960	28 960	28 960	28 960

Anmerkung: Auf Grundlage der Daten von SHARE Release 9.0.0. und Eurostat (2024b, 2024c, 2024e), eigene Berechnungen. Lebenszufriedenheit: 0 = voll unzufrieden bis 10 = voll zufrieden. Öffentliche Altersvorsorge (ÖA) wird gemessen als Anteil am Einkommen (0 bis 100 %). Differenz der Gini-Koeffizienten (Gini-D) und der Armutsquoten (Armutsquoten-D) ohne und mit öffentlicher Altersvorsorge sind in (Prozent-)Punkten angegeben mit einem Wertebereich von −100 bis 100. x = Interaktion. Kontrollvariablen: Renteneintritt, Einkommen (auch quadriert), Anteil des individuellen Einkommens am Haushaltseinkommen, Alter (auch quadriert), Familienstand und Wohneigentum. In Modell 2 zusätzlich: Öffentliche Altersvorsorge × Geschlecht/Migrationshintergrund/Bildung und Renteneintritt × Erwerbsstatus vor Renteneintritt. In Modell 3 und 4 zusätzlich: Öffentliche Altersvorsorge × BIP. $^{*}p < 0.05$, $^{**}p < 0.01$, $^{***}p < 0.001$

Die Modelle 3 und 4 werden in den Modellen 5 und 6 nochmals um zusätzliche Interaktionen für den Erwerbsstatus erweitert, so dass die dreifache Interaktion aus öffentlicher Altersvorsorge, Erwerbsstatus und Gini-Differenz bzw. Armutsquotendifferenz die Effekte der öffentlichen Altersvorsorge für den jeweiligen Erwerbsstatus im jeweiligen Kontext der Umverteilung oder Armutsreduktion durch die öffentliche Altersvorsorge anzeigt (s. Tabelle 7.3). Die Modelle enthalten außerdem die Interaktion von öffentlicher Altersvorsorge mit Geschlecht, Migrationshintergrund, Bildung und BIP sowie von Renteneintritt mit dem letzten Erwerbsstatus vor Renteneintritt als zusätzliche Kontrollvariablen. Die vollständigen Modelle finden sich in Tabelle A 5 im Anhang im elektronischen Zusatzmaterial. In Modell 5 ist nur der Koeffizient der öffentlichen Altersvorsorge für zuvor aufgrund von Krankheit oder Behinderung Nicht-Erwerbstätigen bei niedriger Umverteilung durch die öffentliche Altersvorsorge signifikant unterschiedlich von 0 und liegt bei 0,0027. Der Koeffizient unterscheidet sich allerdings nicht signifikant vom Koeffizienten der öffentlichen Altersvorsorge der zuvor aufgrund von Krankheit oder Behinderung Nicht-Erwerbstätigen bei hoher Umverteilung (Diff. = 0,0009, p = 0,60). Es zeigt sich also nur für die Gruppe der aufgrund von Krankheit oder Behinderung Nicht-Erwerbstätigen in Ländern mit niedriger Umverteilung, dass ein Anstieg der öffentlichen Altersvorsorge zum Renteneintritt mit einem Anstieg der Lebenszufriedenheit verbunden ist. Für die Armutsreduktion zeigt sich in Modell 6, dass nur der Koeffizient der öffentlichen Altersvorsorge für zuvor aufgrund von Krankheit oder Behinderung Nicht-Erwerbstätigen bei hoher Armutsreduktion durch die öffentliche Altersvorsorge signifikant unterschiedlich von 0 ist und 0,0035 beträgt. Es besteht aber kein signifikanter Unterschied zu dem Koeffizienten der öffentlichen Altersvorsorge für die gleiche Gruppe in Ländern mit niedriger Armutsreduktion (Diff. = 0,0029, p = 0,26). Der Anstieg der öffentlichen Altersvorsorge zum Renteneintritt ist also nur für aufgrund von Krankheit oder Behinderung Nicht-Erwerbstätige in Ländern mit hoher Armutsreduktion mit einem Anstieg der Lebenszufriedenheit verbunden. Keiner der Koeffizienten für die öffentliche Altersvorsorge der zuvor Arbeitslosen ist signifikant in den beiden Modellen. Drei der Koeffizienten für die zuvor Arbeitslosen sind auch wie der Koeffizient aus Modell 2 in Tabelle 7.2 negativ; nur für Länder mit hoher Armutsreduktion ist er positiv und liegt bei 0,0005. Das *Within*-R^2 für die Modelle 5 und 6 beträgt jeweils 0,03.

Alle Modelle wurden noch einmal für den Anteil der öffentlichen Altersvorsorge am Haushaltseinkommen gerechnet. Die Substichprobe enthält je zwei Beobachtungen von 10 960 Befragten, bei denen nicht mehr als 20 % des

Tabelle 7.3 FE-Regressionen von Lebenszufriedenheit auf öffentliche Altersvorsorge (individuell) nach Erwerbsstatus und Gini-Differenz bzw. Armutsquotendifferenz (dreifache Interaktion)

	M5	M6
Öffentliche Altersvorsorge × …		
– Erwerbstätig × Gini-D: < = Median	−0,0001	
– Erwerbstätig × Gini-D: > Median	0,0002	
– Arbeitslos × Gini-D: < = Median	−0,0003	
– Arbeitslos × Gini-D: > Median	−0,0007	
– Krankheit/Behinderung × Gini-D: < = Median	0,0027*	
– Krankheit/Behinderung × Gini-D: > Median	0,0019	
– Familienfürsorger*in/anderer Status × Gini-D: < = Median	−0,0025	
– Familienfürsorger*in/anderer Status × Gini-D: > Median	0,0002	
Öffentliche Altersvorsorge × …		
– Erwerbstätig × Armutsquoten-D: < = Median		−0,0001
– Erwerbstätig × Armutsquoten-D: > Median		0,0002
– Arbeitslos × Armutsquoten-D: < = Median		−0,0018
– Arbeitslos × Armutsquoten-D: > Median		0,0005
– Krankheit/Behinderung × Armutsquoten-D: < = Median		0,0005
– Krankheit/Behinderung × Armutsquoten-D: > Median		0,0035*
– Familienfürsorger*in/anderer Status × Armutsquoten-D: < = Median		−0,0022
– Familienfürsorger*in/anderer Status × Armutsquoten-D: > Median		−0,0006
Kontrollvariablen	Ja	Ja
Within-R^2	0,03	0,03
n	28 960	28 960

Anmerkung: Auf Grundlage der Daten von SHARE Release 9.0.0. und Eurostat (2024b, 2024c, 2024e), eigene Berechnungen. Lebenszufriedenheit: 0 = voll unzufrieden bis 10 = voll zufrieden. Öffentliche Altersvorsorge (ÖA) wird gemessen als Anteil am individuellen Einkommen (0 bis 100 %). Differenz der Gini-Koeffizienten (Gini-D) und der Armutsquoten (Armutsquoten-D) ohne und mit öffentlicher Altersvorsorge sind in (Prozent-)Punkten angegeben mit einem Wertebereich von −100 bis 100. x = Interaktion. Kontrollvariablen: Renteneintritt, Einkommen (auch quadriert), Anteil des individuellen Einkommens am Haushaltseinkommen, Alter (auch quadriert), Familienstand und Wohneigentum, Öffentliche Altersvorsorge × Geschlecht/Migrationshintergrund/Bildung, Renteneintritt × Erwerbsstatus vor Renteneintritt und Erwerbsstatus vor Renteneintritt × Öffentliche Altersvorsorge × BIP.

Haushaltseinkommens aus Einkommensquellen von anderen Haushaltsmitgliedern kam, zu denen keine weiteren Angaben gemacht wurden. Die Ergebnisse für die Stichprobe finden sich in den Modellen 7 bis 10 in Tabelle A 6 und den Modellen 11 und 12 in Tabelle A 7 im Anhang im elektronischen Zusatzmaterial. Die Ergebnisse für den Anteil der öffentlichen Altersvorsorge am Haushaltseinkommen unterscheiden sich von den Ergebnissen für den Anteil der öffentlichen Altersvorsorge am individuellen Einkommen zunächst darin, dass die Koeffizienten für die vor Renteneintritt aufgrund von Krankheit oder Behinderung Nicht-Erwerbstätigen stärker von 0 abweichen. Außerdem sind die allgemeinen Effekte der öffentlichen Altersvorsorge, der Interaktion von öffentlicher Altersvorsorge und hoher Umverteilung sowie hoher Armutsreduktion signifikant unterschiedlich von 0. In der Analyse von der Interaktion von öffentlicher Altersvorsorge und Umverteilung bzw. Armutsreduktion nach Erwerbsstatus zeigt sich wiederum, dass nur die Koeffizienten für die vor Renteneintritt aufgrund von Krankheit oder Behinderung Nicht-Erwerbstätigen signifikant sind.

In Abbildung 7.3 sind die Interaktionen zwischen individueller öffentlicher Altersvorsorge und dem letzten Erwerbsstatus vor Renteneintritt dargestellt. Die aus dem Modell vorhergesagten Werte der Lebenszufriedenheit sind für den durchschnittlichen Wert der öffentlichen Altersvorsorge vor Renteneintritt (−27,7) und nach Renteneintritt (27,7) sowie für den Stichprobenmittelwert (0) für die Erwerbsstatus separat angegeben. Während die Lebenszufriedenheit der vormals Erwerbstätigen mit dem Anstieg der öffentlichen Altersvorsorge zum Renteneintritt nicht ansteigt, zeigt sich für die früheren Familienfürsorger*innen und Personen in einem anderen Status eine Verringerung der Lebenszufriedenheit um 0,1 Skalenpunkte, der mit einem Anstieg der öffentlichen Altersvorsorge verbunden ist. Für die zuletzt Arbeitslosen zeigt sich eine Verringerung um weniger als 0,1 Skalenpunkte; für die aufgrund von Krankheit oder Behinderung Nicht-Erwerbstätigen steigt die Lebenszufriedenheit um etwa 0,15 Skalenpunkte mit dem durchschnittlichen Anstieg der öffentlichen Altersvorsorge zum Renteneintritt.

Die Interaktionen zwischen öffentlicher Altersvorsorge und Umverteilung sowie Armutsreduktion durch öffentliche Altersvorsorge aus den Modellen 5 und 6 sind getrennt für die zuvor Erwerbstätigen und die vor Renteneintritt aufgrund von Krankheit oder Behinderung Nicht-Erwerbstätigen in Abbildung 7.4 dargestellt. Auf der y-Achse ist die Lebenszufriedenheit abgetragen. Die x-Achse zeigt die Werte für die durchschnittliche öffentliche Altersvorsorge vor (−27,7) und nach (27,7) Renteneintritt sowie den Mittelwert der Stichprobe (0). Aus der Darstellung wird ersichtlich, dass die Lebenszufriedenheit für die zuvor

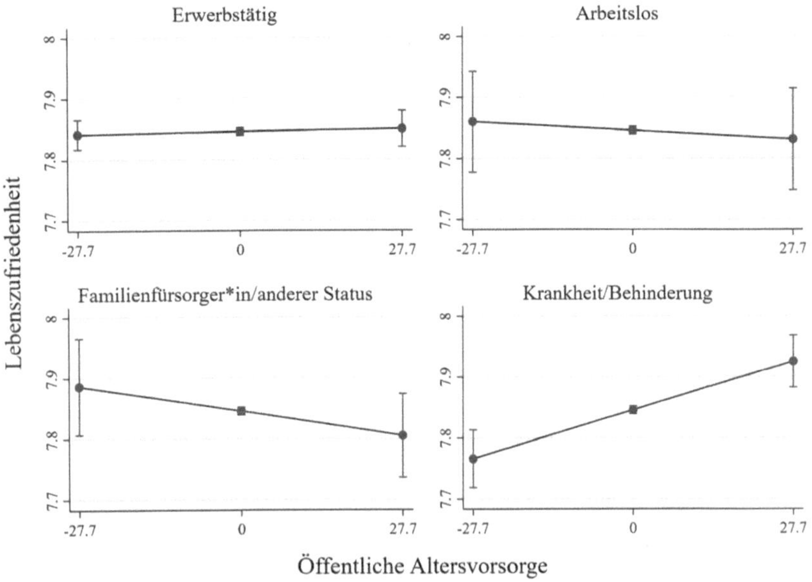

Abbildung 7.3 Interaktionen von öffentlicher Altersvorsorge mit Erwerbsstatus
Anmerkungen: Auf Grundlage der Daten von SHARE Release 9.0.0. und Eurostat (2024b, 2024c, 2024e), eigene Berechnungen. n = 28 960. Durchschnittliche Höhe der öffentlichen Altersvorsorge vor Renteneintritt = −27,7; nach Renteneintritt 27,7.

aufgrund von Krankheit oder Behinderung Nicht-Erwerbstätigen mit der Veränderung der öffentlichen Altersvorsorge um 0,15 Skalenpunkte ansteigt – und zwar unabhängig von der Umverteilung. Für die Armutsreduktion zeigt sich, dass die Lebenszufriedenheit der zuvor aufgrund von Krankheit oder Behinderung Nicht-Erwerbstätigen nur in Ländern mit hoher Armutsreduktion ansteigt. Dagegen steigt die Lebenszufriedenheit der zuvor Erwerbstätigen unabhängig von der Umverteilung oder der Armutsreduktion mit der öffentlichen Altersvorsorge nicht an. Die Modelle, die Abbildung 7.3 und 7.4 zugrunde liegen, zeigen die Unterschiede im Zusammenhang von öffentlicher Altersvorsorge und Lebenszufriedenheit nach Erwerbsstatus vor Renteneintritt, gehen aber vom gleichen Niveau der Lebenszufriedenheit unabhängig vom Erwerbsstatus aus, da mit FE-Regressionen keine Effekte für zeitkonstante Variablen geschätzt werden können.

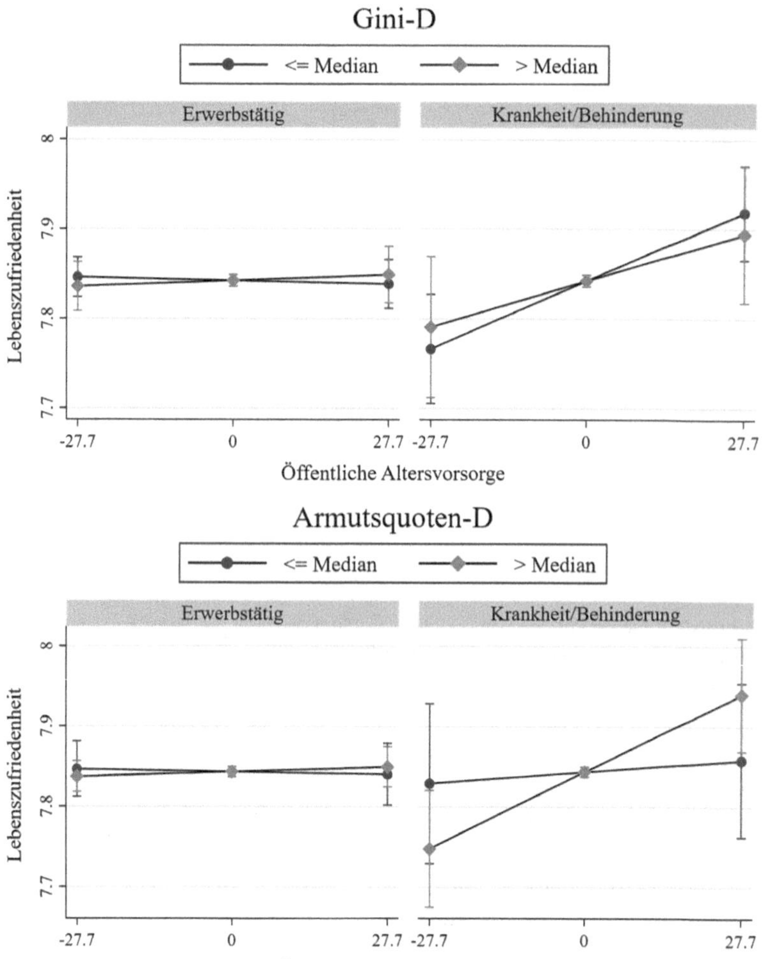

Abbildung 7.4 Interaktionen von öffentlicher Altersvorsorge mit Gini-Differenz und Armutsquotendifferenz nach Erwerbsstatus

Anmerkungen: Auf Grundlage der Daten von SHARE Release 9.0.0. und Eurostat (2024b, 2024c, 2024e), eigene Berechnungen. n = 20 926 (Erwerbstätig) und n = 3 392 (Krankheit oder Behinderung). Gini-Differenz = Gini-D, Armutsquotendifferenz = Armutsquoten-D. Durchschnittliche Höhe der öffentlichen Altersvorsorge vor Renteneintritt = −27,7; nach Renteneintritt 27,7.

7.3 Zwischenfazit

Die Veränderungen des subjektiven Wohlbefindens zum Renteneintritt und ihr Zusammenhang mit dem Anstieg der öffentlichen Altersvorsorge stehen im Fokus dieses Kapitels. In der Analyse wurden Rentner*innen nach dem letzten Erwerbsstatus vor Renteneintritt differenziert und unterschiedliche Kontexte der Einkommensumverteilung und Armutsreduktion durch öffentliche Altersvorsorge betrachtet. Hypothese vii, die besagt, dass eine Zunahme des Anteils der öffentlichen Altersvorsorge zum Renteneintritt mit einem höheren subjektiven Wohlbefinden verbunden ist, wird durch die Ergebnisse nur teilweise gestützt. Das subjektive Wohlbefinden steigt mit dem Anteil der öffentlichen Altersvorsorge am Haushaltseinkommen, nicht aber mit dem Anteil am individuellen Einkommen an. Allerdings zeigen sich auch Unterschiede nach SES im Anstieg des subjektiven Wohlbefindens im Zusammenhang mit der öffentlichen Altersvorsorge. Das subjektive Wohlbefinden steigt mit Zunahme der öffentlichen Altersvorsorge vor allem bei Rentner*innen, die vor Renteneintritt aufgrund von Krankheit oder Behinderung nicht erwerbstätig waren. Bei den zuvor Erwerbstätigen, den zuvor Arbeitslosen, den früheren Familienfürsorger*innen und Personen, die zuvor in einem anderen Status waren, zeigt sich kein Anstieg des subjektiven Wohlbefindens mit dem Anstieg der öffentlichen Altersvorsorge. Dieses Ergebnis stimmt teilweise mit Hypothese viii überein, widerspricht aber Hypothese vii, da der vermutete Zusammenhang für die meisten Personengruppen nicht zu finden ist.

Zwar ist der Zusammenhang von subjektivem Wohlbefinden und individueller öffentlicher Altersvorsorge in Ländern mit hoher Einkommensumverteilung stärker als in Ländern mit niedriger Einkommensungleichheit. Jedoch unterscheidet sich der Koeffizient der öffentlichen Altersvorsorge weder von 0 noch vom Koeffizienten der Länder mit niedriger Einkommensumverteilung signifikant. Dies trifft auch auf die Unterschiede zwischen Ländern hinsichtlich der Armutsreduktion zu. Im Gegensatz dazu zeigen sich bei einem Anstieg der öffentlichen Altersvorsorge des Haushalts in Ländern mit hoher Einkommensumverteilung und in Ländern mit hoher Armutsreduktion signifikante Anstiege des subjektiven Wohlbefindens. Somit stimmen zwar die Ergebnisse für das individuelle Einkommen nicht mit den Hypothesen ix und x überein. Für das Haushaltseinkommen gibt es jedoch Hinweise, die die Hypothesen stützen.

Die unterschiedlichen Kontexte von Einkommensumverteilung und Armutsreduktion durch öffentliche Altersvorsorge haben auch unterschiedliche Auswirkungen auf den Zusammenhang zwischen öffentlicher Altersvorsorge und subjektivem Wohlbefinden zum Renteneintritt in Abhängigkeit vom SES einer Person. Nur für Menschen, die aus der Nicht-Erwerbstätigkeit aufgrund von

Krankheit oder Behinderung in den Ruhestand übergehen, steigt das subjektive Wohlbefinden mit der öffentlichen Altersvorsorge, wenn sie in einem Land leben, in dem durch öffentliche Altersvorsorge das Einkommen stärker umverteilt wird oder die Armut stärker reduziert wird. In Ländern mit niedriger Umverteilung oder niedriger Armutsreduktion findet sich dagegen kein solcher Zusammenhang. Die gleichen Zusammenhänge finden sich auch für den Anteil der öffentlichen Altersvorsorge am Haushaltseinkommen, wobei der Koeffizient der öffentlichen Altersvorsorge des Haushalts auch in Ländern mit niedriger Umverteilung signifikant ist. Diese Ergebnisse stützen (teilweise) die Hypothesen xi und xii, nach denen vor allem für Personen mit niedrigem SES der Anstieg der öffentlichen Altersvorsorge zum Renteneintritt mit einem größeren Anstieg des subjektiven Wohlbefindens verbunden ist, wenn die Einkommensumverteilung bzw. die Armutsreduktion durch öffentliche Altersvorsorge höher ist.

Die Ergebnisse zeigen die Zusammenhänge zwischen subjektivem Wohlbefinden und öffentlicher Altersvorsorge unter Berücksichtigung weiterer zeitvarianter Faktoren und Interaktionen mit zeitkonstanten Merkmalen. Sie schließen an die Befunde aus der bisherigen Forschung an, die zeigen, dass Personen mit niedrigem SES eher einen Anstieg des subjektiven Wohlbefindens zum Renteneintritt erleben, als Menschen mit einem hohen SES, für die der Rentenübergang mit kontinuierlich hohem Wohlbefinden verbunden ist (Hetschko et al., 2014; Ponomarenko et al., 2019; Schmälzle et al., 2019). Es ist plausibel, dass Einkommensumverteilung und Armutsreduktion durch öffentliche Altersvorsorge vor allem für Menschen mit niedrigem SES zum Renteneintritt relevant sind, weil sie für diese Personengruppe mit direkten Konsequenzen für die finanzielle Situation verbunden sind, die den Lebensstandard beeinflussen, das Gefühl materieller Absicherung bestärken und die subjektive Wahrnehmung der eigenen Einkommensposition verbessern können (Clark, 2003). Hinzu kommt die symbolische Bedeutung der öffentlichen Altersvorsorge als gesellschaftliche Anerkennung der „Lebensleistung“ des Erwerbslebens (Hyde & Dixon, 2009). Die Ergebnisse stellen diesen Zusammenhang allerdings unabhängig von den tatsächlichen Einkommensveränderungen zum Renteneintritt dar. Dementsprechend beschreibt der Zusammenhang zwischen öffentlicher Altersvorsorge und subjektivem Wohlbefinden eher die subjektive Wahrnehmung (Zelizer, 1989) der öffentlichen Altersvorsorge als die daraus gewonnenen materiellen Vorteile.

Darüber hinaus zeigen die Ergebnisse, dass nicht nur individuelle Ressourcen, sondern auch gesellschaftliche Rahmenbedingungen bedeutsam für das subjektive Wohlbefinden zum Renteneintritt sind (Moen, 1996). Maßnahmen zum Abbau von ökonomischen Ungleichheiten können die Ungleichheiten im subjektiven

Wohlbefinden verringern, was bereits auch für andere Felder der Sozialpolitik gezeigt werden konnte (Böhnke, 2008; Wulfgramm, 2014).

Obwohl sich Unterschiede zwischen Menschen mit hohem und niedrigem SES in den Analysen finden, ist es jedoch wichtig, zu beachten, dass sich für eine Gruppe mit niedrigem SES nicht die erwarteten Zusammenhänge zeigen: die vor Renteneintritt Arbeitslosen erleben keinen Anstieg des subjektiven Wohlbefindens im Zusammenhang mit dem Anstieg der öffentlichen Altersvorsorge zum Renteneintritt. Möglicherweise wird der höhere Anteil der öffentlichen Altersvorsorge von den zuvor Arbeitslosen eher damit verbunden, dass weitere Ansprüche auf betriebliche und private Altersvorsorge aufgrund der (als selbstverschuldet wahrgenommenen) Arbeitslosigkeit nicht erworben werden konnten. Für die aufgrund von Krankheit oder Behinderung Nicht-Erwerbstätigen wird der höhere Anteil der öffentlichen Altersvorsorge hingegen eventuell eher als Ausgleich von Benachteiligungen verstanden. Außerdem zeigen die zusätzlichen Analysen für den Anteil der öffentlichen Altersvorsorge am Haushaltseinkommen, dass die öffentliche Altersvorsorge im Haushaltskontext bedeutsamer ist als auf individueller Ebene. Veränderungen des Haushaltseinkommens und des Anteils der öffentlichen Altersvorsorge können allerdings durch Veränderungen des Erwerbsstatus des Partners oder der Partnerin beeinflusst werden, die in dieser Analyse nicht berücksichtigt wurden. Deshalb können die Ergebnisse für das Haushaltseinkommen nur unter dieser Einschränkung interpretiert werden.

Für die Untersuchung der Einkommensumverteilung und Armutsreduktion durch öffentliche Altersvorsorge wurden die Länder aufgrund der in einigen Ländern geringen Zahl von Befragten grob nach dem Ausmaß beider Indikatoren jeweils in zwei Gruppen kategorisiert. Dadurch ist es jedoch nicht möglich, die Unterschiede zwischen spezifischen Ländern aufzuzeigen oder differenzierte Aussagen über das Ausmaß der Umverteilung und der Armutsreduktion zu treffen.

Die Analyse bezieht nur die zwei am nächsten zum Renteneintritt gelegenen Erhebungszeitpunkte mit ein. Dadurch können komplexe Verläufe des subjektiven Wohlbefindens nicht abgebildet werden, weshalb auch mögliche Antizipations- oder Adaptionseffekte nicht betrachtet werden können. Die Ergebnisse zeigen deshalb auch nicht, welche Zusammenhänge sich im höheren Rentenalter ergeben, wenn möglicherweise andere Einkommen aus Erwerbstätigkeit im Ruhestand oder die private Altersvorsorge der*des verstorbenen Partner*in wegfallen und neue Ausgaben für Gesundheits- oder Pflegeleistungen hinzukommen. Diese Untersuchung basiert auf Daten zum Rentenübergang, die den zuletzt beobachteten Erwerbsstatus vor Renteneintritt als Indikator für den SES verwenden. Mögliche Veränderungen des Erwerbsstatus zwischen beiden beobachteten Zeitpunkten können nicht berücksichtigt werden. Darüber hinaus bildet der Erwerbsstatus vor Renteneintritt nur eine Momentaufnahme des gesamten Erwerbsverlaufs ab. Deshalb wird im nächsten Kapitel der Zusammenhang der öffentlichen Altersvorsorge mit dem subjektiven Wohlbefinden im Rentenalter vor dem Hintergrund des Erwerbsverlaufs untersucht.

8 Subjektives Wohlbefinden, öffentliche Altersvorsorge, Nettoersatzquote und Erwerbsverlauf

Der Erwerbsverlauf ist eine wichtige Determinante für das subjektive Wohlbefinden und die Höhe des Renteneinkommens – insbesondere aus öffentlicher Altersvorsorge – im Ruhestand. Obwohl Länderunterschiede in der Regelung der öffentlichen Altersvorsorge bestehen, bestimmen vornehmlich Erwerbstätigkeitsdauer und Erwerbseinkommenshöhe die Höhe der öffentlichen Altersvorsorge (Bonoli, 2003) und somit einen Großteil des Renteneinkommens. Gleichzeitig beziehen Menschen die frühere Erwerbstätigkeit in die Bewertung des subjektiven Wohlbefindens mit ein (Hayward et al., 1998). Vor allem diskontinuierliche Erwerbsverläufe sind mit einem geringeren subjektiven Wohlbefinden verbunden (Falkingham et al., 2020; Ponomarenko, 2016; Wahrendorf, 2015). Der Zusammenhang zwischen dem SES während der Erwerbstätigkeit und dem subjektiven Wohlbefinden im Rentenalter ist dagegen weniger untersucht. Es zeigt sich aber, dass ein höherer SES zum Ende des Erwerbsverlaufs mit einem höheren subjektiven Wohlbefinden verbunden ist (Prakash et al., 2022).

Durch eine Erwerbstätigkeit mit einem niedrigen SES sind die Erwerbschancen geringer: erstens werden geringere Einkommen erzielt und zweitens erhöht sich die Wahrscheinlichkeit für Erwerbsunterbrechungen aufgrund von Arbeitslosigkeit oder gesundheitlichen Problemen (Fraja et al., 2021; T. Korpi, 2001; Schmillen & Umkehrer, 2017). Das hat auch Konsequenzen für die Zeit nach der Erwerbsphase, da geringere Einkommenschancen auch mit weniger Möglichkeiten zur Altersvorsorge verbunden sind, was insbesondere für betriebliche

Ergänzende Information Die elektronische Version dieses Kapitels enthält Zusatzmaterial, auf das über folgenden Link zugegriffen werden kann https://doi.org/10.1007/978-3-658-50355-0_8.

C. Garten, *Subjektives Wohlbefinden, soziale Ungleichheit und Alterssicherung im europäischen Vergleich*, Dortmunder Beiträge zur Sozialforschung,
https://doi.org/10.1007/978-3-658-50355-0_8

und private Altersvorsorge zutrifft (Möhring, 2021; Tophoven & Tisch, 2016). Die verpflichtende öffentliche Altersvorsorge ist daher vor allem bei geringen Erwerbschancen bedeutsam (Hinrichs, 2021). Deshalb wird angenommen, dass ein höherer Anteil der öffentlichen Altersvorsorge am Einkommen insbesondere bei Rentner*innen mit einem niedrigen SES im Erwerbsverlauf mit einem höheren subjektiven Wohlbefinden verbunden ist (Hypothese xiii). Unter höherer Einkommensungleichheit schätzen Menschen mit niedrigem Einkommen ihr subjektives Wohlbefinden niedriger ein als unter niedriger Einkommensungleichheit (Lous & Graafland, 2022; Oishi et al., 2011) und auch das subjektive Wohlbefinden Arbeitsloser ist in Ländern mit höherer Einkommensungleichheit niedriger als in Ländern mit niedriger Einkommensungleichheit (Eichhorn, 2013). Die Frage ist, ob dies auch auf Rentner*innen mit einem niedrigen SES im Erwerbsverlauf im Ruhestand zutreffend ist, die stärker von der öffentlichen Altersvorsorge abhängig sind. Deshalb wird in Hypothese xiv untersucht, ob ein höherer Anteil der öffentlichen Altersvorsorge am Renteneinkommen für Rentner*innen mit einem Erwerbsverlauf in niedrigem SES unter höherer Einkommensungleichheit mit einem geringeren subjektiven Wohlbefinden verbunden ist als unter niedrigerer Einkommensungleichheit.

Neben der individuellen Abhängigkeit von öffentlicher Altersvorsorge soll auch die Nettoersatzquote untersucht werden. Entspricht das Einkommen im Ruhestand dem Einkommen vor Renteneintritt, so kann der Lebensstandard aufrechterhalten werden, was mit einem höheren subjektiven Wohlbefinden einhergeht (Carr et al., 2020). Abhängig von der rentenpolitischen Ausrichtung kann die Nettoersatzquote für niedrige Einkommen höher oder niedriger ausfallen (Ebbinghaus, 2021). Es wird davon ausgegangen, dass die Unterschiede im subjektiven Wohlbefinden für Rentner*innen mit niedrigem und hohem SES im Erwerbsverlauf geringer sind, wenn die Nettoersatzquote für niedrigere Einkommen höher liegt (Hypothese xv). Außerdem wird angenommen, dass diese Unterschiede in Ländern mit niedriger Einkommensungleichheit und hoher Nettoersatzquote geringer sind als in Ländern mit hoher Einkommensungleichheit und hoher Nettoersatzquote (Hypothese xvi). Die Hypothesen sind in Abbildung 8.1 auch grafisch dargestellt.

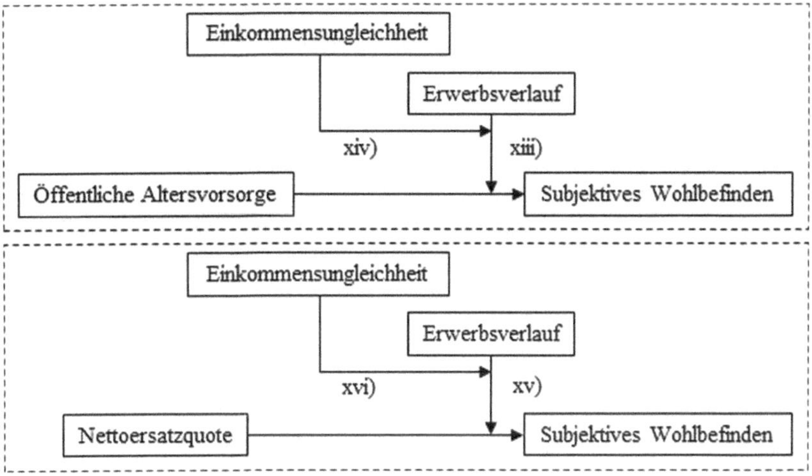

Abbildung 8.1 Untersuchte Zusammenhänge und Moderationen für das subjektive Wohlbefinden im Ruhestand vor dem Hintergrund des Erwerbsverlaufs

Als Indikator für das subjektive Wohlbefinden wird – wie in den Analysen zuvor – die Lebenszufriedenheit verwendet. Die Angaben zu den Jahren in verschiedenen Erwerbsstatus im Alter zwischen 20 und 49 Jahren aus der SHARELIFE-Befragung dienen als Indikator für den Erwerbsverlauf. Der Erwerbsstatus wird unterschieden nach Jahren in Ausbildung, den Jahren in Erwerbstätigkeit in den ISCO-Anforderungsniveaus 1 bis 4, den Jahren in Arbeitslosigkeit, Krankheit oder Erwerbsminderung sowie den Jahren als Familienfürsorger*in oder in einem anderen Status. Für jeden Status wird eine Variable berechnet, die die Summe der Jahre im jeweiligen Status enthält. Die niedrigsten Anforderungen haben Berufe mit einem ISCO-Anforderungsniveau 1 und die höchsten Anforderungen haben Berufe mit einem ISCO-Anforderungsniveau 4. Die Anforderungsniveaus repräsentieren in diesen Analysen den SES des Erwerbsstatus. Arbeitslosigkeit, Krankheit und Erwerbsminderung stellen den niedrigsten SES im Erwerbsverlauf dar. Jahre in Ausbildung, als Familienfürsorger*in oder in anderen, nicht weiter definierten Status, werden nicht in die Hierarchie der Erwerbsstatus nach SES eingeordnet und dienen in den Modellen als Kontrollvariablen. Für die Untersuchung mit Coarsened Exact Matching (CEM) werden dafür mittels einer k-means Clusteranalyse Gruppen von Erwerbsverläufen identifiziert, die in Abschnitt 8.1 beschrieben werden.

Wie in der Analyse zuvor wird die öffentliche Altersvorsorge als Anteil am individuellen Einkommen berechnet. Die länderspezifischen Nettoersatzquoten der OECD liegen für alle verpflichtenden öffentlichen und privaten Renten vor (OECD, 2023). Sie beinhalten dementsprechend mehr als die öffentliche Altersvorsorge. Für die vorliegende Analyse werden die Nettoersatzquoten für niedrige Einkommen verwendet, die von der OECD im Jahr 2005 für Personen berechnet wurden, die 50 % des durchschnittlichen Einkommens verdienen. Der länderspezifische Gini-Koeffizient der Haushaltseinkommen der Bevölkerung ab 65 Jahren dient als Indikator für die Einkommensungleichheit und entspricht dem Mittelwert der Gini-Koeffizienten aller Beobachtungszeitpunkte eines Landes. Die Analysemodelle berücksichtigen außerdem soziodemografische Angaben zu Geschlecht, Alter, Migrationshintergrund, Bildungsabschluss, Wohneigentum, Familienstand und Elternschaft bzw. im Fall des Matchings die Anzahl der Kinder. Nicht-lineare Zusammenhänge des Alters mit dem subjektiven Wohlbefinden werden durch Aufnahme des quadrierten Terms für das Alter berücksichtigt (Baetschmann, 2014; Wooden & Li, 2016; Wunder et al., 2013). Außerdem enthalten die Modelle eine Variable für den Anteil des individuellen Einkommens am Haushaltseinkommen, da der Anteil der öffentlichen Altersvorsorge am individuellen Einkommen relevanter für das subjektive Wohlbefinden ist, wenn das individuelle Einkommen einen größeren Anteil des Haushaltseinkommens ausmacht. Die Höhe des gesamten Einkommens wird nicht berücksichtigt, da diese den Zusammenhang zwischen Erwerbsverlauf und subjektivem Wohlbefinden im Alter mediiert. Die Operationalisierung der Variablen ist in Tabelle 5.1 in Kapitel 5 dargestellt.

Um zu untersuchen, wie der SES im Erwerbsverlauf den Zusammenhang vom Anteil öffentlicher Altersvorsorge und subjektivem Wohlbefinden moderiert, werden *country fixed effects*-Regressionen (cFE) geschätzt, die die Effekte auf der Länderebene fixieren (Giesselmann & Schmidt-Catran, 2019). Diese Modelle sind identisch zu FE-Regressionen für Paneldaten, werden allerdings verwendet, um die hierarchische Struktur von Beobachtungen in Ländern zu modellieren (Bell et al., 2019). Als Indikatoren für den SES im Erwerbsverlauf werden die Jahre in den verschiedenen Erwerbsstatus verwendet und Interaktionen mit der öffentlichen Altersvorsorge berechnet. Durch Zentrierung der Interaktionsvariablen am Stichprobenmittelwert sind die Koeffizienten leichter zu interpretieren (Williams, 2021). Für die Analyse des Zusammenhangs zwischen Lebenszufriedenheit und öffentlicher Altersvorsorge in Kontexten unterschiedlicher Einkommensungleichheit werden zwei separate Modelle für die Länder unterhalb und oberhalb des Medians des Gini-Koeffizienten geschätzt.

Für die Analyse des Zusammenhangs zwischen Lebenszufriedenheit und Nettoersatzquote wird mit CEM ein Matchingverfahren verwendet, mit dem nur kategoriale Treatments untersucht werden können. Daher werden die Beobachtungen anhand der Höhe der Nettoersatzquote in eine Treatment- und eine Kontrollgruppe oberhalb und unterhalb (bzw. in Höhe) des Medians der Nettoersatzquote unterteilt. Als Indikator für den Erwerbsverlauf werden die Gruppen verwendet, die durch eine k-Means Clusteranalyse definiert werden. Die Clusteranalyse basiert auf den z-standardisierten Variablen für die Jahre in Erwerbstätigkeit unterteilt nach den ISCO-Anforderungsniveaus, die Jahre in Arbeitslosigkeit, Krankheit oder Erwerbsminderung sowie die Jahre als Familienfürsorger*in oder in anderem Status. Die Clusterlösung mit der geeigneten Anzahl an Clustern wird mit dem *elbow*-Kriterium für die Summe der quadrierten Distanzen innerhalb der Cluster (engl. *within sum of squares,* Abk. WSS) und den η^2-Koeffizienten sowie anhand der *proportional reduction of error* (PRE) und des Calinski-Harabasz Index bestimmt (s. Abschnitt 5.4.5).

Die Beobachtungen aus der Treatment- und Kontrollgruppe werden anschließend mittels CEM anhand der Gruppen unterschiedlicher Erwerbsverläufe, soziodemografischer Angaben und Ländereigenschaften gematcht. Für Erwerbsverlaufsgruppen, Geschlecht, Migrationshintergrund, Familienstand und die Medianquantile der Einkommensungleichheit sowie des BIP werden die Matchings als exakt definiert, so dass nur Beobachtungen mit denselben Ausprägungen auf diesen Variablen gematcht werden. Dagegen werden die folgenden Variablen für das Matching vergröbert (zusammengefasste Kategorien in Klammern): Anteil öffentlicher Altersvorsorge am individuellen Einkommen (< Ländermittelwert, > = Ländermittelwert), Anteil des individuellen Einkommens am Haushaltseinkommen (< 50 %, > = 50 %), Alter (50–59, 60–64, 65–69, 70–74, 75–79, 80–89, 90+), Bildung (ISCED-Klassifikationen 0–2, 3–4, 5–6), Wohneigentum (Eigentümer/Genossenschaftsmitglieder, Mieter/Untermieter/mietfreie Bewohner*innen), Anzahl der Kinder (0, 1–3, 4+). Somit können durch das Matching ähnliche Rentner*innen aus Ländern mit unterschiedlicher Nettoersatzquote unter Berücksichtigung des Wohlstandsniveaus und der Einkommensverteilung in den Ländern miteinander verglichen werden.

Mit der gematchten Stichprobe werden OLS-Regressionsmodelle für den Treatment-Effekt für unterschiedliche Erwerbsverlaufsgruppen mittels Interaktionen von Treatment und Erwerbsverlauf geschätzt. Außerdem werden getrennte Modelle für Länder mit hoher und niedriger Einkommensungleichheit berechnet, um Unterschiede im Zusammenhang von Lebenszufriedenheit und Nettoersatzquote für die Erwerbsverlaufsgruppen in Abhängigkeit der Einkommensungleichheit zu untersuchen. Die Berücksichtigung der CEM-Gewichtungen reduziert die *imbalance* bei der Berechnung des Treatment-Effekts. Um die verbleibende *imbalance* nach dem Matching zu berücksichtigen, werden alle Variablen in das Modell aufgenommen, die für das Matching vergröbert wurden (Blackwell et al., 2009). Für die ungematchte Stichprobe werden ebenfalls Modelle geschätzt, um Unterschiede zwischen der gematchten und ungematchten Stichprobe hinsichtlich der untersuchten Zusammenhänge darzustellen. In allen Modellen werden cluster-robuste Standardfehler für die Länder berechnet (Cameron & Miller, 2015).

8.1 Beschreibung der Stichprobe

In diese Analyse werden Befragte aus der regulären SHARE-Befragung ab 50 Jahren zum ersten beobachteten Zeitpunkt im Ruhestand einbezogen, deren Haushaltseinkommen mehr als null KKP beträgt und die auch an der Befragung SHARELIFE teilgenommen haben. Von diesen werden noch alle Beobachtungen ausgeschlossen, die vor dem 50. Lebensjahr in Rente gegangen sind oder mehr als zehn Jahre im Alter zwischen 20 und 50 Jahren in Ausbildung waren, da die Erwerbsverläufe bei diesen außergewöhnlich hohen Ausbildungszeiten nur noch eingeschränkt vergleichbar sind. Aus der SHARELIFE Befragung werden nur die Angaben zum Erwerbsverlauf verwendet, da in dieser Befragung das Einkommen aus öffentlicher Altersvorsorge nicht erhoben wurde.

Anhand der Fragen zum Erwerbsverlauf wurden die Befragten mittels einer k-Means Clusteranalyse in Gruppen verschiedener Erwerbsverläufen zusammengefasst. In Abbildung 8.2 sind die Ergebnisse der Clusteranalyse für die Clusterlösungen mit bis zu 20 Gruppen abgetragen. Die WSS steigt ab weniger als sechs Clustern stark an. Ebenso sinkt der η^2-Koeffizient ab weniger als sechs Clustern. Auch die PRE erreicht das Maximum bei sechs Clustern, weitere lokale Maxima erreichen die Clusterlösungen mit drei, zehn und neunzehn Clustern. Für den Calinski-Harabasz Index ist ebenfalls eine starke Verringerung bei weniger als sechs Clustern zu beobachten, wobei der höchste Wert bei der Clusterlösung von zehn Clustern liegt. Somit stellt die Clusterlösung mit sechs Clustern eine geeignete Gruppierung der Beobachtungen anhand der Jahre in verschiedenen Erwerbsstatus dar.

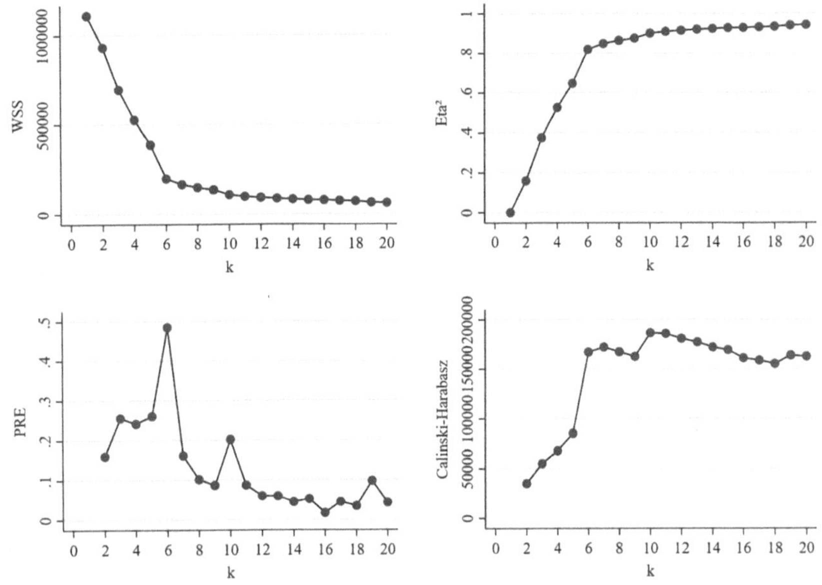

Abbildung 8.2 Gütekriterien zur Bestimmung der optimalen Clusterlösung für die Erwerbsverläufe
Anmerkungen: Auf Grundlage der Daten von SHARE Release 9.0.0., eigene Berechnungen. n = *36 840. k = Anzahl der Cluster.*

Tabelle 8.1 gibt einen Überblick über die durchschnittliche Anzahl der Jahre in den verschiedenen Erwerbsstatus für die einzelnen Cluster. In jedem Cluster wurde ein anderer Erwerbsstatus am häufigsten beobachtet, so dass die Cluster nach den häufigsten Erwerbsstatus benannt wurden. Daraus ergeben sich die sechs Cluster „Arbeitslosigkeit/Krankheit oder Erwerbsminderung“ (AKE), „ISCO-Level 1“ (ISCO-1), „ISCO-Level 2“ (ISCO-2), „ISCO-Level 3“ (ISCO-3), “ISCO-Level 4“ (ISCO-4) und „Familienfürsorger*in/anderer Status“ (FFAS). Die Befragten aus Clustern von Erwerbsverläufen in höherem Anforderungsniveau haben weniger Jahre in Arbeitslosigkeit, Krankheit oder Erwerbsminderung verbracht. Umgekehrt waren Befragte aus der Gruppe „Arbeitslosigkeit/Krankheit oder Erwerbsminderung“ mehr Jahre in Berufen mit niedrigerem Anforderungsniveau erwerbstätig. Die meisten Befragten wurden einem Erwerbsverlauf im „ISCO-Level 2“ zugeordnet, danach folgen „ISCO-Level 4“, „ISCO-Level 3“,

„Familienfürsorger*in/anderer Status" und „ISCO-Level 1". Der Cluster „Arbeitslosigkeit/Krankheit oder Erwerbsminderung" enthält die wenigsten Befragten.

Tabelle 8.1 Mittelwerte der Jahre in verschiedenen Erwerbsstatus nach Cluster

	AKE	ISCO-1	ISCO-2	ISCO-3	ISCO-4	FFAS	Ges.
Jahre in/als…							
– Arbeitslosigkeit/Krankheit oder Erwerbsminderung	16,87	0,40	0,27	0,20	0,13	0,08	0,59
– ISCO-Level 1	1,92	22,22	0,91	0,57	0,35	1,28	2,22
– ISCO-Level 2	8,02	4,42	25,74	3,94	2,15	4,15	14,00
– ISCO-Level 3	1,02	0,66	1,06	21,86	1,49	0,63	3,55
– ISCO-Level 4	1,03	0,49	0,77	1,93	23,41	0,65	5,69
– Familienfürsorger*in/ anderer Status	0,91	1,67	0,91	0,69	0,55	22,98	3,25
n	823	2 431	17 388	4 384	7 826	3 989	36 840

*Anmerkungen: Auf Grundlage der Daten von SHARE Release 9.0.0., eigene Berechnungen. n = 36 840. Wertebereich der Jahresvariablen: 0 bis 30. AKE = Arbeitslosigkeit/Krankheit oder Erwerbsminderung, ISCO-1 = ISCO-Level 1, ISCO-2 = ISCO-Level 2, ISCO-3 = ISCO-Level 3, ISCO-4 = ISCO-Level 4, FFAS = Familienfürsorger*in/anderer Status, Ges. = Gesamt.*

Die Mittelwerte und prozentualen Häufigkeiten aller Variablen der Analyse sind in Tabelle 8.2 dargestellt. Die Angaben sind einmal für die gematchten Beobachtungen, für die ungematchten Beobachtungen und die gesamte Stichprobe angegeben. In der Gesamtstichprobe liegt die Lebenszufriedenheit bei 7,58 und die öffentliche Altersvorsorge bei 80,64 % des individuellen Einkommens. Durchschnittlich waren die Befragten 14 Jahre erwerbstätig im ISCO-Level 2, 5,69 Jahre im ISCO-Level 4, 3,55 Jahre im ISCO-Level 3 und 2,22 Jahre im ISCO-Level 1. 3,25 Jahre übernahmen sie Familienfürsorge oder befanden sich in einem anderen Status. Nur 0,59 Jahre waren die Befragten durchschnittlich arbeitslos, krank oder erwerbsgemindert. 41,03 % der Befragten aus der Gesamtstichprobe kommen aus Ländern, deren Einkommensungleichheit über dem Median liegt.

Tabelle 8.2 Beschreibung der Stichprobe

	Gematcht	Nicht gematcht	Gesamt
Lebenszufriedenheit	7,61	7,54	7,58
Öffentliche Altersvorsorge	84,47	74,67	80,64
Jahre in/als …			
– Arbeitslosigkeit/Krankheit oder Erwerbsminderung	0,31	1,03	0,59
– ISCO-Level 1	1,82	2,84	2,22
– ISCO-Level 2	15,67	11,38	14,00
– ISCO-Level 3	2,90	4,58	3,55
– ISCO-Level 4	5,33	6,26	5,69
– Familienfürsorger*in/anderem Status	3,33	3,12	3,25
Erwerbsverlauf			
– Arbeitslos/krank oder erwerbsgemindert (%)	0,57	4,83	2,23
– ISCO-Level 1 (%)	4,84	9,34	6,60
– ISCO-Level 2 (%)	54,60	35,66	47,20
– ISCO-Level 3 (%)	9,16	16,17	11,90
– ISCO-Level 4 (%)	19,80	23,49	21,24
– Familienfürsorger*in/anderer Status (%)	11,02	10,52	10,83
% individuelles Einkommen am HH-Einkommen	65,73	70,90	67,75
Frau (%)	57,54	59,86	58,45
Alter	68,98	69,11	69,03
Migrationshintergrund (%)	2,84	16,76	8,28
Bildung			
– Niedrig (%)	42,24	37,90	40,54
– Mittel (%)	38,73	39,08	38,87
– Hoch (%)	19,04	23,02	20,59
Wohneigentum (%)	86,87	66,89	79,06
Familienstand			
– Verheiratet/in Partnerschaft (%)	68,68	47,90	60,56
– Nie verheiratet (%)	3,32	10,72	6,21
– Geschieden (%)	6,21	17,10	10,46
– Verwitwet (%)	21,80	24,28	22,77

(Fortsetzung)

Tabelle 8.2 (Fortsetzung)

	Gematcht	Nicht gematcht	Gesamt
Elternschaft (%)	94,80	81,89	89,76
Anzahl der Kinder	2,08	2,07	2,08
Nettoersatzquote (niedrige Einkommen): > Median (%)	52,06	44,21	48,99
Gini: > Median (%)	36,91	47,44	41,03
BIP > Median (%)	52,41	64,44	57,11
n	22 440	14 400	36 840

Anmerkungen: Auf Grundlage der Daten von SHARE Release 9.0.0., Eurostat (2024e) und OECD (2023, 2024), eigene Berechnungen. Eine Beschreibung aller Variablen findet sich in Tabelle 5.1.

Die Lebenszufriedenheit liegt in der gematchten Stichprobe bei 7,61, während sie in der ungematchten Stichprobe bei 7,54 liegt. Die gematchte Stichprobe enthält einen größeren Anteil Rentner*innen aus dem Cluster „ISCO-Level 2“ (54,60 %) als die ungematchte Stichprobe (35,66 %). Die ungematchte Stichprobe enthält wiederum größere Anteile an Rentner*innen aus den übrigen Clustern. Außerdem sind in der gematchten Stichprobe 52,06 % der Befragten aus einem Land mit einer Nettoersatzquote oberhalb des Medians, während es in der ungematchten Stichprobe 44,21 % sind. 36,91 % der gematchten Stichprobe und 47,44 % der ungematchten Stichprobe kommen aus Ländern mit einer Einkommensungleichheit oberhalb des Medians.

8.2 Ergebnisse

Zunächst werden die Ergebnisse für die Untersuchung des Anteils der öffentlichen Altersvorsorge und der Jahre in verschiedenen Erwerbsstatus dargestellt. Im Anschluss daran werden die Ergebnisse für die Untersuchung der Nettoersatzquote und der Erwerbsverlaufsgruppen präsentiert.

Anteil der öffentlichen Altersvorsorge am Einkommen und Erwerbsverlauf
Tabelle 8.3 enthält die Regressionsergebnisse der cFE-Regressionen für den Anteil der öffentlichen Altersvorsorge am Einkommen, die Jahre in unterschiedlichen Erwerbsstatus und die Interaktion beider Variablen. Da die Jahre in den verschiedenen Erwerbsstatus perfekt linear zusammenhängen, werden die Jahre in Erwerbstätigkeit im ISCO-Anforderungsniveau 4 als Referenzkategorie nicht in die Modelle aufgenommen. Die Koeffizienten der Jahre geben somit an, um wie viel sich die Lebenszufriedenheit zwischen Personen unterscheidet, wenn eine Person ein Jahr im jeweiligen Erwerbsstatus statt im Erwerbsstatus ISCO-Level 4 verbracht hat. Die Interaktionen mit der öffentlichen Altersvorsorge geben dementsprechend an, um wie viel sich der Zusammenhang zwischen Lebenszufriedenheit und öffentlicher Altersvorsorge unterscheidet, wenn ein Jahr in einem anderen Erwerbsstatus als dem Erwerbsstatus ISCO-Level 4 verbracht wurde. Da die Variablen am Mittelwert der Stichprobe zentriert wurden, lassen sich auch die Haupteffekte für die öffentliche Altersvorsorge und Jahre in Erwerbstätigkeit interpretieren. Eine vollständige Übersicht über alle Koeffizienten der Regressionen findet sich in Tabelle A 8 im Anhang im elektronischen Zusatzmaterial.

In Modell 1 liegt der Koeffizient für die öffentliche Altersvorsorge bei 0,0008 und ist nicht signifikant. Mit jedem Jahr, dass ein*e Rentner*in arbeitslos, krank oder erwerbsgemindert war, anstatt im ISCO-Level 4 erwerbstätig zu sein, ist die Lebenszufriedenheit um 0,0294 Skalenpunkte niedriger. War eine Person ein Jahr im ISCO-Level 1 erwerbstätig, so ist die Lebenszufriedenheit um 0,0148 niedriger als im ISCO-Level 4. Mit einem Jahr Erwerbstätigkeit im ISCO-Level 2 ist die Lebenszufriedenheit um 0,0048 Skalenpunkte niedriger gegenüber einem Jahr in ISCO-Level 4. Ein Jahr als Familienfürsorger*in oder in einem anderen Status verringert die Lebenszufriedenheit um 0,0094 Skalenpunkte im Vergleich zu einem Jahr in ISCO-Level 4. Die Unterschiede sind für diese Erwerbsstatus signifikant. Dagegen ist der Unterschied für ein Jahr im ISCO-Level 3 gegenüber dem ISCO-Level 4 nicht signifikant.

Die Interaktionseffekte zeigen nun, dass sich die Lebenszufriedenheit für Rentner*innen mit einem Jahr mehr in Arbeitslosigkeit, Krankheit oder Erwerbsminderung um 0,0005 Skalenpunkte erhöht, wenn der Anteil der öffentlichen Altersvorsorge um einen Prozentpunkt höher liegt. Für Rentner*innen mit einem Jahr mehr einer Erwerbstätigkeit in ISCO-Level 1 und ISCO-Level 2 erhöht sich die Lebenszufriedenheit mit einem Prozentpunkt mehr öffentlicher Altersvorsorge um 0,0002 bzw. 0,0001. Für die Jahre als Familienfürsorger*in oder in einem anderen Status, ist der Interaktionseffekt mit öffentlicher Altersvorsorge ebenfalls signifikant und liegt bei 0,0001.

Tabelle 8.3 cFE-Regressionen von Lebenszufriedenheit auf Erwerbsverlauf und öffentliche Altersvorsorge nach Gini-Koeffizient

	M1	M2.1	M2.2
Öffentliche Altersvorsorge	0,0008	0,0005	0,0012
Jahre in Erwerbsstatus (Ref.: Jahre in ISCO-Level 4)			
– Jahre in Arbeitslosigkeit/Krankheit oder Erwerbsminderung	−0,0294***	−0,0396***	−0,0160*
– Jahre in ISCO-Level 1	−0,0148***	−0,0128***	−0,0174***
– Jahre in ISCO-Level 2	−0,0048***	−0,0047**	−0,0047*
– Jahre in ISCO-Level 3	−0,0010	−0,0014	0,0000
– Jahre als Familienfürsorger*in/in anderem Status	−0,0094***	−0,0080*	−0,0098**
Öffentliche Altersvorsorge × … (Ref.: Jahre in ISCO-Level 4)			
– Jahre in Arbeitslosigkeit/Krankheit oder Erwerbsminderung	0,0005***	0,0005*	0,0004*
– Jahre in ISCO-Level 1	0,0002*	0,0002	0,0002
– Jahre in ISCO-Level 2	0,0001**	0,0001*	0,0001
– Jahre in ISCO-Level 3	−0,0000	−0,0000	0,0000
– Jahre als Familienfürsorger*in/in anderem Status	0,0001*	0,0001	0,0001
Kontrollvariablen	Ja	Ja	Ja
Within-R^2	0,04	0,04	0,05
n	36 840	21 726	15 114

*Anmerkung: Auf Grundlage der Daten von SHARE Release 9.0.0., Eurostat (2024e) und OECD (2024), eigene Berechnungen. M1 = Gesamtstichprobe, M2.1 = Länder mit niedriger Einkommensungleichheit, M2.2 = Länder mit hoher Einkommensungleichheit. Lebenszufriedenheit: 0 = voll unzufrieden bis 10 = voll zufrieden. x = Interaktion. Kontrollvariablen: Anteil des individuellen Einkommens am Haushaltseinkommen, Geschlecht, Alter (auch quadriert), Migrationshintergrund, Bildung, Wohneigentum, Familienstand, Elternschaft, Jahre in Ausbildung und Jahre in Ausbildung × öffentliche Altersvorsorge. * $p < 0.05$, ** $p < 0.01$, *** $p < 0.001$*

Um die Bedeutung dieser Koeffizienten zu verdeutlichen, wird hier eine Beispielrechnung durchgeführt. Die Lebenszufriedenheit einer Person, die 20 Jahre in Arbeitslosigkeit, Krankheit oder Erwerbsminderung verbracht hat, liegt 0,59 (0,0294*20) Skalenpunkte unterhalb der Lebenszufriedenheit einer Person aus der Referenzgruppe, die 30 Jahre in ISCO-Level 4 beschäftigt war. Wenn eine Person 10 Prozentpunkte mehr öffentliche Altersvorsorge als die*der durchschnittliche Rentner*in bezieht, erhöht das ihre Lebenszufriedenheit um 0,01 (0,0008*10). Bezieht eine Person 10 Prozentpunkte mehr des Einkommens aus öffentlicher Altersvorsorge gegenüber dem Mittelwert der Stichprobe und war 20 Jahre arbeitslos, krank oder erwerbsgemindert, so verringert sich der Abstand in der Lebenszufriedenheit gegenüber einer Person, die 30 Jahre in ISCO-Level 4 erwerbstätig war und ebenfalls 10 Prozentpunkte mehr des Einkommens aus öffentlicher Altersvorsorge bezieht, um 0,1 (0,0005*20*10) Skalenpunkte.

Für die Länder mit niedriger Einkommensungleichheit in Modell 2.1 ist der Haupteffekt der öffentlichen Altersvorsorge kleiner (0,0005) als für die Gesamtstichprobe und ebenfalls nicht signifikant. Die Unterschiede in der Lebenszufriedenheit nach Jahren in Arbeitslosigkeit, Krankheit oder Erwerbsminderung (−0,0396) und für das ISCO-Level 3 (−0,0014) sind größer als in der Gesamtstichprobe, während die übrigen Unterschiede nach Erwerbsstatus kleiner sind. Wie im Modell 1 ist nur der Effekt für ISCO-Level 3 nicht signifikant. Nur die Interaktionseffekte von öffentlicher Altersvorsorge und Jahren in Arbeitslosigkeit, Krankheit oder Erwerbsminderung bzw. Jahren in ISCO-Level 2 sind signifikant und liegen bei 0,0005 bzw. 0,0001.

Im Modell 2.2 der Länder mit hoher Einkommensungleichheit beträgt der Koeffizient der öffentlichen Altersvorsorge 0,0012 Skalenpunkte und ist nicht signifikant. Die Unterschiede in der Lebenszufriedenheit nach Erwerbsstatus sind geringer als in der Gesamtstichprobe mit Ausnahme der Jahre in ISCO-Level 1 und als Familienfürsorger*in oder in anderem Status. Einzig der Interaktionseffekt von öffentlicher Altersvorsorge mit Jahren in Arbeitslosigkeit, Krankheit oder Erwerbsminderung ist signifikant. Dieser liegt bei 0,0004. Der t-Test, um den Unterschied der Regressionskoeffizienten aus Modell 2.1 und 2.2 in einem gemeinsamen Modell zu testen, gibt an, dass die Unterschiede nicht signifikant sind (Diff. = −0,0001, p = 0,56). Die erklärte Varianz in der Lebenszufriedenheit zwischen den Rentner*innen innerhalb der Länder beträgt in allen Modellen maximal 5 %, wie das *Within*-R^2 anzeigt.

Die Interaktionen aus den Modellen 1 für die Gesamtstichprobe, 2.1 für die Länder mit niedriger Einkommensungleichheit, und 2.2 für die Länder mit hoher Einkommensungleichheit sind in Abbildung 8.3 nochmal anhand der vorhergesagten Werte für die Jahre in Arbeitslosigkeit, Krankheit oder Erwerbsminderung dargestellt. Auf der y-Achse ist die Lebenszufriedenheit abgebildet. Auf der x-Achse sind das Minimum (0), der Durchschnitt (0,59), eine Standardabweichung (2,86) und zwei Standardabweichungen (5,71) abgetragen. Die Werte für die Lebenszufriedenheit wurden für die durchschnittlichen Anteile der öffentlichen Altersvorsorge im unteren und oberen Quartil der öffentlichen Altersvorsorge berechnet. Die hellen Markierungen zeigen die Werte für das obere Quartil (mehr öffentliche Altersvorsorge) an, die dunklen Markierungen stehen für das untere Quartil (weniger öffentliche Altersvorsorge). In allen drei Stichproben nimmt die Lebenszufriedenheit mit mehr Jahren in Arbeitslosigkeit, Krankheit oder Erwerbsminderung ab. Sie sinkt jedoch weniger stark, wenn mehr Einkommen aus öffentlicher Altersvorsorge bezogen wird. Im Vergleich zwischen den Ländern mit niedriger und hoher Einkommensungleichheit zeigt sich, dass die Lebenszufriedenheit für Rentner*innen mit mehr öffentlicher Altersvorsorge in Ländern mit niedriger Einkommensungleichheit stärker sinkt als in Ländern mit hoher Einkommensungleichheit, wo sie wiederum fast gar nicht sinkt. Unterschiede zwischen dem unteren und oberen Quartil der öffentlichen Altersvorsorge betragen etwa 0,2 Skalenpunkte bei fast 6 Jahren in Arbeitslosigkeit, Krankheit oder Behinderung, während es bei 0 Jahren fast keinen Unterschied gibt.

Die Ergebnisse zeigen, dass ein Erwerbsverlauf in einem niedrigeren SES mit einer niedrigeren Lebenszufriedenheit verbunden ist. Allerdings können negative Effekte von Arbeitslosigkeit, Krankheit oder Erwerbsminderung durch die öffentliche Altersvorsorge abgeschwächt werden. In geringerem Maße gilt das auch für eine Erwerbstätigkeit mit einem niedrigen Anforderungsniveau. Der abdämpfende Effekt ist unabhängig von der Einkommensungleichheit in einem Land. Der negative Zusammenhang von Jahren in Arbeitslosigkeit, Krankheit oder Erwerbsminderung und Lebenszufriedenheit ist am geringsten, wenn mehr Einkommen aus öffentlicher Altersvorsorge bezogen wird und die Einkommensungleichheit hoch ist. Für die anderen Indikatoren eines niedrigen SES im Erwerbsverlauf sind die Unterschiede im Zusammenhang mit der Lebenszufriedenheit zwischen den Kontexten der Einkommensungleichheit geringer.

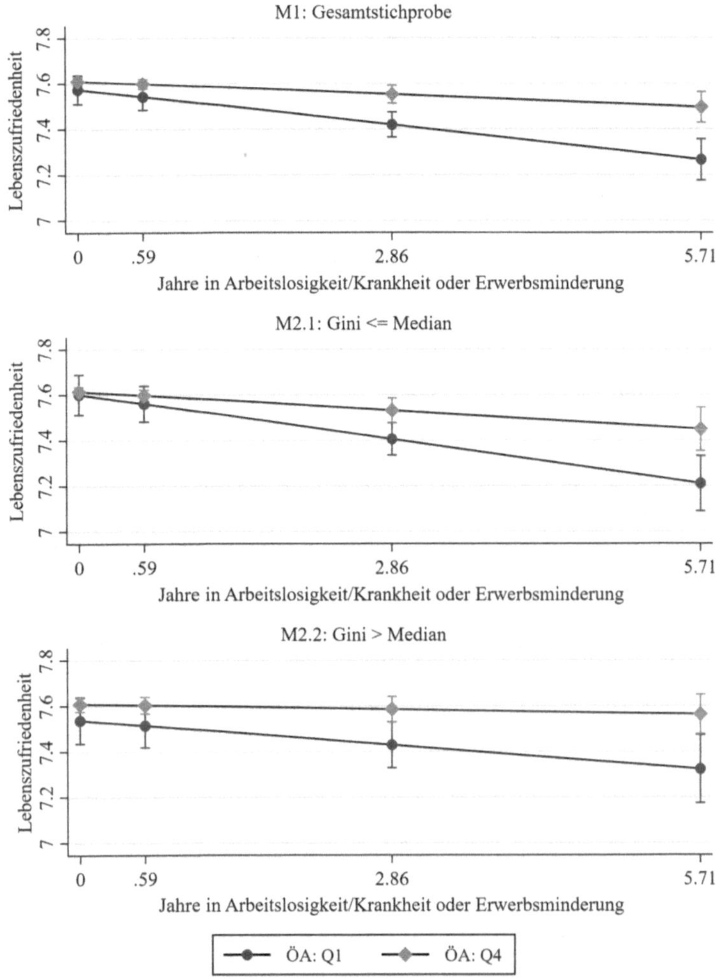

Abbildung 8.3 Interaktionen von öffentlicher Altersvorsorge mit Jahren in Arbeitslosigkeit, Krankheit oder Erwerbsminderung (Gesamtstichprobe und nach Gini-Koeffizient)
Anmerkungen: Auf Grundlage der Daten von SHARE Release 9.0.0. und OECD (2024), eigene Berechnungen. n = 36 840. Lebenszufriedenheit: 0 = voll unzufrieden bis 10 = voll zufrieden. Öffentliche Altersvorsorge (ÖA) wird gemessen als Anteil am Einkommen (0 bis 100 %). Gini = Gini-Koeffizient, Q1 = 1. Quartil, Q4 = 4. Quartil.

Nettoersatzquote und Erwerbsverlauf
Im Folgenden werden die Ergebnisse der Untersuchung des Zusammenhangs von Lebenszufriedenheit und Nettoersatzquote für niedrige Einkommen (50 % des durchschnittlichen Einkommens) dargestellt. Abbildung 8.4 zeigt die Streudiagramme und Regressionsgerade für die bivariaten Zusammenhänge zwischen Lebenszufriedenheit und der Nettoersatzquote für niedrige Einkommen. Im oberen Diagramm ist auf der y-Achse die Lebenszufriedenheit der Rentner*innen mit Erwerbsverlauf im niedrigen SES abgetragen. Das untere Diagramm gibt auf der y-Achse die Differenz der Lebenszufriedenheit von Rentner*innen mit Erwerbsverlauf in einem hohen und einem niedrigen SES an. Die Kategorien „Arbeitslosigkeit/Krankheit oder Erwerbsminderung" und „ISCO-Level 1" zählen zu den Erwerbsverläufen mit niedrigem SES, während die Kategorien „ISCO-Level 3" und „ISCO-Level 4" zu den Erwerbsverläufen mit hohem Status zählen. Aus dem oberen Streudiagramm wird ersichtlich, dass die Lebenszufriedenheit der Rentner*innen mit niedrigem Erwerbsstatus in Ländern mit höherer Nettoersatzquote höher ist als in Ländern mit niedriger Nettoersatzquote. Gleichzeitig ist die Abweichung von der Regressionsgerade groß: beispielsweise ist die Lebenszufriedenheit der Rentner*innen mit niedrigem Erwerbsverlauf in Schweden und Finnland auf einem ähnlichen Niveau wie in Dänemark, während die Nettoersatzquote nur etwa halb so hoch ist wie in Dänemark. Auch am unteren Ende der Verteilung zeigt sich beispielsweise für Polen und Tschechien, dass die Lebenszufriedenheit für beide Länder etwa gleich hoch ist, während die Nettoersatzquote für niedrige Einkommen in Tschechien mehr als doppelt so hoch ist wie in Polen.

Das untere Streudiagramm und die Regressionsgerade der bivariaten Regression zeigen, dass die Differenz der Lebenszufriedenheit von Rentner*innen mit hohem und niedrigen Erwerbsstatus in Ländern mit hoher Nettoersatzquote geringer ist als in Ländern mit niedriger Nettoersatzquote. Jedoch weichen auch hier die Werte stark von der Regressionsgeraden ab: die Differenz in der Lebenszufriedenheit ist in Portugal am größten, während das Land gleichzeitig eine der höchsten Nettoersatzquoten für niedrige Einkommen hat. Gleichzeitig ist die Differenz in Dänemark und Litauen ähnlich groß, obwohl die Nettoersatzquote in Dänemark fast dreimal so hoch ist wie in Litauen.

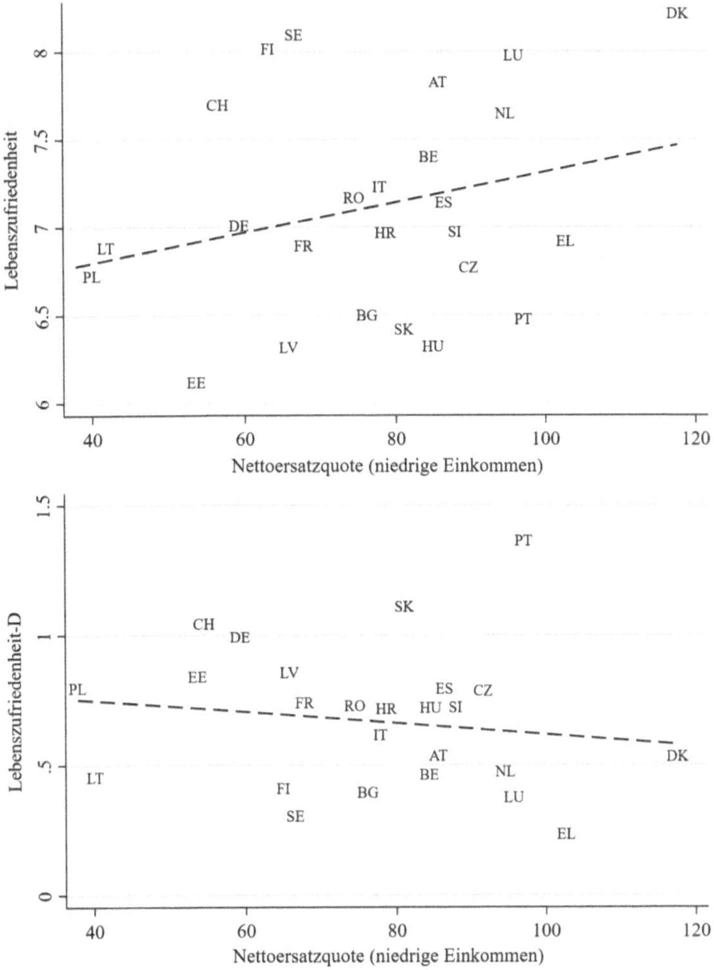

Abbildung 8.4 Streudiagramme der Nettoersatzquote (niedrige Einkommen) und Lebenszufriedenheit bei niedrigem SES im Erwerbsverlauf sowie Differenz aus Lebenszufriedenheit bei niedrigem SES abzüglich Lebenszufriedenheit bei hohem SES im Erwerbsverlauf
Anmerkung: Auf Grundlage der Daten von SHARE Release 9.0.0. und OECD (2023, 2024), eigene Berechnungen. n = *36 840. Lebenszufriedenheit = Lebenszufriedenheit „ISCO-Level 1"/"Arbeitslosigkeit/Krankheit oder Erwerbsminderung", Lebenszufriedenheit-D = Lebenszufriedenheit „ISCO-Level 3"/„ISCO-Level 4" abzüglich Lebenszufriedenheit „ISCO-Level 1"/"Arbeitslosigkeit/Krankheit oder Erwerbsminderung". AT = Österreich, DE = Deutschland, SE = Schweden, NL = Niederlande, ES = Spanien, IT = Italien, FR = Frankreich, DK = Dänemark, EL = Griechenland, CH = Schweiz, BE = Belgien, CZ = Tschechien, PL = Polen, LU = Luxemburg, HU = Ungarn, PT = Portugal, SI = Slowenien, EE = Estland, HR = Kroatien, LT = Litauen, BG = Bulgarien, FI = Finnland, LV = Lettland, RO = Rumänien, SK = Slowakei. Die gestrichelte Linie zeigt die Regressionsgerade.*

Für die Analyse des Zusammenhangs zwischen Lebenszufriedenheit und Nettoersatzquote wurden die Beobachtungen aus Ländern mit hoher und niedriger Ersatzquote anhand des Erwerbsverlaufs, weiterer soziodemografischer Angaben und dem BIP sowie der Einkommensungleichheit der Länder gematcht. Dadurch werden nur Beobachtungen aus bestimmten Ländern zueinander gematcht. Tabelle 8.4 gibt einen Überblick, welche Länder miteinander gematcht wurden. Rentner*innen aus Ländern in der rechten Spalte wurden dabei mit Rentner*innen aus der linken Spalte in derselben Zeile gematcht. Unter den Ländern mit niedrigem BIP und niedriger Einkommensungleichheit befinden sich nur Länder aus Osteuropa. In der Gruppe der Länder mit hoher Einkommensungleichheit und niedrigem BIP sind Länder aus Ost-, Süd- und Südosteuropa. Dagegen befinden sich in der Gruppe mit hohem BIP und niedriger Einkommensungleichheit Länder aus West- und Nordeuropa, während die Gruppe der Länder mit hoher Einkommensungleichheit und hohem BIP Länder aus Nord-, West- und Südeuropa umfasst. Insgesamt finden sich unter den Ländern mit hoher Nettoersatzquote mehr Länder mit niedriger Einkommensungleichheit.

Tabelle 8.4 Länderübersicht nach Nettoersatzquote (niedrige Einkommen), Gini-Koeffizient und BIP

		Nettoersatzquote (niedrige Einkommen)	
		< = Median	**> Median**
BIP < = Median	**Gini < = Median**	Estland Polen	Slowakei, Slowenien, Tschechien, Ungarn
	Gini > Median	Bulgarien, Kroatien, Lettland, Litauen, Rumänien	Griechenland Portugal
BIP > Median	**Gini < = Median**	Deutschland Finnland	Belgien, Dänemark, Luxemburg, Niederlande, Österreich
	Gini > Median	Frankreich, Italien, Schweden, Schweiz	Spanien

Anmerkung: Auf Grundlage der Daten von Eurostat (2024e) und OECD (2024), eigene Berechnungen. n = 25.

Die Ergebnisse der Analyse des gematchten Samples sind in Tabelle 8.5 dargestellt. Die Tabelle enthält die Regressionskoeffizienten für die Nettoersatzquote und die Interaktion mit den Erwerbsverlaufsclustern. Die vollständigen Regressionsmodelle mit allen Koeffizienten finden sich in Tabelle A 9 im Anhang im elektronischen Zusatzmaterial. Durch den Vergleich der Werte von $\mathcal{L}_1$ und $\mathcal{L}_2$ ist zu erkennen, dass die *imbalance* durch das Matching von 0,97 um 11,34 % auf 0,86 reduziert wurde. Modell 3 enthält den allgemeinen Effekt, der den Unterschied in der Lebenszufriedenheit von Befragten aus Ländern mit einer hohen Nettoersatzquote gegenüber Befragten aus Ländern mit niedriger Nettoersatzquote angibt. Insgesamt sind Rentner*innen in den Ländern mit hoher Nettoersatzquote 0,1113 Skalenpunkte zufriedener mit ihrem Leben. Dieser Unterschied ist allerdings nicht signifikant.

In Modell 4 sind die Interaktionen der Nettoersatzquote mit den verschiedenen Erwerbsverlaufsclustern sowie die Haupteffekte der Erwerbsverlaufscluster enthalten. Der Haupteffekt der Nettoersatzquote bildet nun den Unterschied nach Nettoersatzquote für Personen aus der Referenzgruppe des Erwerbsverlaufsclusters „ISCO-Level 4“ ab. Die Interaktionseffekte geben an, wie der Unterschied nach Nettoersatzquote in anderen Erwerbsclustern davon abweicht. Die Haupteffekte der Erwerbsverlaufscluster zeigen die Unterschiede zwischen der Referenzgruppe „ISCO-Level 4“ und dem jeweiligen Erwerbsverlaufscluster für die Länder mit niedriger Nettoersatzquote an. Bei niedriger Ersatzquote haben Rentner*innen mit niedrigerem SES im Erwerbsverlauf eine niedrigere Lebenszufriedenheit als Rentner*innen mit hohem SES im Erwerbsverlauf: Rentner*innen aus dem Cluster „Arbeitslos/krank oder erwerbsgemindert“ sind 1,1190 Skalenpunkte weniger zufrieden, so wie auch Rentner*innen aus dem Cluster „ISCO-Level 1“ 0,4328 Skalenpunkte weniger zufrieden sind als Rentner*innen aus dem Cluster „ISCO-Level 4“. Beide Unterschiede sind signifikant. Die Unterschiede zwischen den übrigen Erwerbsverlaufsclustern und „ISCO-Level 4“ sind nicht signifikant. Der Haupteffekt der Nettoersatzquote für das ISCO-Level 4 liegt bei 0,0834 und ist ebenfalls nicht signifikant. Die Interaktionseffekte der Erwerbsverlaufscluster sind allesamt positiv und zeigen somit an, dass die Unterschiede in der Lebenszufriedenheit zwischen den Erwerbsverlaufsclustern in den Ländern mit hoher Nettoersatzquote kleiner sind als in den Ländern mit niedriger Nettoersatzquote. Jedoch ist nur der Interaktionseffekt für den Cluster „Arbeitslos/krank oder erwerbsgemindert“ signifikant und liegt bei 0,8226.

In den Ländern mit niedriger Einkommensungleichheit in Modell 5.1 sind die Unterschiede in der Lebenszufriedenheit zwischen den Erwerbsverlaufsclustern noch einmal größer als im Modell der gesamten gematchten Stichprobe. Hier sind ebenfalls nur die Unterschiede zwischen dem Cluster „Arbeitslos/krank oder erwerbsgemindert“ (−1,3429) sowie dem Cluster „ISCO-Level 1“ (−0,5387) und

Tabelle 8.5 OLS-Regressionen von Lebenszufriedenheit auf Nettoersatzquote und Erwerbsverlauf nach Einkommensungleichheit (gematchte Stichprobe)

	M3	M4	M5.1	M5.2
Nettoersatzquote (niedrige Einkommen)	0,1113	0,0834	−0,0678	0,2181
Erwerbsverlauf (Ref.: ISCO-Level 4)				
– Arbeitslos/krank oder erwerbsgemindert		−1,1190***	−1,3429***	−0,4662
– ISCO-Level 1		−0,4328**	−0,5387**	−0,0753
– ISCO-Level 2		−0,1054	−0,1283	−0,0491
– ISCO-Level 3		0,0091	0,0052	0,0867
– Familienfürsorger*in/ anderer Status		0,0897	0,2123	−0,0872
Nettoersatzquote (niedrige Einkommen) × … (Ref.: ISCO-Level 4)				
– Arbeitslos/krank oder erwerbsgemindert		0,8226*	0,9279**	0,6420
– ISCO-Level 1		0,2534	0,3390	−0,1026
– ISCO-Level 2		0,0867	0,1191	0,0306
– ISCO-Level 3		0,0296	0,0397	−0,0574
– Familienfürsorger*in/ anderer Status		−0,3230	−0,2923	−0,2941
Konstante	2,5058*	2,6169*	5,2944*	2,4943
R^2	0,08	0,08	0,10	0,06
$\mathcal{L}_1$	0,97			
$\mathcal{L}_2$	0,86			
n	22 440	22 440	14 157	8 283

Anmerkung: Auf Grundlage der Daten von SHARE Release 9.0.0. Eurostat (2024e) und OECD (2023, 2024), eigene Berechnungen. M3 und M4 = Gesamtstichprobe, M5.1 = Länder mit niedriger Einkommensungleichheit, M5.2 = Länder mit hoher Einkommensungleichheit. Lebenszufriedenheit: 0 = voll unzufrieden bis 10 = voll zufrieden. Matchingvariablen: öffentliche Altersvorsorge, Anteil des individuellen Einkommens an dem Haushaltseinkommen, Geschlecht, Alter, Migrationshintergrund, Bildung, Wohneigentum, Familienstand, Anzahl der Kinder, Gini-Koeffizient, BIP. Kontrollvariablen für vergröberte Matchingvariablen: öffentliche Altersvorsorge, Anteil des individuellen Einkommens am Haushaltseinkommen, Alter (auch quadriert), Bildung, Wohneigentum, Anzahl der Kinder. * $p < 0.05$, ** $p < 0.01$, *** $p < 0.001$

der Referenzkategorie „ISCO-Level 4“ signifikant. Der Haupteffekt der Nettoersatzquote für die Referenzkategorie „ISCO-Level 4“ zeigt, dass Rentner*innen dieses Erwerbsverlaufsclusters in Ländern mit hoher Nettoersatzquote −0,0678 Skalenpunkte weniger zufrieden sind als Rentner*innen aus demselben Cluster in Ländern mit niedriger Nettoersatzquote. Dieser Unterschied ist jedoch nicht signifikant. Die Interaktionseffekte der Nettoersatzquote mit den Erwerbsverlaufsclustern sind bis auf die Interaktion für den Cluster „Familienfürsorger*in/anderer Status“ positiv. Das heißt, dass auch bei niedriger Einkommensungleichheit eine hohe Nettoersatzquote die Unterschiede in der Lebenszufriedenheit zwischen Rentner*innen mit niedrigem und hohen SES im Erwerbsverlauf verringert. Allerdings ist nur der Interaktionseffekt für den Cluster „Arbeitslos/krank oder erwerbsgemindert“ signifikant und beträgt 0,9279.

Die Unterschiede in der Lebenszufriedenheit zwischen den Erwerbsverlaufsclustern sind in Modell 5.2 für die Länder mit hoher Einkommensungleichheit und niedriger Nettoersatzquote allesamt kleiner und nicht signifikant. Der Haupteffekt der Nettoersatzquote für die Referenzkategorie „ISCO-Level 4“ liegt bei 0,2181 und ist ebenfalls nicht signifikant. Die Interaktionen der Nettoersatzquote mit den übrigen Erwerbsverlaufsclustern sind nur für die Cluster „Arbeitslos/krank oder erwerbsgemindert“ und „ISCO-Level 2“ positiv. Somit sind die Unterschiede in der Lebenszufriedenheit dieser beiden Gruppen im Vergleich zur Referenzgruppe „ISCO-Level 4“ auch in den Ländern mit hoher Einkommensungleichheit für diese Rentner*innen geringer, wenn die Nettoersatzquote höher ist. Der Interaktionseffekt für den Cluster „Arbeitslos/krank oder erwerbsgemindert“ ist größer als der Haupteffekt dieses Clusters, was anzeigt, dass die Rentner*innen aus diesem Cluster bei hoher Nettoersatzquote und hoher Einkommensungleichheit zufriedener sind als Rentner*innen der Referenzgruppe „ISCO-Level 4“. Allerdings sind die Interaktionseffekte kleiner als in Modell 5.1 für Länder mit niedriger Einkommensungleichheit und nicht signifikant.

Die Unterschiede in der Lebenszufriedenheit zwischen Rentner*innen aus dem Erwerbsverlaufscluster „ISCO-Level 4" gegenüber den übrigen Erwerbsverlaufsclustern sind für Länder mit niedriger und hoher Ersatzquote in Abbildung 8.5 anhand der vorhergesagten Werte aus den Modellen 4, 5.1 und 5.2 dargestellt. Die durchgezogene Linie gibt die Lebenszufriedenheit von Rentner*innen aus dem Cluster „ISCO-Level 4" an, die gestrichelten Linien zeigen das entsprechende Konfidenzintervall an. In der linken Spalte sind die vorhergesagten Werte für die Länder mit niedriger Nettoersatzquote zu finden und in der rechten Spalte die Länder mit hoher Nettoersatzquote. Im Modell 4 für die Gesamtstichprobe ist zu sehen, dass die Abstände zwischen Rentner*innen mit einem Erwerbsverlauf in einem niedrigen SES und einem hohen SES bei hoher Nettoersatzquote kleiner sind. Für Modell 5.1 der Länder mit niedriger Einkommensungleichheit sind die Abstände bei hoher Nettoersatzquote ebenfalls kleiner als bei niedriger Nettoersatzquote. Anhand der vorhergesagten Werte für Modell 5.2 ist dagegen zu erkennen, dass die Abstände sowohl bei niedriger als auch bei hoher Nettoersatzquote im Vergleich zu Modell 5.1 gering sind.

Eine höhere Nettoersatzquote kann zum Abbau der Ungleichheit im subjektiven Wohlbefinden beitragen, die auf unterschiedliche Erwerbsverläufe zurückzuführen ist. Dies gilt vor allem in Ländern mit niedriger Einkommensungleichheit. Dagegen ist die Ungleichheit im subjektiven Wohlbefinden in Ländern mit hoher Einkommensungleichheit unabhängig von der Nettoersatzquote geringer.

In die Analyse wurden nur Beobachtungen einbezogen, die anhand der Kriterien gematcht werden konnten. Deshalb werden alle Modelle auch für die ungematchte Stichprobe geschätzt. Als Kontrollvariablen werden dafür alle Matchingvariablen der Analyse der gematchten Stichprobe berücksichtigt. Die Ergebnisse finden sich in Tabelle A 10 im Anhang im elektronischen Zusatzmaterial. Obwohl die Haupteffekte für die Erwerbscluster insgesamt ähnlich zu den Ergebnissen der gematchten Stichprobe sind, weichen die Koeffizienten der Interaktionseffekte von Nettoersatzquote und Erwerbsverlaufscluster sowie des Haupteffekts der Nettoersatzquote von den Ergebnissen der gematchten Stichprobe ab. Das spricht dafür, dass die Ergebnisse für das Matching nicht auf alle Rentner*innen der Stichprobe generalisierbar sind.

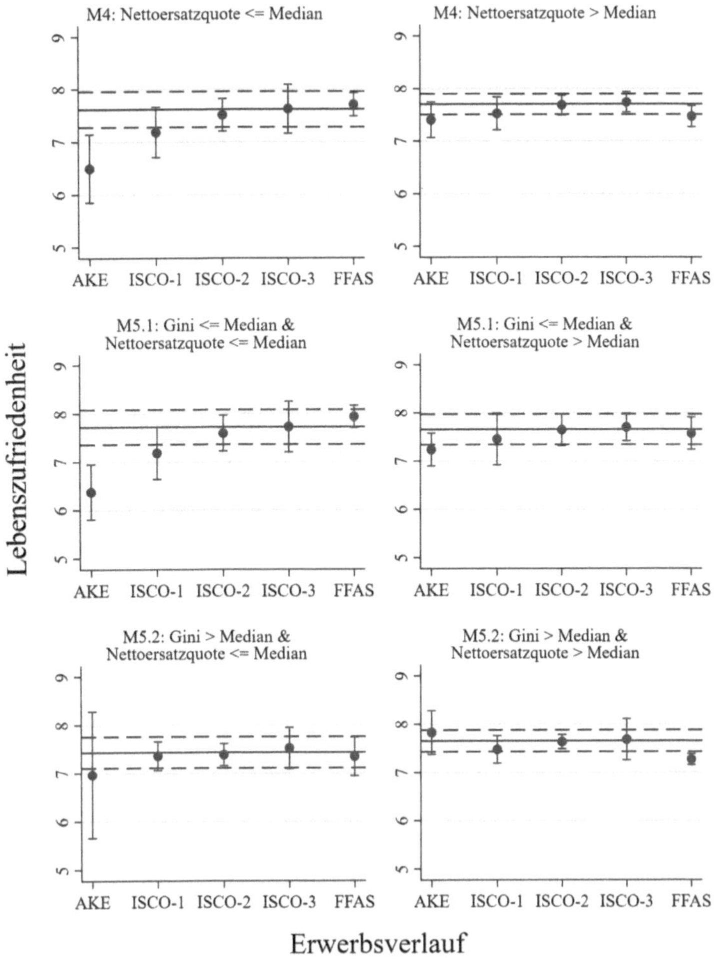

Abbildung 8.5 Unterschiede in der Lebenszufriedenheit nach Erwerbsverlauf, Nettoersatzquote und Gini-Koeffizient

*Anmerkungen: Auf Grundlage der Daten von SHARE Release 9.0.0., Eurostat (2024e) und OECD (2023, 2024), eigene Berechnungen, n = 22 440. AKE = Arbeitslosigkeit/Krankheit oder Erwerbsminderung, ISCO-1 = ISCO-Level 1, ISCO-2 = ISCO-Level 2, ISCO-3 = ISCO-Level 3, FFAS = Familienfürsorger*in/anderer Status. Durchgezogene Linie = ISCO-Level 4 (gestrichelte Linien geben den Konfidenzintervall für ISCO-Level 4 an).*

8.3 Zwischenfazit

Dieses Kapitel untersucht das subjektive Wohlbefinden von Rentner*innen in Abhängigkeit von der öffentlichen Altersvorsorge und der Nettoersatzquote der gesamten verpflichtenden Altersvorsorge für niedrige Einkommen im Zusammenspiel mit dem SES im früheren Erwerbsverlauf sowie in unterschiedlichen Kontexten der Einkommensungleichheit.

Der Zusammenhang von subjektivem Wohlbefinden und öffentlicher Altersvorsorge bei unterschiedlichem SES im Erwerbsverlauf wurde anhand der Jahre in verschiedenen Erwerbsstatus untersucht. Für Rentner*innen, die mehr Jahre in Arbeitslosigkeit, Krankheit oder Erwerbsminderung oder in einer Erwerbstätigkeit in den ISCO-Levels 1 und 2 verbracht haben, ist das subjektive Wohlbefinden höher, wenn sie einen größeren Anteil ihres Einkommens aus öffentlicher Altersvorsorge beziehen. Dieser Effekt der öffentlichen Altersvorsorge ist für die Jahre in den ISCO-Levels 1 und 2 allerdings geringer als für die Jahre in Arbeitslosigkeit, Krankheit oder Erwerbsminderung. Damit sind die Ergebnisse in Übereinstimmung mit Hypothese xiii, die besagt, dass ein größerer Anteil der öffentlichen Altersvorsorge vor allem bei Erwerbsverläufen in einem niedrigeren SES mit einem höheren subjektiven Wohlbefinden verbunden ist. In Ländern mit hoher Einkommensungleichheit sind die Unterschiede im subjektiven Wohlbefinden nach Erwerbsverlauf insgesamt geringer. Während in Ländern mit hoher Einkommensungleichheit nur die Jahre in Arbeitslosigkeit, Krankheit oder Erwerbsminderung einen Unterschied im Zusammenhang von öffentlicher Altersvorsorge und subjektivem Wohlbefinden machen, ist der Zusammenhang in Ländern mit niedriger Einkommensungleichheit ebenfalls für Jahre in ISCO-Level 2 stärker positiv. Für Jahre in ISCO-Level 1 zeigen sich allerdings keine Unterschiede. Somit liefern die Ergebnisse keine Hinweise, die Hypothese xiv unterstützen.

Nachteile durch schlechtere Arbeitsbedingungen, Arbeitslosigkeit und unfreiwilligen, verfrühten Renteneintritt führen zu einem anhaltend geringeren subjektiven Wohlbefinden im Rentenalter (Hershey & Henkens, 2014; Mousteri et al., 2018). Dass die öffentliche Altersvorsorge zum Abbau der Ungleichheiten beitragen kann, legen die Ergebnisse nahe, da besonders Rentner*innen mit niedrigem SES ein höheres subjektives Wohlbefinden haben, wenn sie einen höheren Anteil ihres Einkommens aus öffentlicher Altersvorsorge beziehen. Dies kann möglicherweise dadurch erklärt werden, dass diese Rentner*innen während ihres Erwerbsverlaufs nicht durch andere Maßnahmen – wie private Altersvorsorge – für das Alter vorsorgen konnten und daher in größerem Maße auf die öffentliche Altersvorsorge angewiesen sind. Gerade für diese Rentner*innen kann außerdem die symbolische Bedeutung des Renteneinkommens größer sein, wenn sie durch einen größeren Anteil der öffentlichen Altersvorsorge eine höhere Anerkennung ihrer „Lebensleistung“ empfinden (Hyde & Dixon, 2009). Für Länder mit hoher und niedriger Einkommensungleichheit zeigen sich keine Unterschiede. Die Einkommensungleichheit scheint also nicht zu einer „Entwertung“ der öffentlichen Altersvorsorge unter Menschen mit niedrigem SES im Erwerbsverlauf beizutragen. Vielmehr zeigt sich, dass die Unterschiede im subjektiven Wohlbefinden nach SES im Erwerbsverlauf insgesamt geringer sind, wenn die Einkommensungleichheit hoch ist. Dieses Ergebnis überrascht, da es nicht mit dem bisherigen Forschungsstand übereinstimmt, der zeigt, dass sich Einkommensungleichheit insbesondere für Menschen am unteren Ende der Einkommensverteilung negativ auf das subjektive Wohlbefinden auswirkt (Lous & Graafland, 2022).

Der zweite Indikator der Alterssicherung, der untersucht wurde, ist die Nettoersatzquote für niedrige Einkommen, die anhand der Daten zu Rentenregelungen, Erwerbseinkommen, Preisen und demografischen Prozessen durch die OECD berechnet wurde (OECD, 2023). In Ländern mit hoher Nettoersatzquote für niedrige Einkommen sind die Unterschiede im subjektiven Wohlbefinden zwischen Rentner*innen mit hohem und niedrigem SES im Erwerbsverlauf – zumindest für die Gruppe „Arbeitslosigkeit, Krankheit oder Erwerbsminderung“ – geringer. Somit stimmen die Ergebnisse teilweise mit Hypothese xv überein.

Die abdämpfenden Effekte einer hohen Nettoersatzquote finden sich in der Stichprobe für Länder mit niedriger Einkommensungleichheit, nicht aber in Ländern mit hoher Einkommensungleichheit. Diese Ergebnisse stützen dementsprechend die Hypothese xvi. Hier ist allerdings zu beachten, dass die Unterschiede im subjektiven Wohlbefinden zwischen Rentner*innen mit hohem und niedrigem SES im Erwerbsverlauf in Ländern mit hoher Einkommensungleichheit generell geringer sind und die höhere Nettoersatzquote mit einem höheren subjektiven Wohlbefinden für alle Rentner*innen verbunden ist.

Je höher die Nettoersatzquote liegt, desto eher kann sie zum Statuserhalt im Rentenalter beitragen (Binswanger & Schunk, 2012). Vor allem für Rentner*innen mit niedrigem SES im Erwerbsverlauf ist die Nettoersatzquote der verpflichtenden Altersvorsorge bedeutsam, da sie weniger Möglichkeiten haben, freiwillig für das Alter vorzusorgen (Suh, 2022). Zusätzlich bedeutet eine höhere Nettoersatzquote auch eine stärkere finanzielle Anerkennung der „Lebensleistung“. Dass eine hohe Nettoersatzquote vor allem unter niedriger Einkommensungleichheit zum Abbau der Ungleichheit im subjektiven Wohlbefinden beiträgt, scheint nicht an einer „Entwertung“ der verpflichtenden Altersvorsorge zu liegen. Vielmehr deuten die Ergebnisse an, dass die Ungleichheit im subjektiven Wohlbefinden nach SES im Erwerbsverlauf in Ländern mit hoher

Einkommensungleichheit insgesamt niedriger ist. Dies zeigt sich auch im ersten Teil der Analyse. Ob dieser Zusammenhang auch unter Kontrolle weiterer Drittvariablen neben dem BIP, z. B. eine mögliche Verringerung der Armutsquote durch die hohe Nettoersatzquote (Chybalski & Marcinkiewicz, 2016), verbunden ist, kann auf Grundlage der Analysen nicht ausgeschlossen werden.

Ein Vorteil der Nettoersatzquote der OECD gegenüber der öffentlichen Altersvorsorge in SHARE aus dem ersten Teil der Analyse ist, dass sie explizit alle verpflichtenden betrieblichen und privaten Renten einbezieht, die stärker als die öffentliche Altersvorsorge allein für das Alter absichern. Allerdings misst sie anders als die öffentliche Altersvorsorge in SHARE nicht das tatsächliche individuelle Einkommen. Für die Analysen der Nettoersatzquote mittels CEM wurden Länder anhand des Medians der Nettoersatzquote in zwei Gruppen unterteilt. Prinzipiell sind auch andere Unterteilungen in zwei oder mehrere Gruppen anhand anderer Unterscheidungskriterien denkbar. Die Unterteilung am Median hat den Vorteil, dass in beiden Gruppen etwa gleich viele Länder enthalten sind und sich somit ausreichend Beobachtungen in beiden Gruppen befinden. Durch dieses Vorgehen werden allerdings auch Länder, deren Nettoersatzquote sich in der Nähe des Medians befindet, in unterschiedliche Gruppen eingeordnet, obwohl die Unterschiede zwischen den Ländern nur gering sind.

Die im Matching verwendeten Kategorien des Erwerbsverlaufs basieren auf einer Unterteilung in sechs Cluster. Tatsächlich sind Erwerbsverläufe bereits ohne die Berücksichtigung der Anforderungsniveaus sehr heterogen (van Winkle & Fasang, 2017). Darüber hinaus begünstigen Wohlfahrtsstaaten unterschiedliche Erwerbsverläufe (Möhring, 2016). Außerdem haben unterschiedliche Erwerbsverläufe für Männer und Frauen auch unterschiedliche Implikationen hinsichtlich der Alterssicherung (Rowold, 2024). Die Kategorisierung wird insofern nur der Unterscheidung nach dominantem Erwerbsstatus gerecht.

Dieses Kapitel schließt die empirischen Analysen ab. Im folgenden Kapitel werden die empirischen Ergebnisse vor dem Hintergrund der theoretischen Überlegungen und dem aktuellen Forschungsstand diskutiert und eingeordnet.

9 Fazit

Die Aufgabe des Wohlfahrtsstaats ist es unter anderem, für die materielle Absicherung und einen adäquaten Lebensstandard im Rentenalter zu sorgen und damit das Wohlbefinden von Rentner*innen zu gewährleisten (Barr & Diamond, 2006). Durch die demografische Alterung steht die Alterssicherung in den europäischen Wohlfahrtsstaaten weiterhin vor Herausforderungen hinsichtlich der Finanzierbarkeit. Deshalb versuchen viele europäische Wohlfahrtsstaaten, die öffentliche Altersvorsorge zu begrenzen und stattdessen betriebliche und private Altersvorsorge zu stärken (Ebbinghaus, 2015b). Dies hat jedoch Konsequenzen für die Verteilung des Renteneinkommens im Alter und birgt Armutsrisiken für die Rentner*innen, die nicht genügend Möglichkeiten hatten, für das Alter vorzusorgen (Hinrichs, 2021). Insofern ist es bedeutsam, inwiefern die Alterssicherung kumulativen Ungleichheiten in finanziellen Ressourcen und dem subjektiven Wohlbefinden entgegenwirkt. Die öffentliche Altersvorsorge als verpflichtende Altersvorsorge, die den größten Teil der Alterssicherung ausmacht, gibt den Wohlfahrtsstaaten einen großen Spielraum in der Gestaltung der Einkommensverteilung im Alter. Sie ist ein relevanter Teil der materiellen Absicherung und kann zur Umverteilung des Einkommens im Alter beitragen. Darüber hinaus hat die öffentliche Altersvorsorge eine symbolische Bedeutung als das Einkommen, was aus gesamtgesellschaftlicher Perspektive als angemessen und gerecht für Rentner*innen in Abhängigkeit von ihrer „Lebensleistung" erachtet wird.

Mit dieser Dissertation wurden die Fragen untersucht, I.) in welchem Zusammenhang die öffentliche Altersvorsorge mit dem subjektiven Wohlbefinden steht, II.) wie diese Zusammenhänge sich für Menschen entlang des SES unterscheiden und III.) welche Rolle Ungleichheit, Umverteilung und Armutsreduzierung für den Zusammenhang spielen. Dafür wurden Daten von SHARE und der retrospektiven Befragung SHARELIFE, die im Rahmen von SHARE durchgeführt

C. Garten, *Subjektives Wohlbefinden, soziale Ungleichheit und Alterssicherung im europäischen Vergleich*, Dortmunder Beiträge zur Sozialforschung,
https://doi.org/10.1007/978-3-658-50355-0_9

wurde, zusammen mit Makrodaten der OECD und Eurostat zu Einkommen und Armut im Alter analysiert. In die Analysen wurden nur Befragte aus SHARE im Ruhestand bzw. am Rentenübergang einbezogen. Mittels Längsschnittanalysen und Analyseverfahren für Daten mit Mehrebenenstruktur sowie Matchingverfahren wurden die Daten ausgewertet. Zur Messung der Einkommensumverteilung und Armutsreduktion durch die öffentliche Altersvorsorge wurden neue Maßzahlen verwendet, die aus den vorliegenden Makroindikatoren und SHARE berechnet wurden. In allen Analysen wurde zudem das Zusammenspiel des individuellen SES mit den Indikatoren für die Einkommensverteilung auf der Makroebene untersucht.

Subjektives Wohlbefinden, öffentliche Altersvorsorge, Einkommensungleichheit und Einkommensumverteilung im Ländervergleich
Mit der ersten empirischen Analyse wurden die Zusammenhänge zwischen subjektivem Wohlbefinden und öffentlicher Altersvorsorge in den unterschiedlichen Länderkontexten der Einkommensungleichheit und -umverteilung untersucht. Die Erwartungen waren, dass die öffentliche Altersvorsorge allgemein positiv mit dem subjektiven Wohlbefinden zusammenhängt, dass es aber vor allem Rentner*innen mit niedrigem SES sind, bei denen dieser Zusammenhang stärker ist. Außerdem wurde angenommen, dass die Einkommensungleichheit den positiven Zusammenhang abschwächt, während der Zusammenhang in Ländern mit mehr Einkommensumverteilung durch öffentliche Altersvorsorge stärker ist, und dass dies in stärkerem Maße für Rentner*innen mit niedrigem SES gilt. Um die Umverteilung durch öffentliche Altersvorsorge zu messen, wurde ein Indikator auf Basis der SHARE-Daten erstellt. Durch die Verwendung von *within-between random effects* (REWB) Modellen lassen sich Effekte für interindividuelle Unterschiede und Unterschiede zwischen Ländern differenzieren.

Die Ergebnisse legen nahe, dass es einen allgemein positiven Zusammenhang auf individueller Ebene zwischen öffentlicher Altersvorsorge und subjektivem Wohlbefinden gibt und dass dieser geringer ist, wenn die Einkommensungleichheit oder die Einkommensumverteilung höher sind. Es finden sich auch Hinweise darauf, dass die Zufriedenheit unter Rentner*innen mit einem größeren Anteil öffentlicher Altersvorsorge am Einkommen abnimmt, wenn die Einkommensungleichheit in den Ländern über die Zeit steigt. Der negative Effekt der Einkommensumverteilung auf den Zusammenhang der öffentlichen Altersvorsorge mit dem subjektiven Wohlbefinden auf individueller Ebene mag überraschen. Jedoch muss hier miteinbezogen werden, dass eine umfassendere öffentliche Altersvorsorge auf Länderebene wiederum unter mehr Einkommensumverteilung mit einem höheren subjektiven Wohlbefinden verbunden ist. Dies spricht dafür, dass die öffentliche Altersvorsorge eine „collective resource“ (Sjöberg, 2010, S. 1281) darstellt, die auch das subjektive Wohlbefinden derjenigen positiv beeinflusst, die weniger darauf angewiesen sind. Wenn die Einkommensungleichheit und -umverteilung höher sind, wird möglicherweise der relative Vergleich der subjektiven Einkommensposition relevanter und die individuelle Abhängigkeit von der öffentlichen Altersvorsorge wird weniger positiv erlebt.

Rentner*innen mit niedrigem SES haben ein höheres subjektives Wohlbefinden, wenn der durchschnittliche Anteil der öffentlichen Altersvorsorge und die Einkommensumverteilung größer sind. Das Gleiche gilt überraschenderweise auch für die Einkommensungleichheit. Anstelle der erwarteten „Entwertung“ der öffentlichen Altersvorsorge durch die Einkommensungleichheit kann dieser Befund darauf hindeuten, dass die öffentliche Altersvorsorge die negativen Auswirkungen der Einkommensungleichheit auf das subjektive Wohlbefinden für Rentner*innen mit niedrigem SES abmildert. Das subjektive Wohlbefinden von Rentner*innen mit hohem SES ist dagegen weitgehend unabhängig von der öffentlichen Altersvorsorge in Kontexten niedriger und hoher Einkommensungleichheit und -umverteilung. Insgesamt deuten die Ergebnisse darauf hin, dass eine umfassende öffentliche Altersvorsorge auf gesamtgesellschaftlicher Ebene in Kontexten höherer Einkommensungleichheit und -umverteilung zum Abbau der Ungleichheiten im subjektiven Wohlbefinden beiträgt, da sie vor allem das subjektive Wohlbefinden von Menschen mit niedrigem SES stabilisiert.

Subjektives Wohlbefinden, öffentliche Altersvorsorge, Einkommensumverteilung und Armutsreduktion zum Rentenübergang

Die zweite empirische Analyse betrachtet die Veränderungen des subjektiven Wohlbefindens zum Renteneintritt in Abhängigkeit der öffentlichen Altersvorsorge im Zusammenhang mit Einkommensumverteilung und Armutsreduktion für Rentner*innen mit unterschiedlichem SES. Hier wurde erwartet, dass ein Anstieg des Anteils der öffentlichen Altersvorsorge am Einkommen zum Renteneintritt mit einem Anstieg des subjektiven Wohlbefindens verbunden ist und dass dieser Anstieg für Menschen mit niedrigem SES stärker ist. Außerdem wurde angenommen, dass die Einkommensumverteilung und die Armutsreduktion durch öffentliche Altersvorsorge den positiven Zusammenhang zwischen öffentlicher Altersvorsorge und subjektivem Wohlbefinden noch einmal verstärken, insbesondere für Menschen mit niedrigem SES. Der SES wurde in dieser Analyse anhand des zuletzt beobachteten Erwerbsstatus vor Renteneintritt gemessen. Die Daten wurden mit *fixed effects* (FE) Modellen für Längsschnittdaten analysiert.

Die Ergebnisse deuten darauf hin, dass nur diejenigen, die vor Renteneintritt aufgrund einer Krankheit oder Behinderung nicht erwerbstätig waren, von höheren Anteilen der öffentlichen Altersvorsorge am individuellen Einkommen hinsichtlich des subjektiven Wohlbefindens profitieren und dass auch nur für sie mehr Einkommensumverteilung und Armutsreduktion ein höheres subjektives Wohlbefinden im Zusammenhang mit der öffentlichen Altersvorsorge mit sich bringt. Anders als zuletzt Arbeitslose, die mögliche Ausfälle im Erwerb von Rentenansprüchen eher erwarten, können diejenigen, die erkrankt oder von einer Behinderung betroffen sind, die damit verbundenen sinkenden Rentenansprüche eventuell schlechter antizipieren und erleben die öffentliche Altersvorsorge daher eher als materielle Absicherung, denn als Ergebnis des Misserfolgs im Erwerbsverlauf. Wenn durch die Arbeitslosigkeit vor Renteneintritt Ansprüche auf betriebliche oder private Altersvorsorge nicht erworben werden können, führt dies auch dazu, dass der Anteil der öffentlichen Altersvorsorge am Einkommen steigt, während das Einkommen niedriger ist, als erhofft. Auch dadurch kann ein Anstieg des subjektiven Wohlbefindens mit der öffentlichen Altersvorsorge für die zuvor Arbeitslosen ausbleiben. Wiederum zeigen sich positive Zusammenhänge zwischen subjektivem Wohlbefinden und öffentlicher Altersvorsorge zum Renteneintritt auf der Haushaltsebene, die noch einmal größer sind, wenn die Einkommensumverteilung oder die Armutsreduktion durch öffentliche Altersvorsorge größer sind. Die öffentliche Altersvorsorge kann also zum Renteneintritt möglicherweise zu einem höheren Gefühl der materiellen Absicherung beitragen und die Relevanz der subjektiven sozioökonomischen Position für das subjektive Wohlbefinden verringern, wenn sie mit größerer Umverteilung und Armutsreduktion verbunden ist.

Subjektives Wohlbefinden, öffentliche Altersvorsorge, Nettoersatzquote und Erwerbsverlauf

Die dritte und letzte Analyse befasst sich mit dem Zusammenhang zwischen der Alterssicherung und dem subjektiven Wohlbefinden vor dem Hintergrund des Erwerbsverlaufs. Es wird davon ausgegangen, dass die öffentliche Altersvorsorge bzw. die Nettoersatzquote der verpflichtenden Altersvorsorge für niedrige Einkommen stärker mit dem subjektiven Wohlbefinden zusammenhängt, wenn der SES im Erwerbsverlauf höher war. Außerdem wird untersucht, ob die Zusammenhänge in Ländern mit höherer Einkommensungleichheit geringer sind. Dazu wurden einerseits *country fixed effects* (cFE) Modelle berechnet und andererseits ein Matching mittels *coarsened exact matching* (CEM) durchgeführt.

Es finden sich Hinweise darauf, dass ein größerer Anteil der öffentlichen Altersvorsorge am Einkommen stärker mit dem subjektiven Wohlbefinden verbunden ist, wenn mehr Zeit im Erwerbsverlauf in einem niedrigen SES verbracht wurde. Die Einkommensungleichheit spielt für diesen Zusammenhang keine

Rolle. Ist die Nettoersatzquote der verpflichtenden Altersvorsorge für niedrige Einkommen höher, so sind die Unterschiede im subjektiven Wohlbefinden nach SES im Erwerbsverlauf geringer als bei niedrigerer Ersatzquote. Dies kann vor allem zum Abbau der Ungleichheit im subjektiven Wohlbefinden zwischen Rentner*innen mit hohem SES im Erwerbsverlauf und Rentner*innen, deren Erwerbsverlauf eher von Arbeitslosigkeit, Krankheit oder Erwerbsminderung geprägt war, beitragen. In Kontexten größerer Einkommensungleichheit findet sich kein Abbau der Unterschiede im subjektiven Wohlbefinden durch die Nettoersatzquote für niedrige Einkommen. Dort sind die Unterschiede im subjektiven Wohlbefinden nach SES im Erwerbsverlauf ohnehin geringer. Die öffentliche Altersvorsorge kann somit genauso wie alle verpflichtenden Maßnahmen der Alterssicherung das subjektive Wohlbefinden der besonders stark im Erwerbsleben Benachteiligten verbessern und zu einem Abbau der Ungleichheit im subjektiven Wohlbefinden im Alter beitragen.

Schlussfolgerungen

Vor dem Hintergrund der Finanzierungsschwierigkeiten unterliegt die Alterssicherung in den europäischen Wohlfahrtsstaaten anhaltenden Reformen. Das Hauptziel dieser Dissertation war es deshalb, die Zusammenhänge der Alterssicherung mit dem subjektiven Wohlbefinden in Kontexten unterschiedlicher Einkommensungleichheit, Einkommensumverteilung und Armutslinderung zu beschreiben. Der Fokus lag dabei auf der öffentlichen Altersvorsorge. Darüber hinaus wurde auch die gesamte verpflichtende Altersvorsorge inklusive der betrieblichen und privaten Altersvorsorge in den Blick genommen. Zusätzlich wurden Unterschiede in Abhängigkeit der individuellen sozioökonomischen Position untersucht.

Die Dissertation gibt ein umfassendes Bild, wie Alterssicherungssysteme in Europa zum subjektiven Wohlbefinden von Rentner*innen beitragen und den kumulativen Ungleichheiten über den Lebenslauf entgegenwirken können. Die Analysen zeigen, wie die öffentliche sowie die verpflichtende Altersvorsorge und das subjektive Wohlbefinden in unterschiedlichen Länderkontexten der Einkommensungleichheit sowie der Einkommensumverteilung und der Armutslinderung durch öffentliche Altersvorsorge zusammenhängen und welche Unterschiede in den Zusammenhängen zwischen Rentner*innen mit unterschiedlichem SES bestehen. Die Alterssicherung und das subjektive Wohlbefinden wurden dabei im Ländervergleich, zum Renteneintritt und vor dem Hintergrund des Erwerbsverlaufs betrachtet. Mit den verwendeten Methoden wurden sowohl Unterschiede zwischen Ländern und zwischen Individuen als auch Veränderungen in Ländern und individuelle Veränderungen über die Zeit im subjektiven Wohlbefinden untersucht. Außerdem wurden mittels eines Matchingverfahrens die Unterschiede im subjektiven Wohlbefinden zwischen ähnlichen Individuen in unterschiedlichen Kontexten der Alterssicherung beleuchtet. Die verwendeten Indikatoren zur Einkommensumverteilung und Armutsreduktion durch öffentliche Altersvorsorge stellen einen vielversprechenden Ansatz dar, um die Auswirkungen einzelner sozialpolitischer Maßnahmen auf die Einkommensverteilung zu messen. Durch die Betrachtung der öffentlichen Altersvorsorge auf individueller Ebene im Zusammenhang mit den Auswirkungen der öffentlichen Altersvorsorge auf die Einkommensumverteilung und Armutslinderung wird deutlich, wie Zusammenhänge von subjektivem Wohlbefinden mit materiellen Bedingungen im Alter auf individueller Ebene durch gesellschaftliche Kontexte der Einkommensverteilung beeinflusst werden.

Limitationen
Als Maß für das subjektive Wohlbefinden wurde die Lebenszufriedenheit verwendet, um Vergleiche zwischen Ländern und zwischen Rentner*innen innerhalb von Ländern zu ziehen. Es gibt jedoch Hinweise darauf, dass individuelle und landestypische Antworttendenzen die Angaben verzerren (Angelini et al., 2014). Da in Ländern wie Dänemark, den Niederlanden, Schweden oder der Schweiz auch betriebliche oder private Altersvorsorge verpflichtend sind (OECD, 2023; Schneider et al., 2021), ist die öffentliche Altersvorsorge im Ländervergleich nur bedingt ein geeigneter Indikator für verpflichtende Maßnahmen. Hierfür ist die Nettoersatzquote, wie sie von der OECD (2023) berechnet wird, besser geeignet. Allerdings lässt sich mit diesem Indikator nicht die individuelle Altersvorsorge berechnen. Der hohen Zahl fehlender Werte für die öffentliche Altersvorsorge kann durch Imputationen und entsprechende Methoden begegnet werden. Dies vergrößert aber die Unsicherheit in den Analysen und kann zur Unterschätzung von Zusammenhängen in der Analyse führen, da die von SHARE bereits imputierten Werte verwendet wurden (Rubin, 1996). Die retrospektiv erfragten Angaben zum Erwerbsverlauf unterliegen außerdem der Gefahr, dass Episoden falsch erinnert wurden (Jürges, 2007). Für die Analyse der Erwerbsverläufe wurden außerdem lediglich relativ allgemeine Unterscheidungen hinsichtlich des Erwerbsverlaufs getroffen, die nicht die vollständige Komplexität von Erwerbsverläufen hinsichtlich Zeitpunkt und Abfolge von Ereignissen im Erwerbsverlauf berücksichtigen. Allgemein wurden für die Messung des SES in den Analysen jeweils nur einzelne Indikatoren herangezogen, die nicht alle Facetten des Konzepts berücksichtigen (Antonoplis, 2023). Schließlich können die Analysen nur Hinweise auf Zusammenhänge geben, ohne die kausale Richtung zu untersuchen.

Implikationen für die Sozial- und Rentenpolitik

Die Alterssicherung dient der materiellen Absicherung im Alter und Aufrechterhaltung des Lebensstandards nach der Erwerbsphase. Sie kann aus wohlfahrtsstaatlicher Perspektive als Maßnahme zur Aufrechterhaltung des Wohlbefindens für Menschen im Ruhestand verstanden werden (Capstick, 2022). In diesem Sinne ist insbesondere die öffentliche Altersvorsorge danach zu bewerten, ob öffentliche Gelder effektiv eingesetzt werden, um dieses Ziel zu erreichen. Die Ergebnisse der Analysen sprechen dafür, dass eine umfassendere öffentliche Altersvorsorge positiv zum subjektiven Wohlbefinden beiträgt, die negativen Auswirkungen der Einkommensungleichheit auf das subjektive Wohlbefinden eindämmen kann und besonders mit einem gesamtgesellschaftlich höheren subjektiven Wohlbefinden verbunden ist, wenn sie zum Abbau der Einkommensungleichheit und Armut beiträgt. Das spricht dafür, dass die öffentliche Altersvorsorge so gestaltet sein sollte, dass sie den Ungleichheiten in betrieblicher und privater Altersvorsorge entgegenwirkt. Die öffentliche Altersvorsorge kann vor allem das subjektive Wohlbefinden der Menschen mit starken Benachteiligungen durch Krankheit oder Behinderung positiv beeinflussen, was zum Renteneintritt deutlich wird. Es erscheint daher aus sozialpolitischer Sicht durchaus sinnvoll, den Erwerb von Rentenansprüchen aus öffentlicher Altersvorsorge auch dann zu gewähren, wenn aufgrund von Krankheit keine Erwerbstätigkeit möglich ist. Gleiches ist für Menschen mit Behinderung denkbar, die aufgrund der Behinderung nicht oder nur eingeschränkt erwerbstätig sind. Schließlich kann es förderlich sein, auch Übergangsphasen der Arbeitslosigkeit als Erwerbszeiten für Rentenansprüche für die öffentliche Altersvorsorge heranzuziehen, um die langfristig negativen Auswirkungen der Arbeitslosigkeit für das subjektive Wohlbefinden im Alter abzumildern. Insgesamt kann eine stärkere Entkopplung der öffentlichen Altersvorsorge vom Erwerbseinkommen dazu beitragen, die Unterschiede im subjektiven Wohlbefinden zu verringern. Ein weiterer Aspekt ist die wahrgenommene Sicherheit: unter anhaltenden Rentenreformen kann die öffentliche Altersvorsorge womöglich weniger dazu beitragen, (zukünftigen) Rentner*innen das Gefühl materieller Absicherung zu vermitteln. Reformen sollten deshalb auch berücksichtigen, dass die öffentliche Altersvorsorge nicht weiter eingeschränkt wird, wenn keine alternativen Vorsorgeangebote existieren, die in vergleichbarer Weise absichern und auch als absichernd wahrgenommen werden.

In den vorliegenden Analysen lag die öffentliche Altersvorsorge im Fokus. Dies soll nicht suggerieren, dass diese Form der Alterssicherung allein positiv zum subjektiven Wohlbefinden beitragen kann. Es ist genauso denkbar, dass betriebliche oder private Altersvorsorge das subjektive Wohlbefinden im Alter fördern, solange sie so gestaltet sind, dass sie eine umfassende Absicherung bieten und die Einkommensungleichheit nicht vergrößern. Dies lässt sich etwa durch stärker verpflichtende Maßnahmen erreichen, aber auch aktive Förderung und die Beteiligung großer sozialer Institutionen können dabei helfen.

Weiterführende Forschungsansätze und Fragestellungen
Um die Handlungsempfehlungen zu konkretisieren, bedarf es weiterer Forschung. Gerade hier bietet sich im Zuge anhaltender Reformen evaluative Begleitforschung an. Insbesondere Untersuchungen von sozialpolitischen Änderungen können helfen, kausale Effekte zu identifizieren (Albani et al., 2022; Craig et al., 2012). Ungleichheiten in der Alterssicherung zeigen sich außerdem nicht nur entlang des SES, sondern vor allem zwischen Frauen und Männern (Fasang et al., 2013; Rowold, 2024). Deshalb ist es notwendig, den Zusammenhang zwischen öffentlicher Altersvorsorge und subjektivem Wohlbefinden vor dem Hintergrund geschlechtsspezifischer Erwerbsverläufe zu untersuchen. Gerade im späteren Erwerbsleben kann die informelle Pflege Angehöriger die Erwerbstätigkeit und Einkommenschancen vor allem von Frauen einschränken (Raiber et al., 2022) und zu einer Benachteiligung in der Alterssicherung führen, wenn Pflegezeiten nicht für Rentenansprüche angerechnet werden, während gleichzeitig auch die Übernahme von informeller Pflege innerhalb des Haushalts mit einer Verringerung des subjektiven Wohlbefindens verbunden ist (Brandt et al., 2022).

Die Dissertation schließt an die allgemeine Diskussion zur Entwicklung des subjektiven Wohlbefindens im Alter an (Bartram, 2022; Blanchflower et al., 2023). Hinweise auf divergierende Entwicklungen des subjektiven Wohlbefindens entlang des SES (Baetschmann, 2014; Patzina, 2022) unterstreichen die Notwendigkeit, Verläufe des subjektiven Wohlbefindens im Rentenalter in unterschiedlichen Alterssicherungssystemen zu untersuchen und dabei ein besonderes Augenmerk darauf zu legen, wie die Alterssicherung die Divergenz zwischen Menschen mit hohem und niedrigem SES verringern kann. Dies gilt insbesondere für den Rentenübergang. Darüber hinaus können auch andere Bereiche der Sozialpolitik wie z. B. die Arbeitsmarkt- und Familienpolitik in den Blick genommen werden, um nachhaltige Interventionen zum Abbau der Ungleichheit im subjektiven Wohlbefinden im Alter zu identifizieren. Außerdem geben die Analysen einen Hinweis darauf, dass die Wirksamkeit von sozialpolitischen Maßnahmen nicht nur von den Auswirkungen auf das Individuum abhängt, sondern dass auch die Auswirkungen auf die gesellschaftliche Ebene berücksichtigt werden müssen. Weitere Forschung zu den gesellschaftlichen Auswirkungen von konkreten sozialpolitischen Maßnahmen kann helfen, mögliche Ursachen für Unterschiede im subjektiven Wohlbefinden zwischen Wohlfahrtsstaaten differenzierter zu betrachten (Greve, 2023). Somit weist die gemeinsame Betrachtung individueller und gesellschaftlicher Auswirkungen von sozialpolitischen Maßnahmen über separate Untersuchungen beider Ebenen hinaus. Die hier dargestellten Analysen können Anhaltspunkte liefern, welche Implikationen die Gestaltung der Alterssicherung für das subjektive Wohlbefinden im Alter hat. Entscheidungsträger*innen müssen Ungleichheiten des subjektiven Wohlbefindens im Alter berücksichtigen, wenn sie die Alterssicherung reformieren, um sicherzustellen, dass die Alterssicherung zu einer Verbesserung der Lebenssituation aller beiträgt.

Literaturverzeichnis

Abolhassani, M. & Alessie, R. (2013). Subjective well-being around retirement. *De Economist, 161*(3), 349–366. https://doi.org/10.1007/s10645-013-9209-1

Adams, K. B., Leibbrandt, S. & Moon, H. (2011). A critical review of the literature on social and leisure activity and wellbeing in later life. *Ageing and Society, 31*(4), 683–712. https://doi.org/10.1017/S0144686X10001091

Adler, N. E. & Newman, K. (2002). Socioeconomic disparities in health: pathways and policies. *Health Affairs (Project Hope), 21*(2), 60–76. https://doi.org/10.1377/hlthaff.21.2.60

Airio, I. & Nurminen, M. (2016). The case of the guarantee pension reform: Change of perceived income adequacy among low-income pensioners in Finland. *European Journal of Social Security, 18*(3), 248–267. https://doi.org/10.1177/138826271601800301

Akaeda, N. (2022). The consequences of social policy for subjective well-being: A new paradox?, *LIS Working Paper Series* Nr. 846, Luxembourg Income Study (LIS)

Albani, V., Brown, H., Vera-Toscano, E., Kingston, A., Eikemo, T. A. & Bambra, C. (2022). Investigating the impact on mental wellbeing of an increase in pensions: A longitudinal analysis by area-level deprivation in England, 1998–2002. *Social Science & Medicine, 311*, 115316. https://doi.org/10.1016/j.socscimed.2022.115316

Allison, P. (2002). *Missing data.* Thousand Oaks: SAGE Publications.

Allison, P. (2009). *Fixed effects regression models.* Thousand Oaks: SAGE Publications.

Álvarez-Gálvez, J. & Jaime-Castillo, A. M. (2018). The impact of social expenditure on health inequalities in Europe. *Social Science & Medicine, 200*, 9–18. https://doi.org/10.1016/j.socscimed.2018.01.006

Amendola, A., Dell'Anno, R. & Parisi, L. (2019). Happiness and inequality in European countries: is it a matter of peer group comparisons? *Economia Politica, 36*(2), 473–508. https://doi.org/10.1007/s40888-018-0130-6

Andreß, H.-J., Golsch, K. & Schmidt, A. W. (2013). *Applied panel data analysis for economic and social surveys.* New York: Springer-Verlag.

Angelini, V., Cavapozzi, D., Corazzini, L. & Paccagnella, O. (2014). Do Danes and Italians rate life satisfaction in the same way? Using vignettes to correct for individual-specific scale biases. *Oxford Bulletin of Economics and Statistics, 76*(5), 643–666. https://doi.org/10.1111/obes.12039

C. Garten, *Subjektives Wohlbefinden, soziale Ungleichheit und Alterssicherung im europäischen Vergleich*, Dortmunder Beiträge zur Sozialforschung, https://doi.org/10.1007/978-3-658-50355-0

Angrist, J. D. & Pischke, J.-S. (2009). *Mostly harmless econometrics*. Princeton: Princeton University Press. https://doi.org/10.1515/9781400829828

Antonoplis, S. (2023). Studying Socioeconomic Status: Conceptual problems and an alternative path forward. *Perspectives on Psychological Science: a Journal of the Association for Psychological Science, 18*(2), 275–292. https://doi.org/10.1177/17456916221093615

Anusic, I., Yap, S. C. Y. & Lucas, R. E. (2014). Testing set-point theory in a Swiss national sample: Reaction and adaptation to major life events. *Social Indicators Research, 119*(3), 1265–1288. https://doi.org/10.1007/s11205-013-0541-2

Arendt, J. N. (2005). Income and "outcomes" for elderly: Do the poor have a poorer life? *Social Indicators Research, 70*(3), 327–347. https://doi.org/10.1007/s11205-004-1545-8

Aristoteles (1974). *Nikomachische Ethik* (6. Aufl.). Berlin, Boston: De Gruyter. https://doi.org/10.1515/9783112529782

Arpino, B., Gumà, J. & Julià, A. (2018). Early-life conditions and health at older ages: The mediating role of educational attainment, family and employment trajectories. *PloS One, 13*(4), e0195320. https://doi.org/10.1371/journal.pone.0195320

Arts, W. I. & Gelissen, J. (2002). Three worlds of welfare capitalism or more? A state-of-the-art report. *Journal of European Social Policy, 12*(2), 137–158. https://doi.org/10.1177/0952872002012002114

Arza, C. & Johnson, P. (2009). The development of public pensions from 1889 to the 1990s. In G. L. Clark, A. H. Munnell & J. M. Orszag (Hrsg.), *The Oxford handbook of pensions and retirement income* (S. 52–75). Oxford: Oxford University Press. https://doi.org/10.1093/oxfordhb/9780199272464.003.0004

Atchley, R. C. (1982). Retirement: Leaving the world of work. *The ANNALS of the American Academy of Political and Social Science, 464*(1), 120–131. https://doi.org/10.1177/0002716282464001011

Aysan, M. F. & Beaujot, R. (2009). Welfare regimes for aging populations: No single path for reform. *Population and Development Review, 35*(4), 701–720. https://doi.org/10.1111/j.1728-4457.2009.00305.x

Backhaus, K., Erichson, B., Gensler, S., Weiber, R. & Weiber, T. (2021). Clusteranalyse. In K. Backhaus, B. Erichson, S. Gensler, R. Weiber & T. Weiber (Hrsg.), *Multivariate Analysemethoden* (S. 489–575). Wiesbaden: Springer Fachmedien Wiesbaden. https://doi.org/10.1007/978-3-658-32425-4_8

Baetschmann, G. (2014). Heterogeneity in the relationship between happiness and age: Evidence from the German Socio-Economic Panel. *German Economic Review, 15*(3), 393–410. https://doi.org/10.1111/geer.12015

Baird, B. M., Lucas, R. E. & Donnellan, M. B. (2010). Life satisfaction across the lifespan: Findings from two nationally representative panel studies. *Social Indicators Research, 99*(2), 183–203. https://doi.org/10.1007/s11205-010-9584-9

Ball, R. & Chernova, K. (2008). Absolute income, relative income, and happiness. *Social Indicators Research, 88*(3), 497–529. https://doi.org/10.1007/s11205-007-9217-0

Baltes, P. B. & Baltes, M. M. (1990). Psychological perspectives on successful aging: The model of selective optimization with compensation. In P. B. Baltes & M. M. Baltes (Hrsg.), *Successful aging* (S. 1–34). Cambridge: Cambridge University Press. https://doi.org/10.1017/CBO9780511665684.003

Bando, R., Galiani, S. & Gertler, P. (2016). The effects of noncontributory pensions on material and subjective well-being. *NBER Working Paper Series* Nr. 22995. National Bureau of Economic Research.

Bando, R., Galiani, S. & Gertler, P. (2021). Another brick on the wall: On the effects of noncontributory pensions on material and subjective well being. *IDB Working Paper Series* Nr. 01212. Inter-American Development Bank. https://doi.org/10.18235/0003082

Barnard, J. & Rubin, D. B. (1999). Small-sample degrees of freedom with multiple imputation. *Biometrika, 86*(4), 948–955.

Barr, N. (1993). *The economics of the welfare state* (2. Aufl,). London: Weidenfeld and Nicolson.

Barr, N. & Diamond, P. (2006). The economics of pensions. *Oxford Review of Economic Policy, 22*(1), 15–39. https://doi.org/10.1093/OXREP/GRJ002

Barr, N. & Diamond, P. (2008). *Reforming pensions. Principles and policy choices.* Oxford: Oxford University Press.

Bartram, D. (2021). Age and life satisfaction. Getting control variables under control. *Sociology, 55*(2), 421–437. https://doi.org/10.1177/0038038520926871

Bartram, D. (2022). Is happiness U-shaped in age everywhere? A methodological reconsideration for Europe. *National Institute Economic Review, 263*(1) 61–75. https://doi.org/10.1017/nie.2022.1

Bauer, J. J. & McAdams, D. P. (2010). Eudaimonic growth: Narrative growth goals predict increases in ego development and subjective well-being 3 years later. *Developmental Psychology, 46*(4), 761–772. https://doi.org/10.1037/a0019654

Bauer, J. M., Levin, V., Munoz Boudet, A. M., Nie, P. & Sousa-Poza, A. (2017). Subjective well-being across the lifespan in Europe and Central Asia. *Journal of Population Ageing, 10*(2), 125–158. https://doi.org/10.1007/s12062-016-9148-0

Bauger, L., Bongaardt, R. & Bauer, J. J. (2021). Maturity and Well-Being: The development of self-authorship, eudaimonic motives, age, and subjective well-being. *Journal of Happiness Studies, 22*(3), 1313–1340. https://doi.org/10.1007/s10902-020-00274-0

Becker, C. K. & Trautmann, S. T. (2022). Does happiness increase in old age? Longitudinal evidence from 20 European countries. *Journal of Happiness Studies, 23*(7), 3625–3654. https://doi.org/10.1007/s10902-022-00569-4

Beehr, T. A. (1986). The process of retirement. A review and recommendations for future investigation. *Personnel Psychology, 39*(1), 31–55. https://doi.org/10.1111/j.1744-6570.1986.tb00573.x

Been, J., Caminada, K., Goudswaard, K. & van Vliet, O. (2017). Public/private pension mix, income inequality and poverty among the elderly in Europe: An empirical analysis using new and revised OECD data. *Social Policy & Administration, 51*(7), 1079–1100. https://doi.org/10.1111/spol.12282

Bell, A., Fairbrother, M. & Jones, K. (2019). Fixed and random effects models: making an informed choice. *Quality & Quantity, 53*(2), 1051–1074. https://doi.org/10.1007/s11135-018-0802-x

Bell, A. & Jones, K. (2015). Explaining fixed effects: Random effects modeling of time-series cross-sectional and panel data. *Political Science Research and Methods, 3*(1), 133–153. https://doi.org/10.1017/psrm.2014.7

Bender, K. A. (2012). An analysis of well-being in retirement. The role of pensions, health, and 'voluntariness' of retirement. *The Journal of Socio-Economics, 41*(4), 424–433. https://doi.org/10.1016/j.socec.2011.05.010

Bennett, J. & Möhring, K. (2015). Cumulative (dis)advantage? The impact of labour market policies on late career employment from a life course perspective. *Journal of Social Policy, 44*(2), 213–233. https://doi.org/10.1017/S0047279414000816

Bentham, J. (1996). *An introduction to the principles of morals and legislation. The collected works of Jeremy Bentham.* Oxford: Clarendon Press (Original erschienen 1789).

Bergmann, M., Scherpenzeel, A., & Börsch-Supan, A. (2019). *SHARE wave 7 methodology. Panel innovations and life histories.* München: MEA, Max Planck Institute for Social Law and Social Policy.

Bergmann, M. & Börsch-Supan, A. (2021). *SHARE wave 8 methodology. Collecting cross-national survey data in times of COVID-19.* München: MEA, Max Planck Institute for Social Law and Social Policy.

Bergmann, M., Kneip, T., Luca, G. de & Scherpenzeel, A. (2019). Survey participation in the Survey of Health, Survey participation in the Survey of Health, Ageing and Retirement in Europe (SHARE), wave 1–7. *SHARE Working Paper Series* Nr. 41–2019. SHARE-ERIC.

Bergmann, M., Wagner, M. & Börsch-Supan, A. (2024). *SHARE wave 9 methodology. From the SHARE corona survey 2 to the SHARE main wave 9 interview.* München: SHARE-ERIC.

Bertin, G., Carrino, L. & Pantalone, M. (2021). Do standard classifications still represent European welfare typologies? Novel evidence from studies on health and social care. *Social Science & Medicine, 281*, 114086. https://doi.org/10.1016/j.socscimed.2021.114086

Beveridge, W. (1942). *Social insurance and allied services. Presented to parliament by command of His Majesty.* London: His Majesty's Stationery Office.

Biermann, P., Bitzer, J. & Gören, E. (2022). The relationship between age and subjective well-being: Estimating within and between effects simultaneously. *Journal of the Economics of Ageing, 21*, 100366. https://doi.org/10.1016/j.jeoa.2021.100366

Binswanger, J. & Schunk, D. (2012). What is an adequate standard of living during retirement? *Journal of Pension Economics and Finance, 11*(2), 203–222. https://doi.org/10.1017/S1474747211000618

Blackwell, M., Iacus, S., King, G. & Porro, G. (2009). Cem: Coarsened exact matching in Stata. *The Stata Journal: Promoting communications on statistics and Stata, 9*(4), 524–546. https://doi.org/10.1177/1536867X0900900402

Blanchflower, D. G. (2020). Unhappiness and age. *Journal of Economic Behavior & Organization, 176*, 461–488. https://doi.org/10.1016/j.jebo.2020.04.022

Blanchflower, D. G. (2021). Is happiness U-shaped everywhere? Age and subjective well-being in 145 countries. *Journal of Population Economics, 34*(2), 575–624. https://doi.org/10.1007/s00148-020-00797-z

Blanchflower, D. G., Graham, C. & Piper, A. (2023). Happiness and age. Resolving the debate. *National Institute Economic Review*, 1–18. https://doi.org/10.1017/nie.2023.1

Blanchflower, D. G. & Oswald, A. J. (2008). Is well-being U-shaped over the life cycle? *Social Science & Medicine, 66*(8), 1733–1749. https://doi.org/10.1016/j.socscimed.2008.01.030

Blanchflower, D. G. & Oswald, A. J. (2009). The U-shape without controls: A response to Glenn. *Social Science & Medicine, 69*(4), 486–488. https://doi.org/10.1016/j.socscimed.2009.05.022

Boeri, T., Brugiavini, A. & Maignan, C. (2001). Early retirement: Reasons and consequences. In T. Boeri, A. Börsch-Supan, A. Brugiavini, R. Disney, A. Kapteyn & F. Peracchi (Hrsg.), *Pensions: More information, less ideology* (S. 29–53). Boston: Springer US. https://doi.org/10.1007/978-1-4757-3363-1_3

Böhnke, P. (2008). Does society matter? Life satisfaction in the enlarged Europe. *Social Indicators Research, 87*(2), 189–210. https://doi.org/10.1007/s11205-007-9169-4

Bönke, T., Grabka, M. M., Schröder, C., Wolff, E. N. & Zyska, L. (2019). The joint distribution of net worth and pension wealth in Germany. *Review of Income and Wealth, 65*(4), 834–871. https://doi.org/10.1111/roiw.12371

Bonoli, G. (2003). Two worlds of pension reform in Western Europe. *Comparative Politics, 35*(4), 399. https://doi.org/10.2307/4150187

Bonsang, E. & Klein, T. J. (2012). Retirement and subjective well-being. *Journal of Economic Behavior & Organization, 83*(3), 311–329. https://doi.org/10.1016/j.jebo.2012.06.002

Bonthuis, B. (2023). Pension spending efficiency. In A. Afonso, J. Tovar Jalles & A. Venâncio (Hrsg.), *Handbook on public sector efficiency* (S. 177–196). Cheltenham: Edward Elgar Publishing. https://doi.org/10.4337/9781839109164.00015

Boodoo, U. M. A., Gomez, R. & Gunderson, M. (2014). Relative income, absolute income and the life satisfaction of older adults: Do retirees differ from the non-retired? *Industrial Relations Journal, 45*(4), 281–299. https://doi.org/10.1111/irj.12052

Booker, C. L. & Sacker, A. (2012). Psychological well-being and reactions to multiple unemployment events: adaptation or sensitisation? *Journal of Epidemiology and Community Health, 66*(9), 832–838. https://doi.org/10.1136/jech.2010.126755

Börsch-Supan, A., Brandt M., Hank, K. & Schröder, M. (2011). *The individual and the welfare state. Life histories in Europe.* Heidelberg: Springer.

Börsch-Supan, A., Brandt, M., Hunkler, C., Kneip, T., Korbmacher, J., Malter, F., Schaan, B., Stuck, S. & Zuber, S. (2013). Data resource profile. The survey of health, ageing and retirement in Europe (SHARE). *International Journal of Epidemiology, 42*(4), 992–1001. https://doi.org/ https://doi.org/10.1093/ije/dyt088

Bosch, N., van Ewijk, C., Micevska Scharf, M. & Muns, S. (2022). The incidence of pension contributions: A panel based analysis of the impact of pension contributions on labor cost, wages and labor supply. *De Economist, 170*(1), 107–132. https://doi.org/10.1007/s10645-022-09401-z

Bradburn, N. N. (1969). *The structure of psychological well-being.* Chicago: Aldine Publishing Company.

Bradley, R. H. & Corwyn, R. F. (2002). Socioeconomic status and child development. *Annual review of Psychology, 53*, 371–399. https://doi.org/10.1146/annurev.psych.53.100901.135233

Brandmaier, A. M., Ram, N., Wagner, G. G. & Gerstorf, D. (2017). Terminal decline in well-being: The role of multi-indicator constellations of physical health and psychosocial correlates. *Developmental Psychology, 53*(5), 996–1012. https://doi.org/10.1037/dev0000274

Brandt, M., Deindl, C. & Hank, K. (2012). Tracing the origins of successful aging: The role of childhood conditions and social inequality in explaining later life health. *Social Science & Medicine*, *74*(9), 1418–1425. https://doi.org/10.1016/j.socscimed.2012.01.004

Brandt, M. & Hank, K. (2014). Scars that will not disappear: Long-term associations between early and later life unemployment under different welfare regimes. *Journal of Social Policy*, *43*(4), 727–743. https://doi.org/10.1017/S0047279414000397

Brandt, M., Kaschowitz, J. & Quashie, N. T. (2022). Socioeconomic inequalities in the well-being of informal caregivers across Europe. *Aging & Mental Health*, *26*(8), 1589–1596. https://doi.org/10.1080/13607863.2021.1926425

Bravo, J. M. & Herce, J. A. (2022). Career breaks, broken pensions? Long-run effects of early and late-career unemployment spells on pension entitlements. *Journal of Pension Economics and Finance*, *21*(2), 191–217. https://doi.org/10.1017/S1474747220000189

Breunig, C., Breyer, F., Kapteina, M., Schwerdt, G. & Sterba, M.-B. (2022). Between Beveridge and Bismarck. Preferences for redistribution through public pensions. *Beiträge zur Jahrestagung des Vereins für Socialpolitik 2022: Big Data in Economics*. Kiel: ZBW Leibniz Information Centre for Economics.

Brickman, P. D. & Campbell, D. T. (1971). Hedonic relativism and planning the good society. In M. H. Appley (Hrsg.), *Adaptation level theory. A symposium*. New York: Academic Press.

Briggs, A. (1961). The welfare state in historical perspective. *European Journal of Sociology / Archives Européennes de Sociologie / Europäisches Archiv für Soziologie*, *2*(2), 221–258.

Brüderl, J., Kratz, F. & Bauer, G. (2019). Life course research with panel data: An analysis of the reproduction of social inequality. *Advances in Life Course Research*, *41*, 100247. https://doi.org/10.1016/j.alcr.2018.09.003

Brüderl, J. & Ludwig, V. (2015). Fixed-effects panel regression. In H. Best & C. Wolf (Hrsg.), *The SAGE handbook of regression analysis and causal inference* (S. 327–358). London: SAGE Publications. https://doi.org/10.4135/9781446288146.n15

Brüggmann, D. & Kreyenfeld, M. (2023). Earnings trajectories after divorce: The legacies of the earner model during marriage. *Population Research and Policy Review*, *42*(23), 1–34. https://doi.org/10.1007/s11113-023-09756-4

Bryan, M. L. & Jenkins, S. P. (2016). Multilevel modelling of country effects: A cautionary tale. *European Sociological Review*, *32*(1), 3–22. https://doi.org/10.1093/esr/jcv059

Bücker, S., Luhmann, M., Haehner, P., Bühler, J. L., Dapp, L. C., Luciano, E. C. & Orth, U. (2023). The development of subjective well-being across the life span: A meta-analytic review of longitudinal studies. *Psychological Bulletin*, *149*(7–8), 418–446. https://doi.org/10.1037/bul0000401

Bücker, S., Nuraydin, S., Simonsmeier, B. A., Schneider, M. & Luhmann, M. (2018). Subjective well-being and academic achievement: A meta-analysis. *Journal of Research in Personality*, *74*, 83–94. https://doi.org/10.1016/j.jrp.2018.02.007

Budig, M. J. & Hodges, M. J. (2010). Differences in disadvantage. *American Sociological Review*, *75*(5), 705–728. https://doi.org/10.1177/0003122410381593

Bühler, J. L., Orth, U., Bleidorn, W., Weber, E., Kretzschmar, A., Scheling, L. & Hopwood, C. J. (2023). Life events and personality change: A systematic review and meta-analysis. *European Journal of Personality*, 38(3), 544–568. https://doi.org/10.1177/08902070231190219

Burns, R. A., Byles, J., Magliano, D. J., Mitchell, P. & Anstey, K. J. (2015). The utility of estimating population-level trajectories of terminal wellbeing decline within a growth mixture modelling framework. *Social Psychiatry and Psychiatric Epidemiology*, *50*(3), 479–487. https://doi.org/10.1007/s00127-014-0948-3

Calasanti, T., Carr, D., Homan, P. & Coan, V. (2021). Gender disparities in life satisfaction after retirement: The roles of leisure, family, and finances. *The Gerontologist*, *61*(8), 1277–1286. https://doi.org/10.1093/geront/gnab015

Calinski, T. & Harabasz, J. (1974). A dendrite method for cluster analysis. *Communications in Statistics*, *3*(1), 1–27.

Calvo, E. (2016). Does the Chilean pension model influence life satisfaction? A multilevel longitudinal analysis. In M. Rojas (Hrsg.), *Handbook of happiness research in Latin America* (S. 415–441). Dordrecht: Springer Netherlands. https://doi.org/10.1007/978-94-017-7203-7_24

Cameron, A.C. & Miller, D. L. (2015). A practitioner's guide to cluster-robust inference. *The Journal of Human Resources*, *50*(2), 317–372. https://doi.org/10.3368/jhr.50.2.317

Campbell, A., Converse, P. E. & Rodgers, W. L. (1976). *The quality of american life. Perceptions, evaluations, and satisfactions.* New York: Russell Sage Foundation.

Cantril, H. (1954). The qualities of being human. *American Quarterly*, *6*(1), 3–18. https://doi.org/10.2307/3031431

Capstick, S. (2022). Happiness that doesn't cost the Earth. *British Medical Journal, 379*, o2338. https://doi.org/10.1136/bmj.o2338

Carr, D. C., Moen, P., Perry Jenkins, M. & Smyer, M. (2020). Postretirement Life Satisfaction and Financial Vulnerability: The Moderating Role of Control. *The Journals of Gerontology. Series B, Psychological Sciences and Social Sciences*, *75*(4), 849–860. https://doi.org/10.1093/geronb/gby105

Carstensen, L. L. (1995). Evidence for a life-span theory of socioemotional selectivity. *Current Directions in Psychological Science*, *4*(5), 151–156. https://doi.org/10.1111/1467-8721.ep11512261

Carstensen, L. L., Isaacowitz, D. M. & Charles, S. T. (1999). Taking time seriously. A theory of socioemotional selectivity. *The American Psychologist*, *54*(3), 165–181. https://doi.org/10.1037/0003-066X.54.3.165

Castellino, O., Fornero, E. & Wilke, C. B. (2019). Pension policy in Europe and the United States – Towards a new public-private pension mix. *MEA Discussion Papers* Nr. 08–2019. MEA, Munich Center for the Economics of Aging. https://doi.org/10.2139/ssrn.3565087

Chan, S. & Stevens, A. H. (1999). Employment and retirement following a late-career job loss. *The American Economic Review*, *89*(2), 211–216. https://doi.org/10.1257/aer.89.2.211

Charles, S. T. & Carstensen, L. L. (2010). Social and emotional aging. *Annual Review of Psychology*, *61*, 383–409. https://doi.org/10.1146/annurev.psych.093008.100448

Chen, X., Wang, T. & Busch, S. H. (2019). Does money relieve depression? Evidence from social pension expansions in China. *Social Science & Medicine*, *220*, 411–420. https://doi.org/10.1016/j.socscimed.2018.12.004

Chen, Y. & Tan, Y. J. (2017). The effect of non-contributory pensions on labour supply and private income transfers: Evidence from Singapore. *SSRN Electronic Journal*. 1–68. https://doi.org/10.2139/ssrn.3072878

Cheung, F. (2018). Income redistribution predicts greater life satisfaction across individual, national, and cultural characteristics. *Journal of Personality and Social Psychology, 115*(5), 867–882. https://doi.org/10.1037/pspp0000164

Cheung, F. & Lucas, R. E. (2015). When does money matter most? Examining the association between income and life satisfaction over the life course. *Psychology and Aging, 30*(1), 120–135. https://doi.org/10.1037/a0038682

Chybalski, F. & Marcinkiewicz, E. (2016). The replacement rate: An imperfect indicator of pension adequacy in cross-country analyses. *Social Indicators Research, 126*(1), 99–117. https://doi.org/10.1007/s11205-015-0892-y

Clark, A. E., Diener, E., Georgellis, Y. & Lucas, R. E. (2008). Lags and leads in life satisfaction: A test of the baseline hypothesis. *The Economic Journal, 118*(529), F222-F243. https://doi.org/10.1111/j.1468-0297.2008.02150.x

Clark, A. E., Flèche, S., Layard, R. & Powdthavee, N. (2019). *The origins of happiness. The science of well-being over the life course.* Princeton: Princeton University Press.

Clark, A. E., Frijters, P. & Shields, M. A. (2008). Relative income, happiness, and utility. An explanation for the Easterlin Paradox and other puzzles. *Journal of Economic Literature, 46*(1), 95–144. https://doi.org/10.1257/jel.46.1.95

Clark, A. E. & Senik, C. (2010). Who compares to whom? The anatomy of income comparisons in Europe. *The Economic Journal, 120*(544), 573–594. https://doi.org/10.1111/j.1468-0297.2010.02359.x

Clark, G. L. (2003). Twenty-first-century pension (in)security. In G. L. Clark & N. Whiteside (Hrsg.), *Pension security in the 21st century* (S. 225–251). Oxford: Oxford University Press. https://doi.org/10.1093/0199261768.003.0010

Collins, L. M., Schafer, J. L. & Kam, C.-M. (2001). A comparison of inclusive and restrictive strategies in modern missing data procedures. *Psychological Methods, 6*(4), 330–351. https://doi.org/10.1037//1082-989x.6.4.330

Collischon, M. & Eberl, A. (2020). Let's talk about fixed effects: Let's talk about all the good things and the bad things. *KZfSS Kölner Zeitschrift für Soziologie und Sozialpsychologie, 72*(2), 289–299. https://doi.org/10.1007/s11577-020-00699-8

Conger, R. D., Conger, K. J. & Martin, M. J. (2010). Socioeconomic status, family processes, and individual development. *Journal of Marriage and the Family, 72*(3), 685–704. https://doi.org/10.1111/j.1741-3737.2010.00725.x

Cooke, P. J., Melchert, T. P. & Connor, K. (2016). Measuring well-being. *The Counseling Psychologist, 44*(5), 730–757. https://doi.org/10.1177/0011000016633507

Cooper, D., McCausland, W. D. & Theodossiou, I. (2013). Income inequality and wellbeing: The plight of the poor and the curse of permanent inequality. *Journal of Economic Issues, 47*(4), 939–958. https://doi.org/10.2753/JEI0021-3624470407

Costa, P. T. & McCrae, R. R. (1980). Influence of extraversion and neuroticism on subjective well-being: happy and unhappy people. *Journal of Personality and Social Psychology, 38*(4), 668–678. https://doi.org/10.1037/0022-3514.38.4.668

Costanza, R., Fisher, B., Ali, S., Beer, C., Bond, L., Boumans, R., Danigelis, N. L., Dickinson, J., Elliott, C., Farle, J., Elliott Gayer, D., MacDonald Glenn, L., Hudspeth, T., Mahoney, D., McCahill, L., McIntosh, B., Reed, B., Abu Turab Rizvi, S., Rizzo, D. M., Simpatico, T. & Snapp, R. (2007). Quality of life: An approach integrating opportunities, human needs, and subjective well-being. *Ecological Economics, 61*(2–3), 267–276. https://doi.org/10.1016/j.ecolecon.2006.02.023

Craig, P., Cooper, C., Gunnell, D., Haw, S., Lawson, K., Macintyre, S., Ogilvie, D., Petticrew, M., Reeves, B., Sutton, M. & Thompson, S. (2012). Using natural experiments to evaluate population health interventions: new Medical Research Council guidance. *Journal of Epidemiology and Community Health, 66*(12), 1182–1186. https://doi.org/10.1136/jech-2011-200375

Cremer, H. & Pestieau, P. (2011). Myopia, redistribution and pensions. *European Economic Review, 55*(2), 165–175. https://doi.org/10.1016/j.euroecorev.2010.07.002

Crystal, S. (2020). Linking the levels: Integrating individual trajectories, historical contingency, and social policy choices in cumulative advantage and disadvantage research. *The Journals of Gerontology. Series B, Psychological Sciences and Social Sciences, 75*(6), 1245–1248. https://doi.org/10.1093/geronb/gbaa059

Crystal, S. & Shea, D. (1990). Cumulative advantage, cumulative disadvantage, and inequality among elderly people. *The Gerontologist, 30*(4), 437–443. https://doi.org/10.1093/geront/30.4.437

Crystal, S., Shea, D. & Krishnaswami, S. (1992). Educational attainment, occupational history, and stratification: determinants of later-life economic outcomes. *Journal of Gerontology, 47*(5), S213–S221. https://doi.org/10.1093/geronj/47.5.S213

Crystal, S., Shea, D. G. & Reyes, A. M. (2017). Cumulative advantage, cumulative disadvantage, and evolving patterns of late-life inequality. *The Gerontologist, 57*(5), 910–920. https://doi.org/10.1093/geront/gnw056

Csikszentmihalyi, M. (1975). *Beyond boredom and anxiety.* San Francisco: Jossey-Bass.

Cummins, R. A. (1995). On the trail of the gold standard for subjective well-being. *Social Indicators Research, 35*(2), 179–200. https://doi.org/10.1007/BF01079026

Cummins, R. A. (1996). The domains of life satisfaction: An attempt to order chaos. *Social Indicators Research, 38*(3), 303–328. https://doi.org/10.1007/BF00292050

Cummins, R. A. (2005). Moving from the quality of life concept to a theory. *Journal of Intellectual Disability Research, 49*(Pt 10), 699–706. https://doi.org/10.1111/j.1365-2788.2005.00738.x

Cummins, R. A. (2014). Can happiness change? Theories and evidence. In K. M. Sheldon & R. E. Lucas (Hrsg.), *Stability of happiness. Theories and evidence on whether happiness can change* (S. 75–97). Elsevier. https://doi.org/10.1016/B978-0-12-411478-4.00005-9

Cummins, R. A. (2016). The theory of subjective wellbeing homeostasis: A contribution to understanding life quality. In F. Maggino & A. C. Michalos (Hrsg.), *A life devoted to quality of life. Festschrift in honor of Alex C. Michalos*, (S. 61–79). Cham: Springer. https://doi.org/10.1007/978-3-319-20568-7_4

Cummins, R. A., Mccabe, M. P., Romeo, Y. & Gullone, E. (1994). Validity studies the comprehensive quality of life scale (Comqol): Instrument development and psychometric evaluation on college staff and students. *Educational and Psychological Measurement, 54*(2), 372–382. https://doi.org/10.1177/0013164494054002011

Dannefer, D. (1984). Adult development and social theory: A paradigmatic reappraisal. *American Sociological Review, 49*(1), 100–116. https://doi.org/10.2307/2095560

Dannefer, D. (1987). Aging as intracohort differentiation: Accentuation, the Matthew effect, and the life course. *Sociological Forum, 2*(2), 211–236. https://doi.org/10.1007/BF01124164

Dannefer, D. (2003). Cumulative advantage/disadvantage and the life course. Cross-fertilizing age and social science theory. *The Journals of Gerontology: Series B, 58*(6), S327–S337. https://doi.org/10.1093/geronb/58.6.S327

De Breij, S., Mäcken, J., Qvist, J. Y., Holman, D., Hess, M., Huisman, M., Deeg, D. J. H. (2020). Educational differences in the influence of health on early work exit among older workers. *Occupational and Environmental Medicine, 77*(8), 568–575. https://doi.org/10.1136/oemed-2019-106253

De Luca, G., Celidoni, M. & Trevisan, E. (2015). Item nonresponse and imputation strategies in SHARE Wave 5. In F. Malter & A. Börsch-Supan (Hrsg.), *SHARE wave 5. Innovations & Methodology* (S. 85–100). München: MEA, Munich Center for the Economics of Aging.

Deaton, A. (2008). Income, health, and well-being around the world: evidence from the Gallup World Poll. *Journal of Economic Perspectives, 22*(2), 53–72. https://doi.org/10.1257/jep.22.2.53

Deindl, C. (2013). The influence of living conditions in early life on life satisfaction in old age. *Advances in Life Course Research, 18*(1), 107–114. https://doi.org/10.1016/j.alcr.2012.10.008

Delhey, J. & Dragolov, G. (2014). Why inequality makes Europeans less happy: The role of distrust, status anxiety, and perceived conflict. *European Sociological Review, 30*(2), 151–165. https://doi.org/10.1093/esr/jct033

Di Tella, R., MacCulloch, R. J. & Oswald, A. J. (2003). The macroeconomics of happiness. *The Review of Economics and Statistics, 85*(4), 809–827.

Diener, E. (1984). Subjective well-being. *Psychological Bulletin, 95*(3), 542–575. https://doi.org/10.1037/0033-2909.95.3.542

Diener, E. (1994). Assessing subjective well-being: Progress and opportunities. *Social Indicators Research, 31*(2), 103–157. https://doi.org/10.1007/BF01207052

Diener, E. (2012). New findings and future directions for subjective well-being research. *The American Psychologist, 67*(8), 590–597. https://doi.org/10.1037/a0029541

Diener, E. & Biswas-Diener, R. (2002). Will money increase subjective well-being? *Social Indicators Research, 57*(2), 119–169. https://doi.org/10.1023/A:1014411319119

Diener, E. & Diener, C. (1996). Most people are happy. *Psychological Science, 7*(3), 181–185. https://doi.org/10.1111/j.1467-9280.1996.tb00354.x

Diener, E., Inglehart, R. & Tay, L. (2013). Theory and validity of life satisfaction scales. *Social Indicators Research, 112*(3), 497–527. https://doi.org/10.1007/s11205-012-0076-y

Diener, E., Lucas, R. E. & Oishi, S. (2018). Advances and open questions in the science of subjective well-being. *Collabra. Psychology, 4*(1), 1–49. https://doi.org/10.1525/collabra.115

Diener, E., Lucas, R. E. & Scollon, C. N. (2006). Beyond the hedonic treadmill. Revising the adaptation theory of well-being. *The American Psychologist, 61*(4), 305–314. https://doi.org/10.1037/0003-066X.61.4.305

Diener, E., Ng, W., Harter, J. & Arora, R. (2010). Wealth and happiness across the world: material prosperity predicts life evaluation, whereas psychosocial prosperity predicts positive feeling. *Journal of Personality and Social Psychology, 99*(1), 52–61. https://doi.org/10.1037/a0018066

Diener, E., Suh, E. M., Lucas, R. E. & Smith, H. L. (1999). Subjective well-being: Three decades of progress. *Psychological Bulletin, 125*(2), 276–302. https://doi.org/10.1037/0033-2909.125.2.276

Diener, E., Suh, E. M., Schaie, K. W. & Lawton, M. P. (1997). Subjective well-being and age. An international analysis. *Annual review of Gerontology and Geriatrics, 17*(1), 304–324.

DiMaggio, P. & Garip, F. (2012). Network effects and social inequality. *Annual Review of Sociology, 38*(1), 93–118. https://doi.org/10.1146/annurev.soc.012809.102545

Ding, Y. (2017). Personal life satisfaction of China's rural elderly: Effect of the new rural pension programme. *Journal of International Development, 29*(1), 52–66. https://doi.org/10.1002/jid.3264

Dingemans, E. & Henkens, K. (2014). Involuntary retirement, bridge employment, and satisfaction with life: A longitudinal investigation. *Journal of Organizational Behavior, 35*(4), 575–591. https://doi.org/10.1002/job.1914

DiPrete, T. A. & Eirich, G. M. (2006). Cumulative advantage as a mechanism for inequality. A review of theoretical and empirical developments. *Annual Review of Sociology, 32*(1), 271–297. https://doi.org/10.1146/annurev.soc.32.061604.123127

Dolan, P., Kudrna, L. & Stone, A. (2017). The measure matters: An investigation of evaluative and experience-based measures of wellbeing in time use data. *Social Indicators Research, 134*(1), 57–73. https://doi.org/10.1007/s11205-016-1429-8

Dolan, P., Peasgood, T. & White, M. (2008). Do we really know what makes us happy? A review of the economic literature on the factors associated with subjective well-being. *Journal of Economic Psychology, 29*(1), 94–122. https://doi.org/10.1016/j.joep.2007.09.001

Doling, J. & Elsinga, M. (2012). Housing as income in old age. *International Journal of Housing Policy, 12*(1), 13–26. https://doi.org/10.1080/14616718.2012.651298

Dragano, N., Siegrist, J. & Wahrendorf, M. (2011). Welfare regimes, labour policies and unhealthy psychosocial working conditions: a comparative study with 9917 older employees from 12 European countries. *Journal of Epidemiology and Community Health, 65*(9), 793–799. https://doi.org/10.1136/jech.2009.098541

Duesenberry, J. S. (1949). *Income, saving and the theory of consumer behavior* (2. Aufl.). Cambridge: Harvard University Press.

Easterlin, R. A. (1974). Does economic growth improve the human lot? Some empirical evidence. In P. A. David & M. Reder (Hrsg.), *Nations and households in economic growth* (S. 89–125). Cambridge: Academic Press.

Easterlin, R. A. (2013). Happiness, growth, and public policy. *Economic Inquiry, 51*(1), 1–15. https://doi.org/10.1111/j.1465-7295.2012.00505.x

Ebbinghaus, B. (2015a). Demografische Alterung und Reformen der Alterssicherung in Europa – Probleme der ökonomischen, sozialen und politischen Nachhaltigkeit. *KZfSS Kölner Zeitschrift für Soziologie und Sozialpsychologie, 67*(S1), 325–348. https://doi.org/10.1007/s11577-015-0318-5

Ebbinghaus, B. (2015b). The privatization and marketization of pensions in Europe: A double transformation facing the crisis. *European Policy Analysis, 1*(1), 56–73. https://doi.org/10.18278/epa.1.1.5

Ebbinghaus, B. (2021). Inequalities and poverty risks in old age across Europe. The double-edged income effect of pension systems. *Social Policy & Administration, 55*(3), 440–455. https://doi.org/10.1111/spol.12683

Ebbinghaus, B. & Hofäcker, D. (2013). Reversing early retirement in advanced welfare economies. A paradigm shift to overcome push and pull factors. *Comparative Population Studies, 38*(4), 807–839. https://doi.org/10.12765/CPoS-2013-24

Ebbinghaus, B. & Möhring, K. (2022). Studying the politics of pension reforms and their social consequences. In K. Nelson, R. Nieuwenhuis & M. Yerkes (Hrsg.), *Social policy in changing European societies* (S. 85–100). Cheltenham: Edward Elgar Publishing. https://doi.org/10.4337/9781802201710.00013

Ebbinghaus, B. & Neugschwender, J. (2011). The public–private pension mix and old age income inequality in Europe. In B. Ebbinghaus (Hrsg.), *The Varieties of pension governance. Pension privatization in Europe* (S. 384–422). Oxford: Oxford University Press. https://doi.org/10.1093/acprof:oso/9780199586028.003.0014

Eberl, A., Collischon, M. & Wolbring, T. (2023). Subjective well-being scarring through unemployment: New evidence from a long-running panel. *Social Forces, 101*(3), 1485–1518. https://doi.org/10.1093/sf/soac022

Eger, R. J. & Maridal, J. H. (2015). A statistical meta-analysis of the wellbeing literature. *International Journal of Wellbeing, 5*(2), 45–74. https://doi.org/10.5502/ijw.v5i2.4

Eibich, P. (2015). Understanding the effect of retirement on health. Mechanisms and heterogeneity. *Journal of Health Economics, 43*, 1–12. https://doi.org/10.1016/j.jhealeco.2015.05.001

Eichhorn, J. (2013). Unemployment needs context: How societal differences between countries moderate the loss in life-satisfaction for the unemployed. *Journal of Happiness Studies, 14*(6), 1657–1680. https://doi.org/10.1007/s10902-012-9402-y

Ejrnæs, A. & Greve, B. (2017). Your position in society matters for how happy you are. *International Journal of Social Welfare, 26*(3), 206–217. https://doi.org/10.1111/ijsw.12233

Elder, G. H. (1975). Age differentiation and the life course. *Annual Review of Sociology, 1*(1), 165–190. https://doi.org/10.1146/annurev.so.01.080175.001121

Elder, G. H. (1977). Family history and the life course. *Journal of Family History, 2*(4), 279–304. https://doi.org/10.1177/036319907700200402

Elo, I. T. (2009). Social class differentials in health and mortality: Patterns and explanations in comparative perspective. *Annual Review of Sociology, 35*(1), 553–572. https://doi.org/10.1146/annurev-soc-070308-115929

Enders, C. K. (2010). *Applied missing data analysis*. New York: Guilford Press.

Erdogan, B., Bauer, T. N., Truxillo, D. M. & Mansfield, L. R. (2012). Whistle while you work. *Journal of Management, 38*(4), 1038–1083. https://doi.org/10.1177/0149206311429379

Esping-Andersen, G. (1990). *The three worlds of welfare capitalism*. Cambridge: Polity Press.

Esser, I. & Palme, J. (2010). Do public pensions matter for health and wellbeing among retired persons? Basic and income security pensions across 13 Western European countries. *International Journal of Social Welfare, 19*, S103–S120. https://doi.org/10.1111/j.1468-2397.2010.00737.x

Etilé, F., Frijters, P., Johnston, D. W. & Shields, M. A. (2021). Measuring resilience to major life events. *Journal of Economic Behavior & Organization, 191*, 598–619. https://doi.org/10.1016/j.jebo.2021.09.004

European Commission (2024). *The 2024 pension adequacy report – Current and future income adequacy in old age in the EU. Volume I.* Luxembourg: Publications Office of the European Union.

Eurostat (2014). *Lot 1: EU-SILC (European Union Statistics on Lot 1: EU-SILC (European Union Statistics on income and Living Conditions): Methodological studies and publications. Working paper with the description of the 'Income and living conditions dataset'.*

Eurostat (2020). *Ageing Europe: Looking at the lives of older people in the EU: 2020 edition.* Publications Office. https://doi.org/10.2785/628105

Eurostat (2024a). *Aggregate replacement ratio for pensions (excluding other social benefits) by sex – EU-SILC survey.* https://doi.org/10.2908/ILC_PNP3, zuletzt geprüft am 09.07.2024.

Eurostat (2024b). *At-risk-of-poverty rate before social transfers (pensions excluded from social transfers) by poverty threshold, age and sex – EU-SILC and ECHP surveys.* https://doi.org/10.2908/ILC_LI10, zuletzt geprüft am 09.07.2024.

Eurostat (2024c). *At-risk-of-poverty rate before social transfers (pensions included in social transfers) by poverty threshold, age and sex – EU-SILC and ECHP surveys.* https://doi.org/10.2908/ILC_LI09, zuletzt geprüft am 09.07.2024.

Eurostat (2024d). *Income quintile share ratio S80/S20 for gross total disposable income by sex and age group – EU-SILC survey.* https://doi.org/10.2908/ILC_DI11C, zuletzt geprüft am 09.07.2024.

Eurostat (2024e). *Main GDP aggregates per capita.* https://doi.org/10.2908/NAMA_10_PC, zuletzt geprüft am 21.08.2024.

Everitt, B. S., Landau, S., Leese, M. & Stahl, D. (2011). *Cluster Analysis.* Hoboken: Wiley. https://doi.org/10.1002/9780470977811

Fairbrother, M. (2014). Two multilevel modeling techniques for analyzing comparative longitudinal survey datasets. *Political Science Research and Methods, 2*(1), 119–140. https://doi.org/10.1017/psrm.2013.24

Falkingham, J., Evandrou, M., Qin, M. & Vlachantoni, A. (2020). Employment history and later life satisfaction among three cohorts in the UK: unravelling the mediating pathways of pension security, housing tenure and health. In J. Falkingham, M. Evandrou & A. Vlachantoni (Hrsg.), *Handbook on demographic change and the lifecourse* (S. 299–319). Cheltenham: Edward Elgar Publishing. https://doi.org/10.4337/9781788974875.00031

Fasang, A. E., Aisenbrey, S. & Schomann, K. (2013). Women's retirement income in Germany and Britain. *European Sociological Review, 29*(5), 968–980. https://doi.org/10.1093/esr/jcs075

Feldstein, M. (1974). Social security, induced retirement, and aggregate capital accumulation. *Journal of Political Economy, 82*(5), 905–926. https://doi.org/10.1086/260246

Ferraro, K. F. & Shippee, T. P. (2009). Aging and cumulative inequality: how does inequality get under the skin? *The Gerontologist, 49*(3), 333–343. https://doi.org/10.1093/geront/gnp034

Ferrera, M. (1996). The 'Southern Model' of welfare in social Europe. *Journal of European Social Policy, 6*(1), 17–37. https://doi.org/10.1177/095892879600600102

Ferrer-i-Carbonell, A. & Frijters, P. (2004). How important is methodology for the estimates of the determinants of happiness? *The Economic Journal, 114*(497), 641–659. https://doi.org/10.1111/j.1468-0297.2004.00235.x

Fisher, J. & Frechette, M. (2023). One more time, does money buy happiness? *Applied Research in Quality of Life, 18*(6), 3089–3110. https://doi.org/10.1007/s11482-023-10221-9

Flores, M., García-Gómez, P. & Kalwij, A. (2020). Early life circumstances and labor market outcomes over the life cycle. *The Journal of Economic Inequality, 18*(4), 449–468. https://doi.org/10.1007/S10888-020-09446-7

Fonseca, R., Kapteyn, A., Lee, J., Zamarro, G. & Feeney, K. (2014). A longitudinal study of well-being of older Europeans. Does retirement matter? *Journal of Population Ageing, 7*(1), 21–41. https://doi.org/10.1007/s12062-014-9094-7

Fouquereau, E., Fernandez, A., Fonseca, A. M., Paul, M. C. & Uotinen, V. (2005). Perceptions of and satisfaction with retirement: a comparison of six European Union countries. *Psychology and Aging, 20*(3), 524–528. https://doi.org/10.1037/0882-7974.20.3.524

Fraja, G. de, Lemos, S. & Rockey, J. (2021). The wounds that do not heal: The lifetime scar of youth unemployment. *Economica, 88*(352), 896–941. https://doi.org/10.1111/ecca.12384

Frejka, T. & Sobotka, T. (2008). Overview chapter 1: Fertility in Europe. *Demographic Research, 19*, 15–46. https://doi.org/10.4054/DemRes.2008.19.3

Frericks, P., Knijn, T. & Maier, R. (2009). Pension reforms, working patterns and gender pension gaps in Europe. *Gender, Work & Organization, 16*(6), 710–730. https://doi.org/10.1111/j.1468-0432.2009.00457.x

Freund, A. M. & Baltes, P. B. (1998). Selection, optimization, and compensation as strategies of life management: Correlations with subjective indicators of successful aging. *Psychology and Aging, 13*(4), 531–543. https://doi.org/10.1037/0882-7974.13.4.531

Frey, B. S., Benz, M. & Stutzer, A. (2004). Introducing procedural utility: Not only what, but also how matters. *Journal of Institutional and Theoretical Economics, 160*(3), 377–401. https://doi.org/10.1628/0932456041960560

Frick, J. R. & Grabka, M. M. (2010). Item nonresponse and imputation of annual labor income in panel surveys from a cross-national perspective. In J. A. Harkness, M. Braun, B. Edwards, T. P. Johnson, L. Lyberg, P. P. Mohler, B.-E. Pennell & T. W. Smith (Hrsg.), *Survey methods in multinational, multiregional, and multicultural contexts* (S. 355–372). Hoboken: Wiley. https://doi.org/10.1002/9780470609927.ch19

Frijters, P. & Beatton, T. (2012). The mystery of the U-shaped relationship between happiness and age. *Journal of Economic Behavior & Organization, 82*(2–3), 525–542. https://doi.org/10.1016/j.jebo.2012.03.008

Galambos, N. L., Krahn, H. J., Johnson, M. D. & Lachman, M. E. (2020). The U shape of happiness across the life course: Expanding the discussion. *Perspectives on Psychological Science: a Journal of the Association for Psychological Science, 15*(4), 898–912. https://doi.org/10.1177/1745691620902428

Galambos, N. L., Krahn, H. J., Johnson, M. D. & Lachman, M. E. (2021). Another attempt to move beyond the cross-sectional U shape of happiness: A reply. *Perspectives on Psychological Science: a Journal of the Association for Psychological Science, 16*(6), 1447–1455. https://doi.org/10.1177/17456916211008823

Galiani, S., Gertler, P. & Bando, R. (2016). Non-contributory pensions. *Labour Economics, 38*, 47–58. https://doi.org/10.1016/j.labeco.2015.11.003

Gangl, M. (2006). Scar effects of unemployment: An assessment of institutional complementarities. *American Sociological Review, 71*(6), 986–1013. https://doi.org/10.1177/000312240607100606

Gangl, M. (2010). Nichtparametrische Schätzung kausaler Effekte mittels Matchingverfahren. In C. Wolf & H. Best (Hrsg.), *Handbuch der sozialwissenschaftlichen Datenanalyse* (S. 931–961). Wiesbaden: VS Verlag für Sozialwissenschaften. https://doi.org/10.1007/978-3-531-92038-2_35

Gangl, M. (2015). Matching estimators for treatment effects. In H. Best & C. Wolf (Hrsg.), *The SAGE handbook of regression analysis and causal inference* (S. 251–276). London: SAGE Publications.

Gao, C. X., Dwyer, D., Zhu, Y., Smith, C. L., Du, L., Filia, K. M., Bayer, J., Menssink, J. M., Wang, T., Bergmeir, C., Wood, S. & Cotton, S. M. (2023). An overview of clustering methods with guidelines for application in mental health research. *Psychiatry Research, 327*, 115265. https://doi.org/10.1016/j.psychres.2023.115265

García-Gómez, P., van Kippersluis, H., O'Donnell, O. & van Doorslaer, E. (2013). Long term and spillover effects of health shocks on employment and income. *The Journal of Human Resources, 48*(4), 873–909. https://doi.org/10.1353/jhr.2013.0031

George, L. K. (2010). Still happy after all these years: research frontiers on subjective well-being in later life. *The Journals of Gerontology: Series B, 65B*(3), 331–339. https://doi.org/10.1093/geronb/gbq006

Gerstorf, D. & Ram, N. (2015). A framework for studying mechanisms underlying terminal decline in well-being. *International Journal of Behavioral Development, 39*(3), 210–220. https://doi.org/10.1177/0165025414565408

Gerstorf, D., Ram, N., Mayraz, G., Hidajat, M., Lindenberger, U., Wagner, G. G. & Schupp, J. (2010). Late-life decline in well-being across adulthood in Germany, the United Kingdom, and the United States. Something is seriously wrong at the end of life. *Psychology and Aging, 25*(2), 477–485. https://doi.org/10.1037/a0017543

Gerstorf, D., Ram, N., Röcke, C., Lindenberger, U. & Smith, J. (2008). Decline in life satisfaction in old age. Longitudinal evidence for links to distance-to-death. *Psychology and Aging, 23*(1), 154–168. https://doi.org/10.1037/0882-7974.23.1.154

Giesselmann, M. & Schmidt-Catran, A. W. (2019). Getting the within estimator of cross-level interactions in multilevel models with pooled cross-sections: Why country dummies (sometimes) do not do the job. *Sociological Methodology, 49*(1), 190–219. https://doi.org/10.1177/0081175018809150

Giesselmann, M. & Schmidt-Catran, A. W. (2022). Interactions in fixed effects regression models. *Sociological Methods & Research, 51*(3), 1100–1127. https://doi.org/10.1177/0049124120914934

Giesselmann, M. & Windzio, M. (2012). *Regressionsmodelle zur Analyse von Paneldaten.* Wiesbaden: Springer VS.

Glenn, N. (2009). Is the apparent U-shape of well-being over the life course a result of inappropriate use of control variables? A commentary on Blanchflower and Oswald (66: 8, 2008, 1733–1749). *Social Science & Medicine, 69*(4), 481–488. https://doi.org/10.1016/j.socscimed.2009.05.038

Gnambs, T. & Buntins, K. (2017). The measurement of variability and change in life satisfaction. *European Journal of Psychological Assessment, 33*(4), 224–238. https://doi.org/10.1027/1015-5759/a000414

Godfrey-Wood, R. & Mamani-Vargas, G. (2019). 'It really saves us' versus 'it doesn't cover everything': the benefits and limitations of a non-contributory pension in the Bolivian Altiplano. *Ageing & Society, 39*(1), 17–44. https://doi.org/10.1017/S0144686X17000460

Gorry, A., Gorry, D. & Slavov, S. N. (2018). Does retirement improve health and life satisfaction? *Health Economics, 27*(12), 2067–2086. https://doi.org/10.1002/hec.3821

Grabka, M. M. & Frick, J. R. (2014). Missing income data in the German SOEP: Incidence, imputation and its impact on the income distribution. *SOEP Survey Papers* Nr. 225. DIW, Deutsches Institut für Wirtschaftsforschung.

Graham, J. W. (2009). Missing data analysis: making it work in the real world. *Annual Review of Psychology, 60*, 549–576. https://doi.org/10.1146/annurev.psych.58.110405.085530

Greve, B. (2023). *Happiness*. London: Routledge. https://doi.org/10.4324/9781003345107

Grover, S. & Helliwell, J. F. (2019). How's life at home? New evidence on marriage and the set point for happiness. *Journal of Happiness Studies, 20*(2), 373–390. https://doi.org/10.1007/s10902-017-9941-3

Gruber, J. & Wise, D. A. (1998). Social security and retirement: An international comparison. *The American Economic Review, 88*(2), 158–163.

Grün, C., Hauser, W. & Rhein, T. (2010). Is any job better than no job? Life satisfaction and re-employment. *Journal of Labor Research, 31*(3), 285–306. https://doi.org/10.1007/s12122-010-9093-2

Grund, S., Lüdtke, O. & Robitzsch, A. (2018). Multiple imputation of missing data at level 2: A comparison of fully conditional and joint modeling in multilevel designs. *Journal of Educational and Behavioral Statistics, 43*(3), 316–353. https://doi.org/10.3102/1076998617738087

Gwozdz, W. & Sousa-Poza, A. (2010). Ageing, health and life satisfaction of the oldest old. An analysis for Germany. *Social Indicators Research, 97*(3), 397–417. https://doi.org/10.1007/s11205-009-9508-8

Haan, P., Kemptner, D. & Lüthen, H. (2020). The rising longevity gap by lifetime earnings. Distributional implications for the pension system. *Journal of the Economics of Ageing, 17*, 100199. https://doi.org/10.1016/j.jeoa.2019.100199

Hacker, B. (2009). Hybridization instead of clustering: Transformation processes of welfare policies in Central and Eastern Europe. *Social Policy & Administration, 43*(2), 152–169. https://doi.org/10.1111/j.1467-9515.2009.00653.x

Haehner, P., Pfeifer, L. S., Fassbender, I. & Luhmann, M. (2023). Are changes in the perception of major life events associated with changes in subjective well-being? *Journal of Research in Personality, 102*, 104321. https://doi.org/10.1016/j.jrp.2022.104321

Hahn, E., Specht, J., Gottschling, J. & Spinath, F. M. (2015). Coping with unemployment: The impact of unemployment duration and personality on trajectories of life satisfaction. *European Journal of Personality, 29*(6), 635–646. https://doi.org/10.1002/per.2034

Hajdu, T. & Hajdu, G. (2014). Reduction of income inequality and subjective well-being in Europe. *Economics, 8*(1). https://doi.org/10.5018/economics-ejournal.ja.2014-35

Hank, K. & Wagner, M. (2013). Parenthood, marital status, and well-being in later life: Evidence from SHARE. *Social Indicators Research, 114*(2), 639–653. https://doi.org/10.1007/s11205-012-0166-x

Hansen, T., Slagsvold, B. & Moum, T. (2008). Financial satisfaction in old age: A satisfaction paradox or a result of accumulated wealth? *Social Indicators Research, 89*(2), 323–347. https://doi.org/10.1007/s11205-007-9234-z

Hansson, I., Buratti, S., Thorvaldsson, V., Johansson, B. & Berg, A. I. (2018). Changes in life satisfaction in the retirement transition: Interaction effects of transition type and individual resources. *Work, Aging and Retirement*, *4*(4), 352–366. https://doi.org/10.1093/workar/wax025

Hasselhorn, H. M., Leinonen, T., Bültmann, U., Mehlum, I. S., du Prel, J.-B., Kiran, S., Majery, N., Solovieva, S., & de Wind, A. (2022). The differentiated roles of health in the transition from work to retirement. Conceptual and methodological challenges and avenues for future research. *Scandinavian Journal of Work, Environment & Health*, *48*(4), 312–321. https://doi.org/10.5271/sjweh.4017

Hayward, M. D., Friedman, S. & Chen, H. (1998). Career trajectories and older men's retirement. *The Journals of Gerontology: Series B*, *53*(2), S91-S103. https://doi.org/10.1093/geronb/53B.2.S91

Hayward, M. D. & Gorman, B. K. (2004). The long arm of childhood: the influence of early-life social conditions on men's mortality. *Demography*, *41*(1), 87–107. https://doi.org/10.1353/dem.2004.0005

Headey, B. (2010). The set point theory of well-being has serious flaws: On the eve of a scientific revolution? *Social Indicators Research*, *97*(1), 7–21. https://doi.org/10.1007/s11205-009-9559-x

Headey, B. & Wearing, A. (1989). Personality, life events, and subjective well-being: Toward a dynamic equilibrium model. *Journal of Personality and Social Psychology*, *57*(4), 731–739. https://doi.org/10.1037/0022-3514.57.4.731

Heckhausen, J., Wrosch, C. & Schulz, R. (2010). A motivational theory of life-span development. *Psychological Review*, *117*(1), 32–60. https://doi.org/10.1037/a0017668

Heidemeier, H. & Göritz, A. S. (2013). Individual differences in how work and nonwork life domains contribute to life satisfaction: Using factor mixture modeling for classification. *Journal of Happiness Studies*, *14*(6), 1765–1788. https://doi.org/10.1007/s10902-012-9409-4

Heisig, J. P. (2016). Retirement income provision and household income: Between- and within-cohort inequalities in Germany and the United States since the 1980s. In M. Wulfgramm, T. Bieber & S. Leibfried (Hrsg.), *Welfare State Transformations and Inequality in OECD Countries* (S. 131–155). London: Palgrave Macmillan UK. https://doi.org/10.1057/978-1-137-51184-3_7

Heisig, J. P. & Radl, J. (2017). Adding scars to wrinkles? Long-run effects of late-career job loss on retirement behavior and personal income. *Work, Aging and Retirement*, *3*(3), 257–272. https://doi.org/10.1093/workar/wax006

Heller, D., Watson, D. & Hies, R. (2004). The role of person versus situation in life satisfaction: a critical examination. *Psychological Bulletin*, *130*(4), 574–600. https://doi.org/10.1037/0033-2909.130.4.574

Hellevik, O. (2017). The U-shaped age–happiness relationship: real or methodological artifact? *Quality & Quantity*, *51*(1), 177–197. https://doi.org/10.1007/s11135-015-0300-3

Helliwell, J. F., Huang, H. & Wang, S. (2015). The geography of world happiness. In J. F. Helliwell, R. Layard & J. Sachs (Hrsg.), *World Happiness Report 2015* (S. 12–41). New York: Sustainable Development Solutions Network.

Henning, G., Lindwall, M. & Johansson, B. (2016). Continuity in well-being in the transition to retirement. *GeroPsych*, *29*(4), 225–237. https://doi.org/10.1024/1662-9647/a000155

Henning, G., Stenling, A., Tafvelin, S., Hansson, I., Kivi, M., Johansson, B. & Lindwall, M. (2019). Preretirement work motivation and subsequent retirement adjustment: A self-determination theory perspective. *Work, Aging and Retirement*, *5*(2), 189–203. https://doi.org/10.1093/workar/way017

Hershey, D. A. & Henkens, K. (2014). Impact of different types of retirement transitions on perceived satisfaction with life. *The Gerontologist*, *54*(2), 232–244. https://doi.org/10.1093/geront/gnt006

Hess, M. (2017). Rising preferred retirement age in Europe: Are Europe's future pensioners adapting to pension system reforms? *Journal of Aging & Social Policy*, *29*(3), 245–261. https://doi.org/10.1080/08959420.2016.1255082

Hess, M., Naegele, L. & Mäcken, J. (2021). Attitudes towards working in retirement: a latent class analysis of older workers' motives. *European Journal of Ageing*, *18*(3), 357–368. https://doi.org/10.1007/s10433-020-00584-5

Hessel, P., López, L. C., Ordóñez-Monak, I. & González-Uribe, C. (2022). The relation between social pensions and health among poor older individuals in Colombia: a qualitative study. *Ageing & Society*, *42*(5), 1159–1175. https://doi.org/10.1017/S0144686X20001361

Hetschko, C., Knabe, A. & Schöb, R. (2014). Changing identity: Retiring from unemployment. *The Economic Journal*, *124*(575), 149–166. https://doi.org/10.1111/ecoj.12046

Hinrichs, K. (2018). Old age and pensions. In B. Greve (Hrsg.), *Routledge handbook of the welfare state* (2. Aufl., S. 418–431). London: Routledge, Taylor & Francis Group. https://doi.org/10.4324/9781315207049

Hinrichs, K. (2021). Recent pension reforms in Europe: More challenges, new directions. An overview. *Social Policy & Administration*, *55*(3), 409–422. https://doi.org/10.1111/spol.12712

Hinrichs, K. & Lynch, J. F. (2021). Old-Age Pensions. In D. Béland, S. Leibfried, K. J. Morgan, H. Obinger & C. Pierson (Hrsg.), *The Oxford Handbook of the Welfare State* (S. 492–505). Oxford: Oxford University Press. https://doi.org/10.1093/oxfordhb/9780198828389.013.28

Hippach-Schneider, U., Krause, M. & Woll, C. (2007). Berufsbildung in Deutschland. Kurzbeschreibung. *Cedefop Panorama series*, Nr. 136. Amt für amtliche Veröffentlichungen der Europäischen Gemeinschaften.

Hofäcker, D., Hess, M. & Naumann, E. (2015). Changing retirement transitions in times of paradigmatic political change: Toward growing inequalities. In C. Torp (Hrsg.), *Challenges of Aging* (S. 205–226). London: Palgrave Macmillan UK. https://doi.org/10.1057/9781137283177_11

Hofäcker, D. & Naumann, E. (2015). The emerging trend of work beyond retirement age in Germany. Increasing social inequality? *Zeitschrift für Gerontologie und Geriatrie*, *48*(5), 473–479. https://doi.org/10.1007/s00391-014-0669-y

Holzmann, R. & Hinz, R. (2005). *Old age income support in the 21st century. an international perspective on pension systems and reform.* Washington, D.C.: World Bank.

Horner, E. M. (2014). Subjective well-being and retirement: Analysis and policy recommendations. *Journal of Happiness Studies*, *15*(1), 125–144. https://doi.org/10.1007/s10902-012-9399-2

Hsieh, C. (2005). Age and relative importance of major life domains. *Journal of Aging Studies*, *19*(4), 503–512. https://doi.org/10.1016/j.jaging.2005.07.001

Hsieh, C. (2011). Money and happiness: does age make a difference? *Ageing & Society, 31*(8), 1289–1306. https://doi.org/10.1017/S0144686X10001431

Hsieh, C. (2016). Domain importance in subjective well-being measures. *Social Indicators Research, 127*(2), 777–792. https://doi.org/10.1007/s11205-015-0977-7

Huppert, F. A., Marks, N., Clark, A. E., Siegrist, J., Stutzer, A., Vittersø, J. & M. Wahrendorf (2009). Measuring well-being across Europe: Description of the ESS well-being module and preliminary findings. *Social Indicators Research, 91*(3), 301–315. https://doi.org/10.1007/s11205-008-9346-0

Hurd, M. D., Michaud, P.-C. & Rohwedder, S. (2012). The displacement effect of public pensions on the accumulation of financial assets. *Fiscal Studies, 33*(1), 107–128. https://doi.org/10.1111/j.1475-5890.2012.00154.x

Hyde, M. & Dixon, J. (2009). A just retirement pension system: Beyond neoliberalism. *Poverty & Public Policy, 1*(1), 1–25. https://doi.org/10.2202/1944-2858.1000

Iacus, S. M., King, G. & Porro, G. (2011). Multivariate matching methods that are monotonic imbalance bounding. *Journal of the American Statistical Association, 106*(493), 345–361. https://doi.org/10.1198/jasa.2011.tm09599

Iacus, S. M., King, G. & Porro, G. (2012). Causal inference without balance checking: Coarsened exact matching. *Political Analysis, 20*(1), 1–24. https://doi.org/10.1093/pan/mpr013

ILO (2012). *International standard classification of occupations. Structure, group definitions and correspondence tables.* Genf: International Labour Office.

Infurna, F. J. & Luthar, S. S. (2016). Resilience to major life stressors is not as common as thought. *Perspectives on Psychological Science: a Journal of the Association for Psychological Science, 11*(2), 175–194. https://doi.org/10.1177/1745691615621271

Jacques, O. & Noël, A. (2018). The case for welfare state universalism, or the lasting relevance of the paradox of redistribution. *Journal of European Social Policy, 28*(1), 70–85. https://doi.org/10.1177/0958928717700564

Jacques, O. & Noël, A. (2021). Targeting within universalism. *Journal of European Social Policy, 31*(1), 15–29. https://doi.org/10.1177/0958928720918973

Jahoda, M. (1958). *Current concepts of positive mental health.* New York: Basic Books.

Jahoda, M., Lazarsfeld, P. F. & Zeisel, H. (2014). *Die Arbeitslosen von Marienthal. Ein soziographischer Versuch über die Wirkungen langandauernder Arbeitslosigkeit; mit einem Anhang zur Geschichte der Soziographie.* Frankfurt am Main: Suhrkamp (Original erschienen 1933).

Jain, A. K. (2010). Data clustering: 50 years beyond K-means. *Pattern Recognition Letters, 31*(8), 651–666. https://doi.org/10.1016/j.patrec.2009.09.011

James, H., Price, D. & Buffel, T. (2020). How do people think about later life when making workplace pension saving decisions? *Journal of Aging Studies, 54*, 100869. https://doi.org/10.1016/j.jaging.2020.100869

Jebb, A. T., Morrison, M., Tay, L. & Diener, E. (2020). Subjective well-being around the world: Trends and predictors across the life span. *Psychological Science, 31*(3), 293–305. https://doi.org/10.1177/0956797619898826

Jenkins, S. P. & van Kerm, P. (2012). The Measurement of Economic Inequality. In B. Nolan, W. Salverda & T. M. Smeeding (Hrsg.), *The Oxford handbook of economic inequality* (S. 40–68). Oxford: Oxford University Press. https://doi.org/10.1093/oxfordhb/9780199606061.013.0003

Jessoula, M. & Hinrichs, K. (2012). Flexible today, secure tomorrow? In K. Hinrichs & M. Jessoula (Hrsg.), *Labour market flexibility and pension reforms* (S. 233–250). London: Palgrave Macmillan UK. https://doi.org/10.1057/9780230307605_9

Johnson, R. W. (2016). Cumulative advantage and retirement security: What does the future hold? *Public Policy & Aging Report*, *26*(2), 63–67. https://doi.org/10.1093/ppar/prw003

Jürges, H. (2007). Unemployment, life satisfaction and retrospective error. *Journal of the Royal Statistical Society Series A: Statistics in Society*, *170*(1), 43–61. https://doi.org/10.1111/j.1467-985X.2006.00441.x

Kahn, J. R. & Pearlin, L. I. (2006). Financial strain over the life course and health among older adults. *Journal of Health and Social Behavior*, *47*(1), 17–31. https://doi.org/10.1177/002214650604700102

Kahneman, D. & Deaton, A. (2010). High income improves evaluation of life but not emotional well-being. *Proceedings of the National Academy of Sciences of the United States of America*, *107*(38), 16489–16493. https://doi.org/10.1073/pnas.1011492107

Kahneman, D. & Krueger, A. B. (2006). Developments in the measurement of subjective well-being. *Journal of Economic Perspectives*, *20*(1), 3–24. https://doi.org/10.1257/089533006776526030

Kammer, A., Niehues, J. & Peichl, A. (2012). Welfare regimes and welfare state outcomes in Europe. *Journal of European Social Policy*, *22*(5), 455–471. https://doi.org/10.1177/0958928712456572

Kantarci, T. & van Soest, A. (2008). Gradual retirement: Preferences and limitations. *De Economist*, *156*(2), 113–144. https://doi.org/10.1007/s10645-008-9086-1

Kaplan, G. A., Shema, S. J. & Leite, C. M. A. (2008). Socioeconomic determinants of psychological well-being: the role of income, income change, and income sources during the course of 29 years. *Annals of Epidemiology*, *18*(7), 531–537. https://doi.org/10.1016/j.annepidem.2008.03.006

Karney, B. R. (2021). Socioeconomic status and intimate relationships. *Annual Review of Psychology*, *72*, 391–414. https://doi.org/10.1146/annurev-psych-051920-013658

Kendig, H., Loh, V., O'Loughlin, K., Byles, J. & Nazroo, J. Y. (2016). Pathways to well-being in later life: Socioeconomic and health determinants across the life course of Australian baby boomers. *Journal of Population Ageing*, *9*, 49–67. https://doi.org/10.1007/s12062-015-9132-0

Kettlewell, N., Morris, R. W., Ho, N., Cobb-Clark, D. A., Cripps, S. & Glozier, N. (2020). The differential impact of major life events on cognitive and affective wellbeing. *SSM – Population Health*, *10*, 100533. https://doi.org/10.1016/j.ssmph.2019.100533

Killingsworth, M. A. (2021). Experienced well-being rises with income, even above $75,000 per year. *Proceedings of the National Academy of Sciences of the United States of America*, *118*(4), e2016976118. https://doi.org/10.1073/pnas.2016976118

Killingsworth, M. A., Kahneman, D. & Mellers, B. (2023). Income and emotional well-being: A conflict resolved. *Proceedings of the National Academy of Sciences of the United States of America*, *120*(10), e2208661120. https://doi.org/10.1073/pnas.2208661120

Kilpatrick, F. P. & Cantril, H. (1960). Self-anchoring scaling: A measure of individuals' unique reality worlds. *Journal of Individual Psychology*, *16*(2), 158.

Kim, K. (2023). The impact of job quality on organizational commitment and job satisfaction: The moderating role of socioeconomic status. *Economic and Industrial Democracy*, *44*(3), 773–797. https://doi.org/10.1177/0143831X221094875

Kim, S. & Koh, K. (2020). Does early access to pension wealth improve health? *Economic Inquiry*, *58*(4), 1783–1794. https://doi.org/10.1111/ecin.12903

Ko, P.-C. & Möhring, K. (2021). Chipping In or crowding-out? The impact of pension receipt on older adults' intergenerational support and subjective well-being in rural China. *Journal of Cross-Cultural Gerontology*, *36*(2), 139–154. https://doi.org/10.1007/s10823-020-09422-8

Kohli, M. (1978). *Soziologie des Lebenslaufs*. Darmstadt: Luchterhand.

Kohli, M. (1997). Die Institutionalisierung des Lebenslaufs. In J. Friedrichs, K. U. Mayer & W. Schluchter (Hrsg.), *Soziologische Theorie und Empirie* (S. 284–312). Wiesbaden: VS Verlag für Sozialwissenschaften. https://doi.org/10.1007/978-3-322-80354-2_12

Kollamparambil, U. & Etinzock, M. N. (2019). Subjective well-being impact of old age pension in South Africa. A difference in difference analysis across the gender divide. *South African Journal of Economic and management Sciences*, *22*(1), a2996. https://doi.org/10.4102/sajems.v22i1.2996

Köller, R. (2006). *Die Bedeutung von Erwerbstätigkeit und Zeiterfahrungen im Lebenslauf für die individuelle Gestaltung des Ruhestandes* [Dissertation Universität Bremen].

Korpi, T. (2001). Accumulating disadvantage. Longitudinal analyses of unemployment and physical health in representative samples of the Swedish population. *European Sociological Review*, *17*(3), 255–273. https://doi.org/10.1093/esr/17.3.255

Korpi, W. & Palme, J. (1998). The paradox of redistribution and strategies of equality. Welfare state institutions, inequality, and poverty in the Western countries. *American Sociological Review*, *63*(5), 661. https://doi.org/10.2307/2657333

Krämer, M. D., Rohrer, J. M., Lucas, R. E. & Richter, D. (2024). Life events and life satisfaction: Estimating effects of multiple life events in combined models. *European Journal of Personality*. https://doi.org/10.1177/08902070241231017

Kratz, F., Bauer, G. & Brüderl, J. (2018). Die Vererbung sozialer Ungleichheit: ein neuer Ansatz zur Untersuchung einer klassischen soziologischen Frage. In M. Giesselmann, K. Golsch, H. Lohmann & A. Schmidt-Catran (Hrsg.), *Lebensbedingungen in Deutschland in der Längsschnittperspektive* (S. 71–88). Wiesbaden: Springer Fachmedien Wiesbaden. https://doi.org/10.1007/978-3-658-19206-8_5

Kratz, F. & Brüderl, J. (2021). The age trajectory of happiness. https://doi.org/10.31234/osf.io/d8f2z

Kratz, F. & Patzina, A. (2020). Endogenous selection bias and cumulative inequality over the life course: Evidence from educational inequality in subjective well-being. *European Sociological Review*, *36*(3), 333–350. https://doi.org/10.1093/esr/jcaa003

Kristoffersen, I. (2017). The metrics of subjective wellbeing data: An empirical evaluation of the ordinal and cardinal comparability of life satisfaction scores. *Social Indicators Research*, *130*(2), 845–865. https://doi.org/10.1007/s11205-015-1200-6

Kuhlmann, J. (2018). What is a welfare state? In B. Greve (Hrsg.), *Routledge handbook of the welfare state* (2. Aufl., S. 13–22). London: Routledge, Taylor & Francis Group.

Kuhnle, S. & Sander, A. (2022). The emergence of the western welfare state. In C. Pierson, H. Obinger, K. J. Morgan & D. Béland (Hrsg.), *The Oxford handbook of the welfare state* (2. Aufl., S. 73–92). Oxford: Oxford University Press.

Kuitto, K., Kuivalainen, S. & Möhring, K. (2021). Inequalities in pensions and retirement from a life course perspective: An introduction. *Social Policy & Administration*, *55*(3), 403–408. https://doi.org/10.1111/spol.12663

Kuitto, K., Madia, J. E. & Podestá, F. (2023). Public pension generosity and old-age poverty in OECD countries. *Journal of Social Policy, 52*(2), 256–275. https://doi.org/10.1017/S0047279421000544

Kunzmann, U., Little, T. D. & Smith, J. (2000). Is age-related stability of subjective well-being a paradox? Cross-sectional and longitudinal evidence from the Berlin Aging Study. *Psychology and Aging, 15*(3), 511–526. https://doi.org/10.1037/0882-7974.15.3.511

Lachman, M. E., Teshale, S. & Agrigoroaei, S. (2015). Midlife as a pivotal period in the life course: Balancing growth and decline at the crossroads of youth and old age. *International Journal of Behavioral Development, 39*(1), 20–31. https://doi.org/10.1177/0165025414533223

Laenen, T. & Roosma, F. (2022). Who should get what and why? Insights from welfare deservingness theory. In M. A. Yerkes & M. Bal (Hrsg.), *Solidarity and Social Justice in Contemporary Societies* (S. 65–75). Cham: Springer International Publishing. https://doi.org/10.1007/978-3-030-93795-9_6

Laferrère, A. & Malter, F. (2015). SHARE questionnaire encyclopaedia (or "question-by-question manual" or "Q-by-Q"). In F. Malter & A. Börsch-Supan (Hrsg.), *SHARE wave 5. Innovations & Methodology* (S. 48–50). München: Munich Center for the Economics of Ageing.

Layard, R. (2006). Happiness and public policy: A challenge to the profession. *The Economic Journal, 116*(510), C24–C33. https://doi.org/10.1111/j.1468-0297.2006.01073.x

Lee, S. (2021). Social exclusion and subjective well-being among older adults in Europe: Findings from the European Social Survey. *The Journals of Gerontology. Series B, Psychological Sciences and Social Sciences, 76*(2), 425–434. https://doi.org/10.1093/geronb/gbaa172

Lefèbvre, M. (2007). The redistributive effects of pension systems in Europe. A survey of evidence. *Luxembourg Income Study Working Paper* Nr. 457. LIS Cross-National Data Center.

Leitner, S. (2001). Sex and gender discrimination within EU pension systems. *Journal of European Social Policy, 11*(2), 99–115. https://doi.org/10.1177/095892870101100201

Li, N. (2016). Multidimensionality of longitudinal data: Unlocking the age-happiness puzzle. *Social Indicators Research, 128*(1), 305–320. https://doi.org/10.1007/s11205-015-1032-4

Link, B. G. & Phelan, J. (1995). Social conditions as fundamental causes of disease. *Journal of Health and Social Behavior, 35*, 80–94. https://doi.org/10.2307/2626958

López Ulloa, B. F., Møller, V. & Sousa-Poza, A. (2013). How does subjective well-being evolve with age? A literature review. *Journal of Population Ageing, 6*(3), 227–246. https://doi.org/10.1007/s12062-013-9085-0

Lous, B. & Graafland, J. (2022). Who becomes unhappy when income inequality increases? *Applied Research in Quality of Life, 17*(1), 299–316. https://doi.org/10.1007/s11482-020-09906-2

Lucas, R. E. (2007). Adaptation and the set-point model of subjective well-being. *Current Directions in Psychological Science, 16*(2), 75–79. https://doi.org/10.1111/j.1467-8721.2007.00479.x

Lucas, R. E., Clark, A. E., Georgellis, Y. & Diener, E. (2003). Reexamining adaptation and the set point model of happiness: Reactions to changes in marital status. *Journal of Personality and Social Psychology, 84*(3), 527–539. https://doi.org/10.1037/0022-3514.84.3.527

Lucas, R. E. & Donnellan, M. B. (2007). How stable is happiness? Using the STARTS model to estimate the stability of life satisfaction. *Journal of Research in Personality, 41*(5), 1091–1098. https://doi.org/10.1016/j.jrp.2006.11.005

Luhmann, M., Bücker, S., Kaiser, T. & Beermann, M. (2021). Nothing going on? Exploring the role of missed events in changes in subjective well-being and the Big Five personality traits. *Journal of Personality, 89*(1), 113–131. https://doi.org/10.1111/jopy.12539

Luhmann, M. & Eid, M. (2009). Does it really feel the same? Changes in life satisfaction following repeated life events. *Journal of Personality and Social Psychology, 97*(2), 363–381. https://doi.org/10.1037/a0015809

Luhmann, M., Hofmann, W., Eid, M. & Lucas, R. E. (2012). Subjective well-being and adaptation to life events: a meta-analysis. *Journal of Personality and Social Psychology, 102*(3), 592–615. https://doi.org/10.1037/a0025948

Luhmann, M., Krasko, J. & Terwiel, S. (2021). Subjective well-being as a dynamic construct. In J. F. Rauthmann (Hrsg.), *The Handbook of Personality Dynamics and Processes* (S. 1231–1249). Amsterdam: Elsevier. https://doi.org/10.1016/B978-0-12-813995-0.00048-0

Lykken, D. & Tellegen, A. (1996). Happiness is a stochastic phenomenon. *Psychological Science, 7*(3), 186–189. https://doi.org/10.1111/j.1467-9280.1996.tb00355.x

Lyubomirsky, S. (2001). Why are some people happier than others? The role of cognitive and motivational processes in well-being. *The American Psychologist, 56*(3), 239–249. https://doi.org/10.1037/0003-066X.56.3.239

Lyubomirsky, S. & Layous, K. (2013). How do simple positive activities increase well-being? *Current Directions in Psychological Science, 22*(1), 57–62. https://doi.org/10.1177/0963721412469809

Mäcken, J., Präg, P., Hess, M. & Ellwardt, L. (2022). Educational inequalities in labor market exit of older workers in 15 European countries. *Journal of Social Policy, 51*(2), 435–459. https://doi.org/10.1017/S0047279421000258

Mackenbach, J. P. (2019). *Health inequalities*. Oxford: Oxford University Press. https://doi.org/10.1093/oso/9780198831419.001.0001

Mackenbach, J. P., Kulhánová, I., Menvielle, G., Bopp, M., Borrell, C., Costa, G., Deboosere, P., Esnaola, S., Kalediene, R., Kovacs, K., Leinsalu, M., Martikainen, P., Regidor, E., Rodriguez-Sanz, M., Strand, B. H., Hoffmann, R., Eikemo, T. A., Östergren, O. & Lundberg, O. (2015). Trends in inequalities in premature mortality: a study of 3.2 million deaths in 13 European countries. *Journal of Epidemiology & Community Health, 69*(3), 207–217. https://doi.org/10.1136/jech-2014-204319

Mackenbach, J. P., Rubio Valverde, J., Bopp, M., Brønnum-Hansen, H., Costa, G., Deboosere, P., Kalediene, R., Kovács, K., Leinsalu, M., Martikainen, P., Menvielle, G., Rodriguez-Sanz, M. & Nusselder, W. J. (2019). Progress against inequalities in mortality: register-based study of 15 European countries between 1990 and 2015. *European Journal of Epidemiology, 34*(12), 1131–1142. https://doi.org/10.1007/s10654-019-00580-9

Madero-Cabib, I. & Fasang, A. E. (2016). Gendered work–family life courses and financial well-being in retirement. *Advances in Life Course Research, 27*, 43–60. https://doi.org/10.1016/j.alcr.2015.11.003

Mahne, K. & Huxhold, O. (2015). Grandparenthood and subjective well-being: Moderating effects of educational level. *The Journals of Gerontology. Series B, Psychological Sciences and Social Sciences, 70*(5), 782–792. https://doi.org/10.1093/geronb/gbu147

Makles, A. (2012). Stata Tip 110: How to get the optimal k-means cluster solution. *The Stata Journal: Promoting communications on statistics and Stata*, *12*(2), 347–351. https://doi.org/10.1177/1536867X1201200213

Marchesi, D., Nikolova, M. & Angelini, V. (2024). Gini who? The relationship between inequality perceptions and life satisfaction. *IZA Discussion Paper* Nr. 16905. IZA, Institute of Labor Economics. https://doi.org/10.2139/ssrn.4788219

Marcinkiewicz, E. (2019). Voluntary pensions development and the adequacy of the mandatory pension system: Is there a trade-off? *Social Indicators Research, 143*(2), 609–636. https://doi.org/10.1007/s11205-018-2001-5

Marmot, M. & Bell, R. (2016). Social inequalities in health: a proper concern of epidemiology. *Annals of Epidemiology*, *26*(4), 238–240. https://doi.org/10.1016/j.annepidem.2016.02.003

Marmot, M., Ryff, C. D., Bumpass, L. L., Shipley, M. & Marks, N. F. (1997). Social inequalities in health: next questions and converging evidence. *Social Science & Medicine*, *44*(6), 901–910. https://doi.org/10.1016/S0277-9536(96)00194-3

Maslow, A. H. (1954). *Motivation and personality*. New York: Harper & Row.

Mazzaferro, C., Morciano, M. & Savegnago, M. (2012). Differential mortality and redistribution in the Italian notional defined contribution system. *Journal of Pension Economics and Finance*, *11*(4), 500–530. https://doi.org/10.1017/S1474747212000091

McAdams, K. K., Lucas, R. E. & Donnellan, M. B. (2012). The role of domain satisfaction in explaining the paradoxical association between life satisfaction and age. *Social Indicators Research, 109*(2), 295–303. https://doi.org/10.1007/s11205-011-9903-9

McGue, M., Bacon, S. & Lykken, D. T. (1993). Personality stability and change in early adulthood: A behavioral genetic analysis. *Developmental Psychology*, *29*(1), 96–109. https://doi.org/10.1037/0012-1649.29.1.96

Meng, X.-L. (1994). Multiple-imputation inferences with uncongenial sources of input. *Statistical Science*, *9*(4), 538–558. https://doi.org/10.1214/ss/1177010269

Michalos, A. C. (1980). Satisfaction and happiness. *Social Indicators Research*, *8*(4), 385–422. https://doi.org/10.1007/BF00461152

Michalos, A. C. (1985). Multiple discrepancies theory (MDT). *Social Indicators Research*, *16*(4), 347–413. https://doi.org/10.1007/BF00333288

Micheel, F., Roloff, J. & Wickenheiser, I. (2012). The impact of socioeconomic characteristics on older employees' willingness to continue working in retirement age. *Comparative Population Studies*, *35*(4). https://doi.org/10.12765/CPoS-2010-19

Mijs, J. J. B. (2021). The paradox of inequality: income inequality and belief in meritocracy go hand in hand. *Socio-Economic Review*, *19*(1), 7–35. https://doi.org/10.1093/ser/mwy051

Mirowsky, J. & Ross, C. E. (2005). Education, cumulative advantage, and health. *Ageing international*, *30*(1), 27–62. https://doi.org/10.1007/BF02681006

Modigliani, F. & Brumberg, R. (1954). Utility analysis and the consumption function: an interpretation of cross-section data. In K. K. Kurihara (Hrsg.), *Post Keynesian Economics* (S. 388–436). London: Routledge.

Moen, P. (1996). A life course perspective on retirement, gender, and well-being. *Journal of Occupational Health Psychology*, *1*(2), 131–144. https://doi.org/10.1037//1076-8998.1.2.131

Moen, P. (2016). Work over the gendered life course. In M. J. Shanahan, J. T. Mortimer & M. Kirkpatrick Johnson (Hrsg.), *Handbook of the Life Course* (S. 249–275). Cham: Springer International Publishing. https://doi.org/10.1007/978-3-319-20880-0_11

Möhring, K. (2015). Employment histories and pension incomes in Europe. *European Societies, 17*(1), 3–26. https://doi.org/10.1080/14616696.2014.934874

Möhring, K. (2016). Life course regimes in Europe: Individual employment histories in comparative and historical perspective. *Journal of European Social Policy, 26*(2), 124–139. https://doi.org/10.1177/0958928716633046

Möhring, K. (2018). Is there a motherhood penalty in retirement income in Europe? The role of lifecourse and institutional characteristics. *Ageing & Society, 38*(12), 2560–2589. https://doi.org/10.1017/S0144686X17000812

Möhring, K. (2021). The consequences of non-standard working and marital biographies for old age income in Europe: Contrasting the individual and the household perspective. *Social Policy & Administration, 55*(3), 456–484. https://doi.org/10.1111/spol.12720

Moro-Egido, A. I., Navarro, M. & Sánchez, A. (2022). Changes in subjective well-being over time: Economic and social resources do matter. *Journal of Happiness Studies, 23*(5), 2009–2038. https://doi.org/10.1007/s10902-021-00473-3

Morris, T. P., White, I. R. & Royston, P. (2014). Tuning multiple imputation by predictive mean matching and local residual draws. *BMC Medical Research Methodology, 14*, 75. https://doi.org/10.1186/1471-2288-14-75

Mousteri, V., Daly, M. & Delaney, L. (2018). The scarring effect of unemployment on psychological well-being across Europe. *Social Science Research, 72*, 146–169. https://doi.org/10.1016/j.ssresearch.2018.01.007

Muller, J. S., Hiekel, N. & Liefbroer, A. C. (2020). The long-term costs of family trajectories: Women's later-life employment and earnings across Europe. *Demography, 57*(3), 1007–1034. https://doi.org/10.1007/s13524-020-00874-8

Mundlak, Y. (1978). On the pooling of time series and cross section data. *Econometrica, 46*(1), 69. https://doi.org/10.2307/1913646

Nardi, M. de, French, E. & Jones, J. B. (2010). Why do the elderly save? The role of medical expenses. *Journal of Political Economy, 118*(1), 39–75. https://doi.org/10.1086/651674

Naumann, E. & Hess, M. (2021). Population ageing, immigration and the welfare state: The political demography in Western Europe. In A. Goerres & P. Vanhuysse (Hrsg.), *Global Political Demography* (S. 351–371). Cham: Springer International Publishing. https://doi.org/10.1007/978-3-030-73065-9_14

Nelson, S. K., Kushlev, K. & Lyubomirsky, S. (2014). The pains and pleasures of parenting: when, why, and how is parenthood associated with more or less well-being? *Psychological Bulletin, 140*(3), 846–895. https://doi.org/10.1037/a0035444

Neugarten, B. L. (1976). Adaptation and the life cycle. *The Counseling Psychologist, 6*(1), 16–20. https://doi.org/10.1177/001100007600600104

Neugschwender, J. (2016). *Pension systems and income inequality among the elderly in Europe* [Dissertation Universität Mannheim].

Neuhaus, J. M. & Kalbfleisch, J. D. (1998). Between- and within-cluster covariate effects in the analysis of clustered data. *Biometrics, 54*(2), 638–645. https://doi.org/10.2307/3109770

Ngamaba, K. H., Panagioti, M. & Armitage, C. J. (2018). Income inequality and subjective well-being: a systematic review and meta-analysis. *Quality of Life Research: an International Journal of Quality of Life Aspects of Treatment, Care and Rehabilitation, 27*(3), 577–596. https://doi.org/10.1007/s11136-017-1719-x

Niedzwiedz, C. L., Katikireddi, S. V., Pell, J. P. & Mitchell, R. (2014). The association between life course socioeconomic position and life satisfaction in different welfare states: European comparative study of individuals in early old age. *Age and Ageing, 43*(3), 431–436. https://doi.org/10.1093/ageing/afu004

Nullmeier, F. & Kaufmann, F.-X. (2021). Post-war welfare state development. In D. Béland, S. Leibfried, K. J. Morgan, H. Obinger & C. Pierson (Hrsg.), *The Oxford handbook of the welfare state* (S. 93–111). Oxford: Oxford University Press. https://doi.org/10.1093/oxfordhb/9780198828389.013.6

Nurius, P. S., Green, S., Logan-Greene, P. & Borja, S. (2015). Life course pathways of adverse childhood experiences toward adult psychological well-being: A stress process analysis. *Child Abuse & Neglect, 45*, 143–153. https://doi.org/10.1016/j.chiabu.2015.03.008

OECD (2008). *Growing unequal? Income distribution and poverty in OECD countries.* Paris: OECD Publishing. https://doi.org/10.1787/9789264044197-en

OECD (2013). *OECD framework for statistics on the distribution of household income, consumption and wealth.* Paris: OECD Publishing. https://doi.org/10.1787/9789264194830-en.

OECD (2023). *Pensions at a Glance 2023. OECD and G20 Indicators.* Paris: OECD Publishing. https://doi.org/10.1787/19991363

OECD (2024). *OECD Income Distribution Database (IDD).* Online verfügbar unter https://www.oecd.org/en/data/datasets/income-and-wealth-distribution-database.html, zuletzt geprüft am 29.06.2024.

Oishi, S., Diener, E. F., Lucas, R. E. & Suh, E. M. (1999). Cross-cultural variations in predictors of life satisfaction: Perspectives from needs and values. *Personality & Social Psychology Bulletin, 25*(8), 980–990. https://doi.org/10.1177/01461672992511006

Oishi, S. & Kesebir, S. (2015). Income inequality explains why economic growth does not always translate to an increase in happiness. *Psychological Science, 26*(10), 1630–1638. https://doi.org/10.1177/0956797615596713

Oishi, S., Kesebir, S. & Diener, E. (2011). Income inequality and happiness. *Psychological Science, 22*(9), 1095–1100. https://doi.org/10.1177/0956797611417262

Oishi, S., Kushlev, K. & Schimmack, U. (2018). Progressive taxation, income inequality, and happiness. *The American Psychologist, 73*(2), 157–168. https://doi.org/10.1037/amp0000166

Oksanen, T. & Virtanen, M. (2012). Health and retirement: a complex relationship. *European Journal of Ageing, 9*(3), 221–225. https://doi.org/10.1007/s10433-012-0243-7

Okulicz-Kozaryn, A. & Mazelis, J. M. (2017). More unequal in income, more unequal in wellbeing. *Social Indicators Research, 132*(3), 953–975. https://doi.org/10.1007/s11205-016-1327-0

Olivera, J. & Ponomarenko, V. (2017). Pension insecurity and wellbeing in europe. *Journal of Social Policy, 46*(3), 517–542. https://doi.org/10.1017/S0047279416000787

O'Rand, A. M. (1996). The precious and the precocious: understanding cumulative disadvantage and cumulative advantage over the life course. *The Gerontologist*, *36*(2), 230–238. https://doi.org/10.1093/geront/36.2.230

Oshio, T. & Urakawa, K. (2014). The association between perceived income inequality and subjective well-being: Evidence from a social survey in Japan. *Social Indicators Research*, *116*(3), 755–770. https://doi.org/10.1007/s11205-013-0323-x

Pacek, A. & Radcliff, B. (2008). Assessing the welfare state: The politics of happiness. *Perspectives on Politics*, *6*(2), 267–277. https://doi.org/10.1017/S1537592708080602

Pak, T.-Y. (2020). Social protection for happiness? The impact of social pension reform on subjective well-being of the Korean elderly. *Journal of Policy Modeling*, *42*(2), 349–366. https://doi.org/10.1016/j.jpolmod.2019.12.001

Palacios, R. & Knox-Vydmanov, C. (2014). The growing role of social pensions: history, taxonomy and key performance indicators. *Public Administration and Development*, *34*(4), 251–264. https://doi.org/10.1002/pad.1682

Palomäki, L.-M. (2017). Reference groups and pensioners' subjective economic well-being in Europe. *Social Indicators Research*, *131*(2), 509–525. https://doi.org/10.1007/s11205-016-1262-0

Palomäki, L.-M. (2018). *Pensioners' subjective economic well-being in European countries. Comparisons behind the income satisfaction paradox* [Dissertation University of Turku].

Palomäki, L.-M., Kuitto, K., Kuivalainen, S. & Riekhoff, A.-J. (2023). Size or content of the pie? Source of income and perceived income adequacy of older Europeans. *Journal of Aging & Social Policy*, *35*(1), 70–88. https://doi.org/10.1080/08959420.2022.2121581

Parducci, A. (1968). The relativism of absolute judgements. *Scientific American*, *219*(6), 84–90. https://doi.org/10.1038/scientificamerican1268-84

Park, C., Majeed, A., Gill, H., Tamura, J., Ho, R. C., Mansur, R. B., Nasri, F. Lee, Y., Rosenblat, J. D., Wong, E. & McIntyre, R. S. (2020). The effect of loneliness on distinct health outcomes: A comprehensive review and meta-analysis. *Psychiatry Research*, *294*, 113514. https://doi.org/10.1016/j.psychres.2020.113514

Patzina, A. (2022). The increasing educational divide in the life course development of subjective wellbeing across cohorts. *Acta Sociologica*, *65*(3), 293–312. https://doi.org/10.1177/00016993211055678

Pavolini, E. & Seeleib-Kaiser, M. (2018). Comparing occupational welfare in Europe: The case of occupational pensions. *Social Policy & Administration*, *52*(2), 477–490. https://doi.org/10.1111/spol.12378

Phelan, J. C., Link, B. G. & Tehranifar, P. (2010). Social conditions as fundamental causes of health inequalities: theory, evidence, and policy implications. *Journal of Health and Social Behavior*, *51*, S28–S40. https://doi.org/10.1177/0022146510383498

Pierson, P. (1993). When effect becomes cause: Policy feedback and political change. *World Politics*, *45*(4), 595–628. https://doi.org/10.2307/2950710

Pierson, P. (1996). The new politics of the welfare state. *World Politics*, *48*(2), 143–179. https://doi.org/10.1353/wp.1996.0004

Pinquart, M. & Schindler, I. (2007). Changes of life satisfaction in the transition to retirement. A latent-class approach. *Psychology and Aging*, *22*(3), 442–455. https://doi.org/10.1037/0882-7974.22.3.442

Pinquart, M. & Sörensen, S. (2000). Influences of socioeconomic status, social network, and competence on subjective well-being in later life. A meta-analysis. *Psychology and Aging, 15*(2), 187–224. https://doi.org/10.1037/0882-7974.15.2.187

Pollmann-Schult, M. (2014). Parenthood and life satisfaction: Why don't children make people happy? *Journal of Marriage and the Family, 76*(2), 319–336. https://doi.org/10.1111/jomf.12095

Ponomarenko, V. (2016). Cumulative disadvantages of non-employment and non-standard work for career patterns and subjective well-being in retirement. *Advances in Life Course Research, 30*, 133–148. https://doi.org/10.1016/j.alcr.2016.06.003

Ponomarenko, V., Leist, A. K. & Chauvel, L. (2019). Increases in wellbeing in the transition to retirement for the unemployed: catching up with formerly employed persons. *Ageing & Society, 39*(2), 254–276. https://doi.org/10.1017/S0144686X17000976

Poterba, J., Venti, S. & Wise, D. (2011). The composition and drawdown of wealth in retirement. *Journal of Economic Perspectives, 25*(4), 95–118. https://doi.org/10.1257/jep.25.4.95

Prakash, K. C., Virtanen, M., Törmälehto, S., Myllyntausta, S., Pentti, J., Vahtera, J. & Stenholm, S. (2022). Changes in life satisfaction during the transition to retirement: Findings from the FIREA cohort study. *European Journal of Ageing, 19*(4), 1587–1599. https://doi.org/10.1007/s10433-022-00745-8

Queisser, M., Whitehouse, E. & Whiteford, P. (2007). The public–private pension mix in OECD countries. *Industrial Relations Journal, 38*(6), 542–568. https://doi.org/10.1111/j.1468-2338.2007.00463.x

Quick, H. E. & Moen, P. (1998). Gender, employment, and retirement quality: a life course approach to the differential experiences of men and women. *Journal of Occupational Health Psychology, 3*(1), 44–64.

Quispe-Torreblanca, E. G., Brown, G. D. A., Boyce, C. J., Wood, A. M. & De Neve, J.-E. (2021). Inequality and social rank: Income increases buy more life satisfaction in more equal countries. *Personality & Social Psychology Bulletin, 47*(4), 519–539. https://doi.org/10.1177/0146167220923853

Raab, M., Fasang, A. & Hess, M. (2018). Pathways to death: The co-occurrence of physical and mental health in the last years of life. *Demographic Research, 38*, 1619–1634. https://doi.org/10.4054/DemRes.2018.38.53

Radó, M. & Boissonneault, M. (2020). Short and long-term change in subjective well-being among voluntary and involuntary retirees. *Journal of the Economics of Ageing, 17*, 100178. https://doi.org/10.1016/j.jeoa.2018.11.003

Raiber, K., Visser, M. & Verbakel, E. (2022). The wage penalty for informal caregivers from a life course perspective. *Advances in Life Course Research, 53*, 100490. https://doi.org/10.1016/j.alcr.2022.100490

Ranjbar, S. & Sperlich, S. (2020). A note on empirical studies of life-satisfaction: Unhappy with semiparametrics? *Journal of Happiness Studies, 21*(6), 2193–2212. https://doi.org/10.1007/s10902-019-00165-z

Raudenbush, S. W. & Eschmann, R. D. (2015). Does schooling increase or reduce social inequality? *Annual Review of Sociology, 41*(1), 443–470. https://doi.org/10.1146/annurev-soc-071913-043406

Ravazzini, L. & Chávez-Juárez, F. (2018). Which inequality makes people dissatisfied with their lives? Evidence of the link between life satisfaction and inequalities. *Social Indicators Research, 137*(3), 1119–1143. https://doi.org/10.1007/s11205-017-1623-3

Read, S., Grundy, E. & Foverskov, E. (2016). Socio-economic position and subjective health and well-being among older people in Europe: a systematic narrative review. *Aging & Mental Health, 20*(5), 529–542. https://doi.org/10.1080/13607863.2015.1023766

Reeskens, T. & Van Oorschot, W. (2013). Equity, equality, or need? A study of popular preferences for welfare redistribution principles across 24 European countries. *Journal of European Public Policy, 20*(8), 1174–1195. https://doi.org/10.1080/13501763.2012.752064

Reeves, A., McKee, M., Mackenbach, J., Whitehead, M. & Stuckler, D. (2017). Public pensions and unmet medical need among older people: cross-national analysis of 16 European countries, 2004–2010. *Journal of Epidemiology and Community Health, 71*(2), 174–180. https://doi.org/10.1136/jech-2015-206257

Riley, M. W. (1987). On the significance of age in sociology. *American Sociological Review, 52*(1), 1–14. https://doi.org/10.2307/2095388

Ring, P., Ervik, R. & Lindén, T. S. (2020). Justifying pension reforms: Comparing policy discourses in Norway and the UK. *European Journal of Social Security, 22*(3), 306–326. https://doi.org/10.1177/1388262720950736

Rohrer, J. M. & Arslan, R. C. (2021). Precise answers to vague questions: Issues with interactions. *Advances in Methods and Practices in Psychological Science, 4*(2), 1–19. https://doi.org/10.1177/25152459211007368

Ross, C. E. & Wu, C.-L. (1996). Education, age, and the cumulative advantage in health. *Journal of Health and Social Behavior, 37*(1), 104–120. https://doi.org/10.2307/2137234

Roth, B., Hahn, E. & Spinath, F. M. (2017). Income inequality, life satisfaction, and economic worries. *Social Psychological and Personality Science, 8*(2), 133–141. https://doi.org/10.1177/1948550616664955

Rowold, C. (2024). Full-time employment is all that matters? Quantifying the role of relevant and gender-exclusive life course experiences for gender inequalities. *MPIDR Working Paper* Nr. WP-2024-021. Max-Planck-Institut für demografische Forschung. https://doi.org/10.4054/MPIDR-WP-2024-021

Rowold, C., Struffolino, E. & Fasang, A. E. (2024). Life-course-sensitive analysis of group inequalities: Combining sequence analysis with the Kitagawa–Oaxaca–Blinder decomposition. *Sociological Methods & Research, 0*(0), *1–60.* https://doi.org/10.1177/00491241231224226

Rubin, D. B. (1987). *Multiple imputation for nonresponse in surveys.* Hoboken: Wiley. https://doi.org/10.1002/9780470316696

Rubin, D. B. (1996). Multiple imputation after 18+ years. *Journal of the American Statistical Association, 91*(434), 473–489. https://doi.org/10.1080/01621459.1996.10476908

Ryff, C. D. (1989). Happiness is everything, or is it? Explorations on the meaning of psychological well-being. *Journal of Personality and Social Psychology, 57*(6), 1069–1081. https://doi.org/10.1037/0022-3514.57.6.1069

Ryff, C. D. & Keyes, C. L. M. (1995). The structure of psychological well-being revisited. *Journal of Personality and Social Psychology, 69*(4), 719–727.

Sass, S. (2009). The development of employer retirement income plans: from the nineteenth century to 1980. In G. L. Clark, A. H. Munnell & J. M. Orszag (Hrsg.), *The Oxford Handbook of Pensions and Retirement Income* (S. 76–97). Oxford: Oxford University Press. https://doi.org/10.1093/oxfordhb/9780199272464.003.0005

Schalembier, B. (2019). An evaluation of common explanations for the impact of income inequality on life satisfaction. *Journal of Happiness Studies*, *20*(3), 777–794. https://doi.org/10.1007/s10902-018-9970-6

Schalock, R. L., Verdugo, M. A., Jenaro, C., Wang, M., Wehmeyer, M., Jiancheng, X. et al. (2005). Cross-cultural study of quality of life indicators. *American Journal on Mental Retardation*, *110*(4), 298–311. https://doi.org/10.1352/0895-8017(2005)110[298:CSOQOL]2.0.CO;2

Schenker, N. & Gentleman, J. F. (2001). On judging the significance of differences by examining the overlap between confidence intervals. *The American Statistician*, *55*(3), 182–186. https://doi.org/10.1198/000313001317097960

Scheubel, B. (2013). *Bismarck's institutions: A historical perspective on the social security hypothesis*. Tübingen: Mohr Siebeck.

Schilling, O. (2006). Development of life satisfaction in old age. Another view on the 'paradox'. *Social Indicators Research*, *75*(2), 241–271. https://doi.org/10.1007/s11205-004-5297-2

Schmähl, W. (2000). Contributions and taxes for financing public pension expenditure: Looking for an adequate structure of finance. In G. Hughes & J. Stewart (Hrsg.), *Pensions in the European Union: Adapting to Economic and Social Change* (S. 127–138). Boston: Springer US. https://doi.org/10.1007/978-1-4615-4527-9_9

Schmälzle, M., Wetzel, M. & Huxhold, O. (2019). Pathways to retirement: Are they related to patterns of short- and long-term subjective well-being? *Social Science Research*, *77*, 214–229. https://doi.org/10.1016/j.ssresearch.2018.10.006

Schmidt, E., Pacek, A. C. & Radcliff, B. (2024). The welfare state and human well-being around the world: A cross-national analysis. *Applied Research in Quality of Life*, *19*(1), 365–380. https://doi.org/10.1007/s11482-023-10247-z

Schmidt-Catran, A. W. & Fairbrother, M. (2016). The random effects in multilevel models. Getting them wrong and getting them right. *European Sociological Review*, *32*(1), 23–38. https://doi.org/10.1093/esr/jcv090

Schmidt-Catran, A. W., Fairbrother, M. & Andreß, H.-J. (2019). multilevel models for the analysis of comparative survey data: Common problems and some solutions. *KZfSS Kölner Zeitschrift für Soziologie und Sozialpsychologie*, *71*(S1), 99–128. https://doi.org/10.1007/s11577-019-00607-9

Schmillen, A. & Umkehrer, M. (2017). The scars of youth: Effects of early-career unemployment on future unemployment experience. *International Labour Review*, *156*(3–4), 465–494. https://doi.org/10.1111/ilr.12079

Schmitz, A. & Brandt, M. (2022). Health limitations, regional care infrastructure and well-being in later life: A multilevel analysis of 96 European regions. *Social Indicators Research*, *164*(2), 693–709. https://doi.org/10.1007/s11205-022-02967-w

Schmitz, W., Naegele, L., Frerichs, F. & Ellwardt, L. (2023). Gendered late working life trajectories, family history and welfare regimes: evidence from SHARELIFE. *European Journal of Ageing*, *20*(1), 5. https://doi.org/10.1007/s10433-023-00752-3

Schneider, S. M. (2019). Why income inequality is dissatisfying: Perceptions of social status and the inequality-satisfaction link in Europe. *European Sociological Review, 35*(3), 409–430. https://doi.org/10.1093/esr/jcz003

Schneider, S. M., Petrova, T. & Becker, U. (2021). *Pension Maps: Visualising the Institutional Structure of Old Age Security in Europe and Beyond. 2nd Edition.* München: MPISOC Max Planck Institute for Social Law and Social Policy. https://doi.org/10.17617/2.3359088

Schunck, R. (2013). Within and between estimates in random-effects models: Advantages and drawbacks of correlated random effects and hybrid models. *The Stata Journal: Promoting communications on statistics and Stata, 13*(1), 65–76. https://doi.org/10.1177/1536867X1301300105

Sefton, T., Evandrou, M., Falkingham, J. & Vlachantoni, A. (2011). The relationship between women's work histories and incomes in later life in the UK, US and West Germany. *Journal of European Social Policy, 21*(1), 20–36. https://doi.org/10.1177/0958928710380475

Sen, A. (1985). Well-being, agency and freedom: The Dewey Lectures 1984. *The Journal of Philosophy, 82*(4), 169–221. https://doi.org/10.2307/2026184

SHARE-ERIC (2024). *SHARE Release Guide 9.0.0.*

Shin, E. & Do, Y. K. (2015). Basic old-age pension and financial wellbeing of older adults in South Korea. *Ageing & Society, 35*(5), 1055–1074. https://doi.org/10.1017/S0144686X14000051

Siegrist, J. & Marmot, M. (2004). Health inequalities and the psychosocial environment-two scientific challenges. *Social Science & Medicine, 58*(8), 1463–1473. https://doi.org/10.1016/S0277-9536(03)00349-6

Siegrist, J., Wahrendorf, M., Von dem Knesebeck, O., Jürges, H. & Börsch-Supan, A. (2007). Quality of work, well-being, and intended early retirement of older employees: Baseline results from the SHARE study. *European Journal of Public Health, 17*(1), 62–68. https://doi.org/10.1093/eurpub/ckl084

Sigerist, H. E. (1943). From Bismarck to Beveridge. Developments and trends in social security legislation. *Bulletin of the History of Medicine, 13*(4), 365–388.

Sirgy, M. J., Estes, R. J. & Selian, A. N. (2017). How we measure well-being: The data behind the history of well-being. In R. J. Estes & M. J. Sirgy (Hrsg.), *The pursuit of human well-being* (S. 135–157). Cham: Springer International Publishing. https://doi.org/10.1007/978-3-319-39101-4_6

Sirin, S. R. (2005). Socioeconomic status and academic achievement: A meta-analytic review of research. *Review of Educational Research, 75*(3), 417–453. https://doi.org/10.3102/00346543075003417

Sjöberg, O. (2010). Social insurance as a collective resource: Unemployment benefits, job insecurity and subjective well-being in a comparative perspective. *Social Forces, 88*(3), 1281–1304. https://doi.org/10.1353/sof.0.0293

Sohier, L., Van Ootegem, L. & Verhofstadt, E. (2021). Well-being during the transition from work to retirement. *Journal of Happiness Studies, 22*(1), 263–286. https://doi.org/10.1007/s10902-020-00228-6

Stegmueller, D. (2013). How many countries for multilevel modeling? A comparison of frequentist and Bayesian approaches. *American Journal of Political Science, 57*(3), 748–761. https://doi.org/10.1111/ajps.12001

Stevenson, B. & Wolfers, J. (2008). Economic growth and subjective well-being. Reassessing the Easterlin aradox. *Brookings Papers on Economic Activity*, *1*(1), 1–87. https://doi.org/10.3386/w14282

Stiemke, P. & Hess, M. (2022). Determinants of (in-)voluntary retirement: A systematic literature review. *Journal of European Social Policy*, *32*(3), 348–358. https://doi.org/10.1177/09589287221089465

Stone, A. A., Schwartz, J. E., Broderick, J. E. & Deaton, A. (2010). A snapshot of the age distribution of psychological well-being in the United States. *Proceedings of the National Academy of Sciences of the United States of America*, *107*(22), 9985–9990. https://doi.org/10.1073/pnas.1003744107

Suh, E. (2022). Can't save or won't save: financial resilience and discretionary retirement saving among British adults in their thirties and forties. *Ageing & Society*, *42*(12), 2940–2967. https://doi.org/10.1017/S0144686X21000337

Suldo, S. M., Riley, K. N. & Shaffer, E. J. (2006). Academic correlates of children and adolescents' life satisfaction. *School Psychology International*, *27*(5), 567–582. https://doi.org/10.1177/0143034306073411

Swift, H. J., Vauclair, C.-M., Abrams, D., Bratt, C., Marques, S. & Lima, M.-L. (2014). Revisiting the paradox of well-being: the importance of national context. *The Journals of Gerontology. Series B, Psychological Sciences and Social Sciences*, *69*(6), 920–929. https://doi.org/10.1093/geronb/gbu011

Tambellini, E. (2023). Exploring the relationship between working history, retirement transition and women's life satisfaction. *Ageing & Society*, *43*(8), 1754–1783. https://doi.org/10.1017/S0144686X2100132X

Tan, J. J. X., Kraus, M. W., Carpenter, N. C. & Adler, N. E. (2020). The association between objective and subjective socioeconomic status and subjective well-being: A meta-analytic review. *Psychological Bulletin*, *146*(11), 970–1020. https://doi.org/10.1037/bul0000258

Taylor, S. E. & Lobel, M. (1989). Social comparison activity under threat: downward evaluation and upward contacts. *Psychological Review*, *96*(4), 569–575. https://doi.org/10.1037/0033-295X.96.4.569

Tews, H. P. (1993). Neue und alte Aspekte des Strukturwandels des Alters. In G. Naegele & H. P. Tews (Hrsg.), *Lebenslagen im Strukturwandel des Alters* (S. 15–42). Wiesbaden: VS Verlag für Sozialwissenschaften. https://doi.org/10.1007/978-3-322-99987-0_1

Thane, P. (2009). The history of retirement. In G. L. Clark, A. H. Munnell & J. M. Orszag (Hrsg.), *The Oxford handbook of pensions and retirement income* (S. 33–51). Oxford: Oxford University Press. https://doi.org/10.1093/oxfordhb/9780199272464.003.0003

Thompson, D. K. & Tamborini, C. R. (2023). Is older age more unequal than we think? Estimates from the survey of income and program participation linked to administrative records. *Research in Social Stratification and Mobility*, *87*, 100825. https://doi.org/10.1016/j.rssm.2023.100825

Tönnies, F. (1989). *Die Entwicklung der sozialen Frage bis zum Weltkriege* (4. Aufl.). Berlin: De Gruyter (Original erschienen 1926). https://doi.org/10.1515/9783110847345

Tophoven, S. & Tisch, A. (2016). Employment trajectories of German baby boomers and their effect on statutory pension entitlements. *Advances in Life Course Research*, *30*, 90–110. https://doi.org/10.1016/j.alcr.2016.04.003

Torricelli, C., Brancati, M. C. U. & Santantonio, M. (2016). Does homeownership partly explain low participation in supplementary pension schemes? *Economic Notes*, *45*(2), 179–203. https://doi.org/10.1111/ecno.12054

Toshkov, D. (2022). The relationship between age and happiness varies by income. *Journal of Happiness Studies*, *23*(3), 1169–1188. https://doi.org/10.1007/s10902-021-00445-7

Turek, K. & Henkens, K. (2023). The changing landscape of retirement: Theoretical perspectives on the role of retirement transition in socioeconomic stratification at older ages. *NETSPAR Discussion Paper* Nr. 04/2023-010. Netspar, Network for Studies on Pensions, Aging and Retirement. https://doi.org/10.13140/RG.2.2.20968.96006

Turek, K., Henkens, K. & Kalmijn, M. (2024). Gender and educational inequalities in extending working lives: Late-life employment trajectories across three decades in seven countries. *Work, Aging and Retirement*, *10*(2), 100–122. https://doi.org/10.1093/workar/waac021

UNESCO (2006). *International standard classification of education ISCED 1997*. Online verfügbar unter https://uis.unesco.org/sites/default/files/documents/international-standard-classification-of-education-1997-en_0.pdf

Universal Declaration of Human Rights. 10. Dezember, 1948. https://www.un.org/sites/un2.un.org/files/2021/03/udhr.pdf

United Nations (2024). *World population prospects 2024. Summary of results*. UN DESA/POP/2024/TR/NO. 9. New York: United Nations.

Van Buuren, S. (2018). *Flexible Imputation of Missing Data, Second Edition*. CRC Press.

Van Buuren, S., Brand, J. P., Groothuis-Oudshoorn, C. G. & Rubin, D. B. (2006). Fully conditional specification in multivariate imputation. *Journal of Statistical Computation and Simulation*, *76*(12), 1049–1064. https://doi.org/10.1080/10629360600810434

Van Buuren, S. & Groothuis-Oudshoorn, K. (2011). mice: multivariate imputation by chained equations in R. *Journal of Statistical Software*, *45*(3), 1–67. https://doi.org/10.18637/jss.v045.i03

Van Praag, B., Frijters, P. & Ferrer-i-Carbonell, A. (2003). The anatomy of subjective well-being. *Journal of Economic Behavior & Organization*, *51*(1), 29–49. https://doi.org/10.1016/S0167-2681(02)00140-3

Van Scheppingen, M. A. & Leopold, T. (2020). Trajectories of life satisfaction before, upon, and after divorce: Evidence from a new matching approach. *Journal of Personality and Social Psychology*, *119*(6), 1444–1458. https://doi.org/10.1037/pspp0000270

Van Winkle, Z. & Fasang, A. (2017). Complexity in employment life courses in Europe in the twentieth century: Large cross-national differences but little change across birth cohorts. *Social Forces*, *96*(1), 1–30. https://doi.org/10.1093/sf/sox032

Veenhoven, R. (1984). *Conditions of Happiness*. Dordrecht: Reidel. https://doi.org/10.1007/978-94-009-6432-7

Veenhoven, R. (1991). Is happiness relative? *Social Indicators Research*, *24*(1), 1–34. https://doi.org/10.1007/BF00292648

Veenhoven, R. (2000). The four qualities of life. Ordering concepts and measures of the good life. *Journal of Happiness Studies*, *1*(1), 1–39. https://doi.org/10.1023/A:1010072010360

Vittersø, J. (2013). Introduction to psychological approaches to happiness. In S. A. David, I. Boniwell & A. C. Ayers (Hrsg.), *Oxford handbook of happiness* (S. 10–16). Oxford: Oxford University Press.

Von Hippel, P. T. (2013). Should a normal imputation model be modified to impute skewed variables? *Sociological Methods & Research, 42*(1), 105–138. https://doi.org/10.1177/0049124112464866

Vos, A. E. (2009). Falling fertility rates: new challenges to the European welfare state. *Socio-Economic Review, 7*(3), 485–503. https://doi.org/10.1093/ser/mwp007

Wade, R., Cronholm, P. F., Fein, J. A., Forke, C. M., Davis, M. B., Harkins-Schwarz, M., Pachter, L. M. & Bair-Merritt, M. H. (2016). Household and community-level adverse childhood experiences and adult health outcomes in a diverse urban population. *Child Abuse & Neglect, 52*, 135–145. https://doi.org/10.1016/j.chiabu.2015.11.021

Wahrendorf, M. (2015). Previous employment histories and quality of life in older ages: sequence analyses using SHARELIFE. *Ageing & Society, 35*(9), 1928–1959. https://doi.org/10.1017/S0144686X14000713

Wahrendorf, M. & Blane, D. (2015). Does labour market disadvantage help to explain why childhood circumstances are related to quality of life at older ages? Results from SHARE. *Aging & Mental Health, 19*(7), 584–594. https://doi.org/10.1080/13607863.2014.938604

Wang, C., Caminada, K. & Goudswaard, K. (2014). Income redistribution in 20 countries over time. *International Journal of Social Welfare, 23*(3), 262–275. https://doi.org/10.1111/ijsw.12061

Wang, M., Henkens, K. & Van Solinge, H. (2011). A review of theoretical and empirical advancements. *The American Psychologist, 66*(3), 204–213. https://doi.org/10.1037/a0022414

Wanka, A. (2020). Chrononormativität im Lebenslauf – Die sozialen Praktiken der Herstellung und De/Stabilisierung temporaler Normalität in der Lebensphase Alter. In E. Schilling & M. O'Neill (Hrsg.), *Frontiers in Time Research – Einführung in die interdisziplinäre Zeitforschung* (S. 133–159). Wiesbaden: Springer Fachmedien Wiesbaden. https://doi.org/10.1007/978-3-658-31252-7_7

Waterman, A. S. (1993). Two conceptions of happiness: Contrasts of personal expressiveness (eudaimonia) and hedonic enjoyment. *Journal of Personality and Social Psychology, 64*(4), 678–691. https://doi.org/10.1037/0022-3514.64.4.678

Wedell, D. H. & Parducci, A. (1988). The category effect in social judgment: experimental ratings of happiness. *Journal of Personality and Social Psychology, 55*(3), 341–356. https://doi.org/10.1037/0022-3514.55.3.341

Wetzel, M., Huxhold, O. & Tesch-Römer, C. (2016). Transition into retirement affects life satisfaction: Short- and long-term development depends on last labor market status and education. *Social Indicators Research, 125*(3), 991–1009. https://doi.org/10.1007/s11205-015-0862-4

Wetzel, M. & Mahne, K. (2016). Raus aus der Gesellschaft? Ruhestand beeinflusst die subjektiv empfundene soziale Exklusion in Deutschland. *Zeitschrift für Gerontologie und Geriatrie, 49*(4), 327–334. https://doi.org/10.1007/s00391-016-1036-y

Whiteford, P. & Whitehouse, E. (2006). Pension challenges and pension reforms in OECD countries. *Oxford Review of Economic Policy, 22*(1), 78–94. https://doi.org/10.1093/oxrep/grj006

Whiteside, N. (2006). Adapting private pensions to public purposes: historical perspectives on the politics of reform. *Journal of European Social Policy, 16*(1), 43–54. https://doi.org/10.1177/0958928706059831

Wiedenbeck, M. & Züll, C. (2010). Clusteranalyse. In C. Wolf & H. Best (Hrsg.), *Handbuch der sozialwissenschaftlichen Datenanalyse* (S. 525–552). Wiesbaden: VS Verlag für Sozialwissenschaften. https://doi.org/10.1007/978-3-531-92038-2_21

Wienk, M. N. A., Buttrick, N. R. & Oishi, S. (2022). The social psychology of economic inequality, redistribution, and subjective well-being. *European Review of Social Psychology, 33*(1), 45–80. https://doi.org/10.1080/10463283.2021.1955458

Wilcox, R. R. (2003). *Applying contemporary statistical techniques.* San Diego, London, Burlington: Elsevier.

Wilensky, H. L. (1975). *The welfare state and equality. Structural and ideological roots of public expenditures.* Berkeley, London: University of California Press.

Williams, R. (2021). *Interpreting interaction effects. Interaction effects and centering.* University of Notre Dame. Online verfügbar unter https://www3.nd.edu/~rwilliam/stats2/l53.pdf

Wills, T. A. (1981). Downward comparison principles in social psychology. *Psychological Bulletin, 90*(2), 245–271. https://doi.org/10.1037/0033-2909.90.2.245

Willson, A. E., Shuey, K. M. & Elder, Jr., Glen H. (2007). Cumulative advantage processes as mechanisms of inequality in life course health. *American Journal of Sociology, 112*(6), 1886–1924. https://doi.org/10.1086/512712

Wilson, W. (1967). Correlates of avowed happiness. *Psychological Bulletin, 67*(4), 294–306. https://doi.org/10.1037/h0024431

Windle, G. & Woods, R. T. (2004). Variations in subjective wellbeing: the mediating role of a psychological resource. *Ageing & Society, 24*(4), 583–602. https://doi.org/10.1017/S0144686X04002107

Wolf, C. & Best, H. (2015). Linear Regression. In H. Best & C. Wolf (Hrsg.), *The SAGE handbook of regression analysis and causal inference* (S. 57–81). London: SAGE Publications.

Wooden, M. & Li, N. (2016). Ageing, death and life satisfaction: Evidence from the household, income and labour dynamics in Australia survey. *Australian Economic Review, 49*(4), 474–482. https://doi.org/10.1111/1467-8462.12189

Wooldridge, J. M. (2010). *Econometric analysis of cross section and panel data* (2. Aufl.). Cambridge: MIT Press.

Wulfgramm, M. (2014). Life satisfaction effects of unemployment in Europe: The moderating influence of labour market policy. *Journal of European Social Policy, 24*(3), 258–272. https://doi.org/10.1177/0958928714525817

Wunder, C., Wiencierz, A., Schwarze, J. & Küchenhoff, H. (2013). Well-being over the life span: Semiparametric evidence from British and German longitudinal data. *The Review of Economics and Statistics, 95*(1), 154–167. https://doi.org/10.1162/REST_a_00222

Yap, S. C., Anusic, I. & Lucas, R. E. (2014). Does happiness change? Evidence from longitudinal studies. In K. M. Sheldon & R. E. Lucas (Hrsg.), *Stability of happiness. Theories and evidence on whether happiness can change* (S. 127–145). Amsterdam: Elsevier. https://doi.org/10.1016/B978-0-12-411478-4.00007-2

Yu, Z. & Wang, F. (2017). Income inequality and happiness: An inverted U-shaped curve. *Frontiers in Psychology, 8*, 2052. https://doi.org/10.3389/fpsyg.2017.02052

Zanga, G. & Gioannis, E. de. (2023). Discrimination in grading: A scoping review of studies on teachers' discrimination in school. *Studies in Educational Evaluation, 78*, 101284. https://doi.org/10.1016/j.stueduc.2023.101284

Zelizer, V. A. (1989). The social meaning of money: “Special Monies”. *American Journal of Sociology*, *95*(2), 342–377. https://doi.org/10.1086/229272
Zelizer, V. A. (2017). *The social meaning of money*. Princeton: Princeton University Press.

Kolibri 360 GmbH
Ferdinand-Jühlke-Straße 7
99095 Erfurt, Deutschland
produktsicherheit@kolibri360.de